医药高等职业教育公共基础课程规划教材

常用急救技术

（供医药类各专业使用）

主 编　彭　电　潘超君

副主编　周碧兰　谭　珊　黄婉臻　何　苗

编　者　（以姓氏笔画为序）

吴　辉（长沙市120急救中心）　　　　　何　苗（益阳医学高等专科学校）

陈　剑（深圳迈瑞科技有限公司）　　　　陈　琳（长沙医学院）

陈东伟（乌兰察布医学高等专科学校）　　陈晓妹（北京市海淀区卫生学校）

周碧兰（长沙卫生职业学院）　　　　　　徐　婷（长沙县红十字会）

高　叶（西安医学高等专科学校）　　　　唐　芳（长沙卫生职业学院）

唐　艳（长沙卫生职业学院）　　　　　　黄　娟［中南大学湘雅医学院附属儿童

黄婉臻（长沙卫生职业学院）　　　　　　　　　　　医院（湖南省儿童医院）］

庹志凡（重庆三峡医药高等专科学校　　　彭　电（长沙卫生职业学院）

　　　　　附属人民医院）　　　　　　　彭　谷（长沙县中医院）

蒋学胜（华东师范大学）　　　　　　　　简　娟（长沙市120急救中心）

廖春丽（湖南医药职业中等专业学校）　　谭　珊（长沙医学院）

潘超君（金华职业技术大学）

中国健康传媒集团

中国医药科技出版社　·北京

内 容 提 要

本教材依据中国红十字会救护员课程教学大纲编写，内容涵盖六大核心模块：心肺复苏与气道异物梗阻、创伤救护、常见急症、意外伤害、灾难救护以及心理危机干预。在教材设计上，秉持实践导向原则，采用任务驱动式教学方法，紧密结合救护员、第一目击者等实际岗位需求，着重培养学员的应急救护应用能力。

教材在注重专业技能培养的同时，积极弘扬红十字会倡导的人道、博爱、奉献精神，着力提升学生的生命意识和社会责任感。作为创新型书网融合教材，本教材实现了纸质内容与数字化资源（包括 PPT 课件、微课、教学视频、图片等）的有机整合，构建了多元化、立体化的教学资源体系，有效丰富了教学形式，显著提升了学习效果。

本教材具有广泛适用性：既可作为全国院校科学文化素质教育课程的规范教材，也可作为应急救护岗位培训和继续教育的专业参考用书，同时兼顾急救初学者和专业人士的不同学习需求。

图书在版编目（CIP）数据

常用急救技术 / 彭电，潘超君主编 . -- 北京：中国医药科技出版社，2025. 7. -- ISBN 978-7-5214-5236-5

Ⅰ. R459.7

中国国家版本馆 CIP 数据核字第 2025DY3039 号

美术编辑　陈君杞

版式设计　友全图文

出版　**中国健康传媒集团** | 中国医药科技出版社

地址　北京市海淀区文慧园北路甲 22 号

邮编　100082

电话　发行：010-62227427　邮购：010-62236938

网址　www.cmstp.com

规格　889 × 1194 mm $^1/_{16}$

印张　12 $^1/_4$

字数　359 千字

版次　2025 年 7 月第 1 版

印次　2025 年 7 月第 1 次印刷

印刷　北京印刷集团有限责任公司

经销　全国各地新华书店

书号　ISBN 978-7-5214-5236-5

定价　**59.00 元**

获取新书信息、投稿、为图书纠错，请扫码联系我们。

数字化教材编委会

主　编　彭　电　潘超君
副主编　周碧兰　谭　珊　黄婉臻　何　苗
编　者　（以姓氏笔画为序）

吴　辉（长沙市120急救中心）

何　苗（益阳医学高等专科学校）

陈　剑（深圳迈瑞科技有限公司）

陈　琳（长沙医学院）

陈东伟（乌兰察布医学高等专科学校）

陈晓妹（北京市海淀区卫生学校）

周碧兰（长沙卫生职业学院）

徐　婷（长沙县红十字会）

高　叶（西安医学高等专科学校）

唐　芳（长沙卫生职业学院）

唐　艳（长沙卫生职业学院）

黄　娟［中南大学湘雅医学院附属儿童医院（湖南省儿童医院）］

黄婉臻（长沙卫生职业学院）

庹志凡（重庆三峡医药高等专科学校附属人民医院）

彭　电（长沙卫生职业学院）

彭　谷（长沙县中医院）

蒋学胜（华东师范大学）

简　娟（长沙市120急救中心）

廖春丽（湖南医药职业中等专业学校）

谭　珊（长沙医学院）

潘超君（金华职业技术大学）

前言
PREFACE

为贯彻落实教育部关于开展学校急救教育试点工作的决策部署，我们组织编写了《常用急救技术》教材。本教材立足校园安全建设需求，以提升师生急救素养为核心目标，通过系统化的急救知识传授和技能训练，培养生命至上的救护理念，增强突发事件应急处置能力，切实筑牢校园安全防线。我们期待通过本教材的学习，使每位师生都能掌握守护生命的关键技能，成为校园安全的守护者。

教材特色如下：

1. 多方协作的专业团队　本教材由全国急救教育试点学校、红十字会、120急救中心、医院急诊专家及急救设备研发团队共同打造，依托校企合作与校会协同机制，组建了跨领域的高水平编写团队，确保内容的专业性与实践指导价值。

2. 权威前沿的内容体系　严格参照国际最新急救指南和专家共识，构建科学规范的急救知识体系。注重理论实践深度融合，通过标准化操作流程和情景化训练设计，实现学以致用。

3. 任务驱动的教学模式　创新采用"情景–任务–训练–拓展"四阶教学法，以真实急救案例导入，通过任务分析、技能实操、效果评价、拓展训练等环节，全面提升学习成效。

4. 系统覆盖的六大模块　涵盖心肺复苏与气道异物梗阻、创伤救护、常见急症、意外伤害、灾难救护以及心理危机干预六大核心领域，适配不同学习场景与层次需求，形成完整急救知识网络。

5. 实战导向的能力培养　聚焦应急判断、规范操作与团队协作三大核心能力，通过模拟演练、情景实训及高清视频资源（含名师示范实操）等多维训练方式，强化实战应用水平。

本教材由六大模块构成，共计32个项目。编写团队由资深急救专家、急救教育名师组成，具体分工如下：彭电、徐婷编写绪论，唐艳、黄婉臻、陈剑编写模块一，廖春丽、黄婉臻、潘超君、蒋学胜、陈晓妹、彭谷编写模块二，简娟、唐芳、黄娟、吴辉、周碧兰、高叶、何苗编写模块三，陈晓妹、陈东伟、谭珊、简娟、唐芳编写模块四，高叶、吴辉、陈东伟、庹志凡编写模块五，陈琳编写模块六。此外，彭电和潘超君共同负责全书的审核与统稿工作，而杨川和李春燕两位专家则对全书进行了审阅，确保内容科学准确。

特别鸣谢红十字会、120急救中心、合作医院急诊科的技术支持，以及急救设备企业的实践指导。配套开发的数字化教学资源，为师生提供立体化学习体验。

期待本教材能成为提升全民急救素养的重要载体，推动急救教育标准化与普及化。恳请各界专家不吝指正，共同促进教材不断完善。

编　者
2025年4月

目 录
CONTENTS

绪 论

PPT

第一节 红十字运动基本知识

微课 0-1-1

一、红十字运动的起源

红十字运动源自19世纪中叶，瑞士人亨利·杜南（Henry Dunant）（1828—1910年）是红十字运动的创始人（绪图1）。

红十字运动起源于战场救护，是人类文明进步的象征，是人类社会发展的必然产物。

1859年6月，索尔弗利诺之战后，目睹近4万名伤员无助地散落战场，商人亨利·杜南深感震撼。随即，他搁置商务，动员当地民众进行紧急救援。返回日内瓦后，杜南撰写《索尔弗利诺回忆录》一书，详述亲历的战后伤病无人救治的惨状，呼吁建立国家志愿救护组织，并倡导国际公约确保医务人员与机构的中立地位。

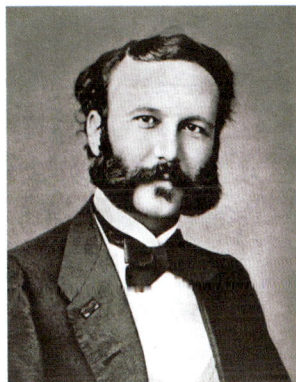

绪图1 亨利·杜南

杜南的倡议获日内瓦四位重要人物支持：莫瓦尼埃、杜福尔将军、阿皮亚与莫诺瓦医生。1863年，他们共同创立"伤兵救护国际委员会"，即如今红十字国际委员会前身，红十字运动由此发端。同年10月，日内瓦国际会议采纳杜南提议，确立红十字标志为救护人员的保护标识。1864年，日勒苏益格战役中，佩戴红十字标志的救护人员首度现身战场，践行人道使命。

1864年8月，日内瓦外交会议签署首个《日内瓦公约》，确立战地医疗人员与设施的中立地位，红十字运动在国际法框架下蓬勃成长。

索尔弗利诺之战成为红十字运动的起始点，其背后的人道、博爱精神则源自世界文化的深厚底蕴。今日，各国红十字会、红新月会及以日内瓦四公约为核心的国际人道法，正是杜南梦想的现实映照。

二、红十字运动的组成和标志

1863年，"伤兵救护国际委员会"的成立，标志着红十字运动的诞生。历经160余年，现已壮大为覆盖192国、近亿名成员的全球人道网络，彰显其历史悠久与规模宏大。

本运动由三个部分组成：红十字国际委员会（简称国际委员会）、红十字会与红新月会国际联合会（简称国际联合会）、国家红十字会或红新月会（简称各国红会）。

红十字国际委员会，源于亨利·杜南等五人创设的"伤兵救护国际委员会"，乃日内瓦公约守护者，秉承公正、中立、独立原则，无偏见地救助武装冲突受害者。

红十字会与红新月会国际联合会，初建于1919年，致力于协调各国红会应对灾害、援助难民及提升弱势群体福祉。

国家红十字会或红新月会，作为红十字运动之基石，协助政府开展人道工作，依据各自章程及国内法律，践行红十字运动宗旨。

红十字运动标志，是红十字运动的象征，体现着当今世界的人道与同情。

1

1.标志的含义

（1）保护作用　是标示在战争、武装冲突中必须受到尊重和保护的人员和设备、设施。

（2）标明作用　是标示与红十字活动有关的人或物。

2.红十字运动标志　红十字标志（绪图2）、红新月标志（绪图3）、红水晶标志（绪图4）。

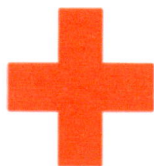

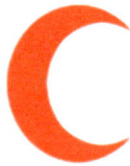

绪图2　红十字标志　　　　绪图3　红新月标志　　　　绪图4　红水晶标志

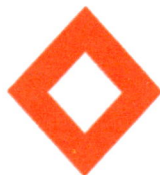

三、红十字运动的基本原则

红十字运动基本原则：人道、公正、中立、独立、志愿服务、统一、普遍，这七项原则既是本运动全部组成机构所必须遵守的特定准则，也是本运动各种行为的标准和规范。

1.人道　国际红十字与红新月运动的本意是不加歧视地救护战地伤员，努力防止并减轻人们的痛苦，不论这种疾苦发生在什么地方。本运动的宗旨是保护人的生命和健康，保障人类的尊严；促进人与人之间的相互了解、友谊和合作，促进持久和平。

2.公正　本运动不因国籍、种族、宗教信仰、阶级和政治见解而有所歧视，仅根据需要，努力减轻人们的疾苦，优先救济困难最紧迫的人。

3.中立　本运动在冲突双方之间不采取立场，任何时候也不参与涉及政治、种族、宗教或意识形态的争论。

4.独立　本运动是独立的。必须始终保持独立，以便任何时候都能按本运动的原则行事。

5.志愿服务　本运动是志愿救济运动，绝不期望以任何形式得到好处。

6.统一　任何一个国家只能有一个红十字会或红新月会。

7.普遍　国际红十字与红新月运动是世界性的。

四、红十字运动的主要纪念日

红十字运动的重要纪念日彰显其国际影响力与人道主义精神。

1.世界红十字与红新月日　1948年，红十字与红新月国际联合会将红十字创始人亨利·杜南先生的生日5月8日定为"世界红十字与红新月日"，全球红十字与红新月组织于此日举办活动，致敬红十字运动创始人亨利·杜南。

2.国际护士节　是国际护士理事会为纪念现代护理学科的创始人弗洛伦斯·南丁格尔于1912年设立的节日，每年的5月12日定为"国际护士节"。南丁格尔奖章为护理界的最高荣誉。中国于1983年首次参评，至2025年，已有97位优秀护理工作者荣获此奖。

3.世界献血者日　自2004年起，世界卫生组织、红十字会与红新月会国际联合会、国际献血组织联合会、国际输血协会将ABO血型系统发现者卡尔·兰德斯坦纳的生日，每年的6月14日定为"世界献血者日"。旨在推动无偿献血，提升全球血液安全意识。

4.世界急救日　由红十字与红新月会国际联合会倡议，将每年9月第二个周六定为"世界急救日"，旨在提高公众急救知识普及率，增强社会应对突发事件的能力，减少伤害，挽救生命。

五、中国红十字事业和应急救护工作

中国红十字事业与应急救护工作在新时代背景下，彰显出清晰的发展轨迹与现代化治理的深刻内涵，高度体现了对人民生命健康的重视。

1. 历史与法制基石 自1904年成立，中国红十字会秉承"人道、博爱、奉献"精神，历经改组与复归国际舞台，于1993年以《中华人民共和国红十字会法》确立其法律地位，2017年此法律修订后进一步明确职责权限，巩固了其在国家人道主义行动中的核心地位。

2. 应急救护与社会服务 中国红十字会以"每一个家庭，都有一名成员参加过红十字应急救护培训；每一个灾害、事故现场，都有红十字救护员在参与急救"为愿景，全面推进应急救护培训"五进"，惠及千万民众，于汶川、玉树地震及奥运会、世博会等重大事件中展现关键作用，彰显其社会价值与影响力。

3. 校园急救教育革新 2021年起，全国学校急救教育试点项目启动，至2024年已覆盖1201所学校。此项举措聚焦于强化校园内的急救教育体系，旨在全方位保护青少年的生命安全与健康，培养师生乐于施救、敢于施救、善于施救的意识和能力。以提升学生的健康素养为根本，普及急救知识与技能为核心，着力于增强校园应急救护能力，确保校园内急救设施设备的完善配备，深化青少年与教职工的急救教育培训，共同构建安全健康的校园环境。

4. 生命教育与志愿服务深化 2024年，中国红十字会总会发布《关于加强红十字生命教育工作的意见》，融入"人民至上、生命至上"理念，强化生命教育，助力健康中国与精神文明建设。2022年修订的《中国红十字志愿服务管理办法》致力于志愿者权益保护，推动志愿服务规范化与专业化发展。

5. 救援队伍建设强化 2023年，中国红十字会总会印发《关于新时代加强红十字救援队伍建设的意见》，进一步打造高水平救援队伍，完善应急救援体系，提升灾害响应能力。

综上，中国红十字会通过政策部署与行动实践，深化生命教育，规范志愿服务，强化救援能力，提升了社会服务效能与影响力，为构建和谐社会与健康中国贡献力量，体现了红十字会在国家治理体系中的使命与担当，展现出与时俱进的创新精神与对人民生命健康的深切关怀。

> "红十字不仅是一种精神，更是一面旗帜，跨越国界、种族、信仰，引领着世界范围内的人道主义运动。"

第二节　救护概论

微课0-2-1　　微课0-2-2

一、红十字应急救护

应急救护是挽救生命、防伤残、促康复的关键。救护者必须在确保自身安全的前提下，冷静执行救护，兼顾伤病员身心需求。非医务人员经过培训，能掌握应急救护技能，在专业人员到达突发伤病或灾害事故现场之前，提供初步、及时、有效的救护。

1. 定义 突发事件中，先于专业救援，提供即时救护。

2. 特点与目的 适应复杂现场，速行救护，目标在于挽救生命、防伤残、促康复。

3.**人员角色** 救护者即刻响应，红十字救护员需具备技能、爱心与责任。

4.**基本任务** 安全评估，快速诊断，紧急求助，恰当救护。

5.**施救守则** 明示身份，遵循规范，无私奉献。

6.**法律保障** 《中华人民共和国民法典》第一百八十四条规定："因自愿实施紧急救助行为造成受助人损害的，救助人不承担民事责任。"

7.**培训意义** 提升非专业人士救护能力，救护员在突发伤病或灾害事故现场第一时间开展工作，能有效降低伤亡率。

应急救护关键在于及时行动，非医疗人员经培训可有效应对，红十字救护员秉持人道精神，通过专业培训和定期复训，确保救护技能与时俱进，有效降低紧急情况下伤病员的伤亡率。

二、救护原则

救护首要，确保安全；分清缓急，妥善救护；防感染，重协作；心理慰藉，共渡难关。

1.**安全保障**

（1）潜在风险 火灾、电击、化学泄漏、自然灾害、有害气体、恶劣气候、野生动物。

（2）安全措施 断电、警戒、防护装备、避雷、环境适应、撤离风险区。

2.**感染防控**

（1）个人防护 手部清洁、手套、口罩、护目镜、呼吸屏障。

（2）废物管理 隔离、销毁污染物。

（3）意外暴露 冲洗、就医、预防接种。

（4）场地通风 使用通风设备、监测空气质量。

3.**合理救护**

（1）先救命，后治伤，依据伤情分级。

（2）安全评估，必要时转移伤病员。

（3）意识不清伤病员应避免进食，防窒息风险。

4.**心理援助** 倾听、安抚、信息透明、亲友联系、财物保管，稳定情绪。

5.**团队协作**

（1）协助报警、获取设备、维持秩序、协助止血、财物看护、安全转移，指导清晰，增进效率。

（2）救护中，安全先行，识别并规避风险；防控感染，加强个人防护；按伤情优先级救护，注重心理支持；与旁观者协作，明确指导，共同保障救护效果。

三、救护程序

微课0-2-3

1.**评估环境（danger）** 冷静评估，确认安全或采取措施，确保救护环境安全。

2.**初步检查与评估伤情**

（1）检查反应（response） 轻拍重唤，判断意识。

（2）检查气道（airway） 仰头举颏，保持通畅。

（3）检查呼吸（breathing） 听、看、感觉，评估呼吸。

（4）检查循环（circulation） 无呼吸，心肺复苏；有呼吸，检查出血。

（5）清醒程度（disability） 监测变化，评估意识水平。

（6）伤情详查（exposure）　全面检查，询问病史，注意隐私。

3.呼救　拨打"120"，准确描述位置、伤者信息、伤害原因，保持冷静，等待指导。

💡**特别提示**

1.在任何情况下，都应首先处理在检查中发现的严重伤病，采取呼救、心肺复苏、止血、保持气道通畅等措施。

2.在专业医护人员到达前，要在不同时段对伤病员反复检查和记录，并比较前后检查的结果，判断伤、病情是否发生变化。

4.现场基本救护程序　现场基本救护可按以下程序实施操作（绪图5）。

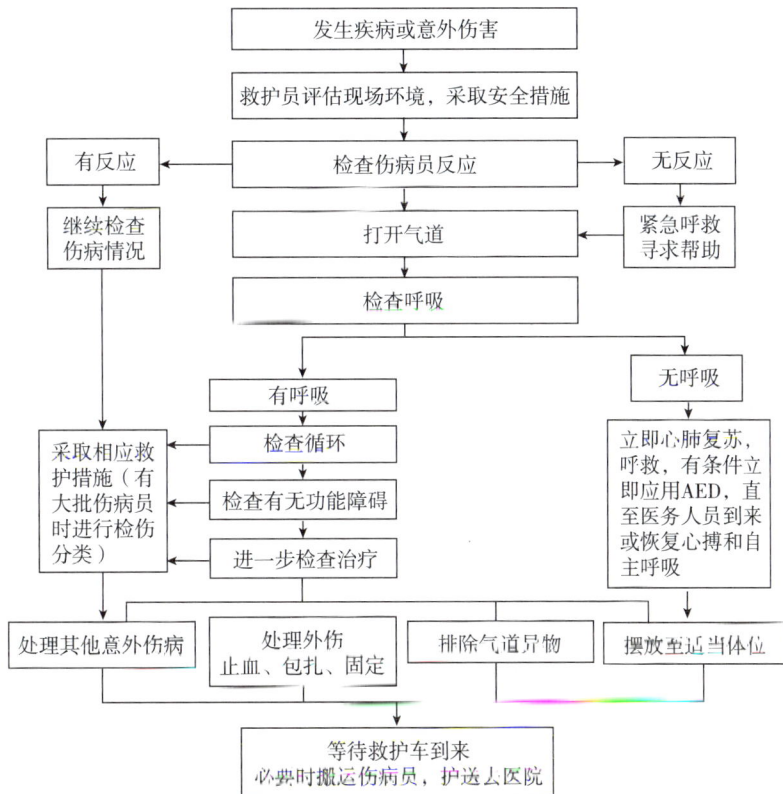

绪图5　现场基本救护流程图

四、应急救护的注意事项

1.批量伤患管理

（1）应用简明检伤分类法，按伤病紧迫度分类，优先救治危重可救伤患（绪表1）。

（2）标志卡红、黄、绿、黑，指引救治与转运优先级（绪表2）。

（3）初次分类后，持续评估伤情变化，记录动态进展。

绪表1　简明检伤分类表

类别	程度	标志	伤情
第一优先	危重	红色	呼吸频率>30次/分或<6次/分；有脉搏，毛细血管复充盈时间>2秒；有意识或无意识

微课0-2-4

续表

类别	程度	标志	伤情
第二优先	重	黄色	呼吸频率6~30次/分；有脉搏，毛细血管复充盈时间<2秒；能正确回答问题、按指令动作
第三优先	轻	绿色	可自行走动
死亡	致命	黑色	无意识、无呼吸、无脉搏搏动

绪表2　标志卡含义

标志颜色	代表含义
红色	第一优先（或即刻优先），表示伤病员情况危重，有生命危险，如果得到紧急救治则有生存的可能
黄色	第二优先（或紧急优先），表示伤病员情况严重但相对稳定，允许在一定时间内救治
绿色	第三优先（或延期优先），表示伤病员可以自行走动，不需要紧急救治
黑色	表示伤病员无意识、无呼吸、无脉搏搏动或已死亡

2.重伤病患体位

（1）复原体位　适于意识模糊、呼吸正常者，防窒息，稳定侧卧。

（2）俯卧转仰卧　便于呼吸检查，保护头颈脊柱。

（3）特殊体位　孕妇，左侧卧位；失血性休克患者，头低脚高位；呼吸困难患者，半卧位；休克患者，中凹卧位。

3.信息报告　记录伤患基本信息、事件细节、救护流程、药物使用等，注意保护伤患隐私。

4.药物与氧气管理

（1）药物　仅在培训后或特定条件下给予，记录完整。

（2）氧气　训练有素者使用。

> 💡 **特别提示**
>
> **1.遇大规模突发事件时**　非专业人员应立即呼叫专业救援；在确保安全的前提下，尽量记录现场情况。
>
> **2.体位调整注意事项**　需特别关注特殊人群（如孕妇）；避免长时间保持同一体位。
>
> **3.信息报告说明**　所有医疗记录仅供专业医疗人员使用；严格保护伤患个人隐私及合法权益。

五、救护员的心理调整和能力评估

1.心理准备

（1）镇静　深呼吸，自我提醒，保持冷静以有效判断和行动。

（2）自信　培训与实践增强救护能力，经验分享强化自信心。

2.能力自我评估

（1）安全意识　识别并评估现场风险，确定自我与伤者保护措施。

（2）技能掌握　审查救护知识与技能，了解适用原则及过往救护经验。

（3）救护条件　评估现场资源，确认可用工具及潜在助手。

3.心理恢复

（1）经历影响　救护经历可能导致心理波动，需关注自我情绪状态。

（2）恢复策略　充分休息，分享感受，必要时寻求专业心理咨询。

💡 **特别提示**

双人救护更佳，相互支持，证实现场状况。

知识检测

答案解析

1.当一名红十字救护员到达突发事件现场时，他的第一步应该是（ ）
    A.立即开始对所有可见的伤病员进行救治　　B.打开急救包准备急救物资
    C.确认现场是否存在任何可能的危险因素　　D.开始记录每位伤病员的个人信息
    E.寻找目击者询问事件详情

2.在进行应急救护时，为了防止交叉感染，救护员应该采取的措施是（ ）
    A.使用伤病员的个人物品进行救护
    B.在处理伤口前和后，用肥皂和水彻底洗手
    C.不戴手套直接接触伤病员的伤口
    D.仅在处理开放性骨折时才戴上手套
    E.在救护过程中不更换手套以节省资源

3.当现场有多名伤病员时，红十字救护员分配救护资源的方式应该是（ ）
    A.平均分配时间给每一个伤病员
    B.优先处理意识清醒的伤病员
    C.根据伤病员的年龄大小决定救护顺序
    D.根据伤病员的伤病情严重程度，先救命后治伤
    E.让伤病员自行决定谁先接受救护

4.在应急救护程序中，以下救护步骤顺序正确的是（ ）
    A.呼救→评估环境→检查呼吸→检查循环→详细检查伤情
    B.评估环境→检查反应→检查气道→检查呼吸→检查循环
    C.检查循环→检查呼吸→检查气道→检查反应→评估环境
    D.详细检查伤情→检查循环→检查呼吸→检查气道→检查反应
    E.检查反应→评估环境→检查气道→检查呼吸→检查循环

5.在重大事故现场，救护员使用简明检伤分类法对大批伤病员进行分类时，表示伤病员情况危重、需要立即优先处理的标志卡颜色是（ ）
    A.黄色　　　　　　B.绿色　　　　　　C.红色
    D.黑色　　　　　　E.白色

项目一　心肺复苏

微课1-1-1　微课1-1-2　微课1-1-3

学习目标

1.通过本项目的学习，掌握心肺复苏的标准操作流程和关键技术要点；熟悉心肺复苏的特殊情况处理；了解心肺复苏的生理学基础和作用机制。

2.能够快速准确判断心搏骤停并启动急救系统，能够规范执行心肺复苏的各项操作技术，具备根据患者反应调整复苏策略的能力。

3.树立"生命至上、分秒必争"的急救理念；培养"临危不乱、精准施救"的专业素质。

心肺复苏（cardiopulmonary resuscitation，CPR）是一项基本且至关重要的急救技术，旨在通过徒手操作、辅助设备以及药物治疗来维持人工循环和呼吸，并纠正心律失常。1966年，美国心脏协会（AHA）发布了首个心肺复苏指南，并定期更新，后期形成了"早期识别求救、早期CPR、早期除颤、早期紧急救治"的生存链模式。这一模式不仅挽救了全球无数生命，还凸显了学习和应用CPR的重要性。

为了提高心搏骤停患者的存活率，广泛推广CPR培训至关重要。让更多人掌握这项技能，可以确保在紧急情况下有更多合格的施救者参与急救。此外，将应急救护员和专业医疗人员整合进一个协调一致的急救医疗服务系统（emergency medical service system，EMSS），能够确保从现场急救到医院救治的每一个环节都紧密衔接，高效运作。高质量的心肺复苏是恢复自主循环后实现最佳预后的关键，其终极目标不仅是挽救生命，更是帮助患者恢复正常的功能状态。

任务导入

李大伯，55岁，患有高血压、糖尿病，今日在公园练习太极拳时，突然昏倒在地，意识丧失、呼吸停止、脉搏消失。如果您在现场，应如何对李大伯实施急救？

任务分析

心搏骤停，又称心脏骤停、心跳骤停、心脏停搏，是指心脏正常机械活动停止，循环征象消失。由于心脏泵血功能中止，全身各个脏器的血液供应中断。此时若能得到心肺复苏（CPR）等及时有效的紧急救治，则患者有可能恢复自主循环，否则将发生不可逆转的生物学死亡。心脏骤停是医学领域，乃至社会各界广为关注的重大公共卫生问题之一。近年来，人们越来越认识到复苏的关键不仅是恢复自主呼吸和心跳，更重要的是中枢神经系统功能的恢复，只有使脑功能恢复正常才能称为完全复苏，由此引出心肺脑复苏（cardiopulmonary cerebral resuscitation，CPCR）概念。CPCR是指对心搏骤停患者采取的使其恢复自主循环、呼吸及脑功能的紧急医疗救护措施。主要包括基础生命支持（basic life support，BLS）、高级生命支持（advanced life support，ACLS）和持续生命支持（prolonged life support，PLS）3个阶段。

　　心肺脑复苏的成功率与抢救是否及时、有效有关。当患者发生院外心脏骤停后，除颤每延迟1分钟，患者的生存率将下降7%～10%。所以对心搏骤停患者越早抢救，复苏成功率越高。

　　基础生命支持（BLS）又称初期复苏或现场急救。即对心搏骤停患者在发病现场进行的徒手心肺复苏技术，也是CPCR中的第一个阶段。其主要任务就是CPR。BLS的基本内容包括识别心搏骤停、启动急诊医疗服务体系（EMSS）、尽早开始CPR（人工循环、开放气道、人工通气）、迅速除颤。

一、识别与判断

微课 1-1-4　微课 1-1-5

　　1.环境判断　确保环境安全，便于抢救和保证施救者安全。

　　2.判断患者有无意识　站或跪于患者一侧，轻拍患者肩部，并在患者双耳侧大声呼唤，观察患者反应，如认识，可直呼其名。也可用疼痛刺激法判断患者有无反应，如果患者无反应，可判断为意识丧失。

　　3.启动EMSS　立即呼救，立即请求旁人拨打"120"求救并取得AED（automated external defibrillator）回来协助。拨打"120"急救电话时，切勿惊慌、保持镇静，清楚描述具体地址，说明患者最紧急的情况，保持电话畅通，准备接车。

　　4.判断脉搏与呼吸　判断患者有无脉搏，成人首选检查颈动脉是否有搏动（颈动脉比股动脉更易触及）。方法是急救人员用一手的示指、中指找到气管，从气管正中部位向旁滑移2～3cm，在气管与颈侧肌肉之间即可触及颈动脉，配合数数1001、1002、1003…1006，不少于5秒，不超过10秒。同时观察胸腹部起伏，判断患者有无呼吸。

二、施救操作

　　经判断患者无意识、无呼吸，应立即开始心肺复苏，通过胸外按压使心脏被动泵血，保证重要脏器的血液供应，避免或减轻大脑损伤。

微课 1-1-6

（一）胸外心脏按压

　　1.体位　按压时，应让患者仰卧在平地或硬板上，将双上肢放置于身体两侧，暴露胸廓。

　　2.部位　成人胸外心脏按压的部位为胸部正中（乳头连线与胸骨交叉处，即胸骨下半段）。

　　3.方法　施救者一手的掌根部置于按压部位，其横轴与患者胸骨长轴重合，另一只手掌根部重叠其上，两手手指交叉紧紧相扣，手指上抬离开患者胸壁。施救者上半身前倾，双肩位于患者胸骨正上方，前臂与患者胸骨垂直，肘关节伸直，借助自身体重和肩臂力量用力垂直向下按压，每次按压确保充分回弹，回弹时掌根不离开胸壁（图1-1-1）。

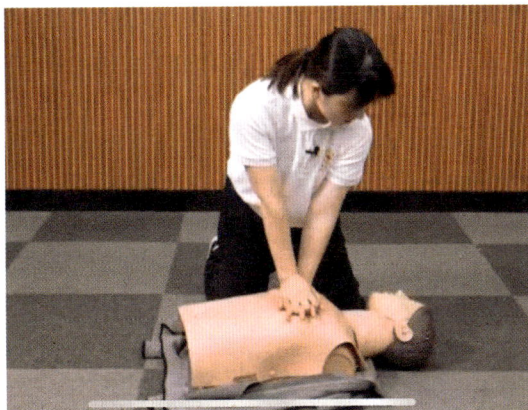

图1-1-1　胸外心脏按压

4. **深度** 按压时使胸廓下陷5~6cm。

5. **频率** 按压的频率在100~120次/分，中断时间不超过10秒，每个循环按压30次。

（二）开放气道

呼吸心搏骤停后，意识丧失，全身肌肉松弛，舌根后坠，造成呼吸道阻塞。因此应及时采取措施，开放气道，并清除患者口中的异物和呕吐物。开放气道操作必须迅速有效，要在3~5秒内完成，并尽可能减少中断胸外按压（图1-1-2）。

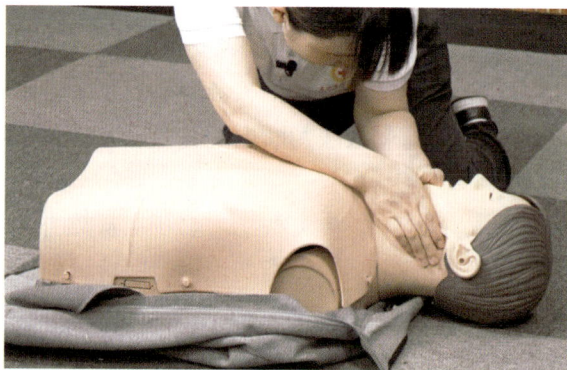

图1-1-2 检查口腔

1. **仰头提颏法** 一手压在前额，另一手将下颌抬起，直至下颌角和耳垂连线与地面垂直，开放气道。

2. **托颌法** 施救者位于患者头侧，把手放置在患者头部两侧，肘部支撑在患者躺的平面上，握紧下颌角，用力向上托下颌，使下齿高于上齿。如患者紧闭双唇，可用拇指把口唇分开。此法可用于疑有头、颈部创伤的患者。

（三）人工通气

人工通气是用人工方法借外力来推动肺、膈肌或胸廓的活动，使气体被动进出肺脏，以保证机体供氧和二氧化碳排出。

微课1-1-7　微课1-1-8

1. **口对口人工通气** 口对口人工呼吸是一种快捷有效的通气方法，最常用。操作时施救者应一手捏住患者的鼻孔，防止漏气，另一手示指和中指置于靠近颏部的下颌骨下方，将颏部向前抬起，帮助头后仰，气道开放；施救者自然吸气，用口唇把患者的口完全包住，每次吹气不少于1秒，避免通气过度，确保吹气时胸廓扩张。吹气完毕，应立即与患者口部分离，放松捏患者鼻部的手，以便气流从口鼻呼出，同时观察患者胸廓起伏情况，并吸入新鲜空气，以便做下一次人工呼吸。每次吹气400~600ml，每个循环通气2次。

2. **口对鼻人工通气** 在患者不能经口呼吸时（如牙关紧闭不能开口、口唇创伤等难以实施口对口人工呼吸者），应采用口对鼻人工通气。抢救者一手小鱼际侧压患者前额，使其头后仰，另一手托起下颌，使口完全闭合，抢救者深吸气后，用双唇包绕患者鼻部吹气。若鼻出血或鼻阻塞时禁止口对鼻吹气。

（四）自动体外除颤

电除颤是将一定强度的电流通过心脏，使全部或大部分心肌细胞在瞬间进行除极，然后心脏自律性的最高起搏点（通常是窦房结）重新主导心脏节律的方法。心搏骤停时最常见的心律失常是心室纤维性颤动（VF，简称室颤），而终止VF最有效的办法是电除颤。除颤每延迟1分钟，复苏成功率下降7%~10%。目前已将除颤列为BLS的范畴。

微课1-1-9　微课1-1-10

自动体外除颤仪（AED）是电池供能的智能化便携式除颤器，它能通过声音和图像提示指导急救者对VF所致心搏骤停进行安全除颤，并可在院内外多种情况下方便快捷地使用，是施救中最容易得到的除颤设备，目前已经按照人口密度逐步投放在公共区域。所有AED均带有心律分析程序，可自动评估患者的心律是否为可除颤心律。因此如果患者为可除颤心律，AED就能识别并做好除颤的准备。如果为不可除颤心律，则AED不会为设备充电。

1.使用　AED的使用遵循随到随用原则，当在施救过程中，AED到了，应立即停止手中动作，即刻启用AED。

2.操作步骤　打开AED包装，开机。按照语音提示，连接电极片，除颤电极片粘贴部位要准确，右电极片贴于胸部右上方锁骨正下方，左电极片贴于（心尖）左胸下外侧，第五肋间与腋中线交叉点处。AED开始自动分析心律，急救人员要离开，若建议电击，确保所有人离开患者，切勿触碰患者。按下电击按钮，电击完成，立即从胸外按压开始心肺复苏。除颤步骤演示如图1-1-3至1-1-6所示。

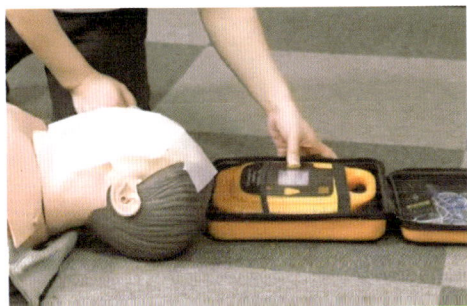

图1-1-3　开机

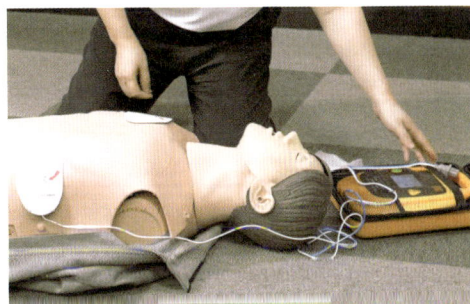

图1-1-4　连接电极片

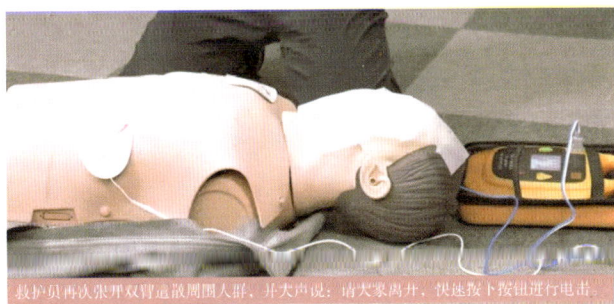

图1-1-5　自动分析心律

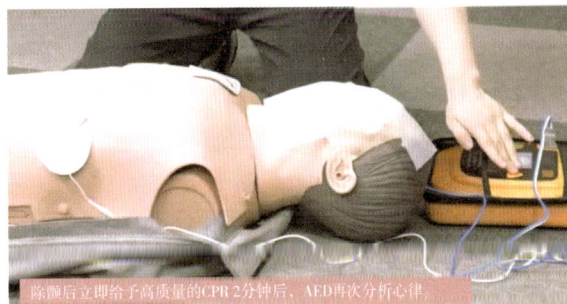

图1-1-6　除颤

三、效果判断

复苏期间，应密切观察复苏情况，判断效果。复苏有效的指标：停止按压时仍可触及大动脉搏动；出现自主呼吸；神志转清醒；肱动脉收缩压≥60mmHg（8kPa）；面色由发绀转为红润；瞳孔由大缩小；出现压眶、握持反射等。

四、注意事项

1.按压部位准确　成人胸外心脏按压的部位为胸部正中（乳头连线与胸骨交叉处，即胸骨下半段）。按压时如部位太低，可能损伤腹部脏器或引起胃内容物反流；部位太高，可伤及大血管；若部位不在中线，可能引起肋骨骨折。

2.按压深度有效　按压时使胸廓下陷5～6cm，按压与放松时间应相等，保证按压后胸部回弹到正常位置。按压力度直接影响按压深度与效果，力度要适宜，过轻达不到效果，过重易造成损伤。

3.按压频率正确　按压的频率在100～120次/分，为避免按压者疲劳和胸部按压质量降低，保证高质量的胸外按压，有两个或多个施救者时，应每2分钟更换一次按压者，如出现疲劳，可更早更换。换人操作时间应在5秒内完成，以减少胸外按压中断的时间，在进行心肺复苏时，应尽可能减少按压中断的次数和按压中断持续的时间，每次按压中断持续的时间不超过10秒。

任务实施

微课1-1-11

现场评估	积极沟通	救护准备	实施救护
1.环境评估 2.伤员状态评估	表明救护员身份，请求周围人群协助	将患者平放于硬板床或平整地面上，解开衣物	1.实施现场心肺复苏，胸外按压—开放气道—人工呼吸—AED到场立即使用 2.评估复苏成功后，等待进一步生命支持救援

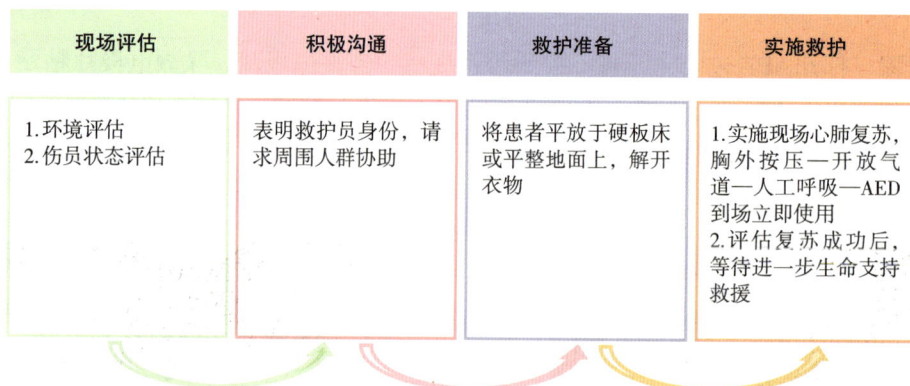

现场评估	现场环境安全。50岁男子突然晕倒在地。经过专业评估，无意识，无脉搏和呼吸，采用心肺复苏
积极沟通	在开始操作前，与最近的人沟通请求拨打"120"，立即寻找最近的AED
救护准备	将患者平放于硬板床或平整地面上，解开衣物
实施救护	**胸外按压（C）** 按压部位：胸部正中（乳头连线与胸骨交叉处，即胸骨下1/2） 按压方法：两手叠扣，两臂伸直，肘关节不可以弯曲，利用身体重力，垂直向下用力按压 按压深度：使胸骨下陷5~6cm，每一次按压后要让胸廓充分回弹，但手掌始终不离开按压部位。按压与放松的时间应大致相等 按压频率：100~120次/分 按压比例：30次胸外按压，2次人工呼吸 **气道开放（A）** 进行胸外按压后，患者可能会出现呕吐的情况，这时需将头偏向一侧，清除口鼻腔分泌物（若有），可以用纱布或者手帕将异物从口腔中掏出，有假牙的患者要注意取下假牙。若无颈部损伤，用仰头提颏法打开气道；若有颈部损伤，用双手托颌法 **人工呼吸（B）** 施救者应一手捏住患者的鼻孔，防止漏气，另一手示指和中指置于靠近颏部的下颌骨下方，将颏部向前抬起，帮助头后仰；施救者自然吸气，用口唇把患者的口完全包住，每次吹气不少于1秒，确保吹气时胸廓扩张。吹气完毕，应立即与患者口部分离，放松捏患者鼻部的手，以便气流从口鼻呼出，同时观察患者胸廓起伏情况，并吸入新鲜空气，以便做下一次人工呼吸。每次吹气400~600ml，每个循环通气2次 **初次评估** 30次按压，2次人工呼吸，如此重复循环5次以后，再次评估患者状态，若复苏无效，继续按压 **AED到达现场** 1.有人提示"AED到达现场"，施救者立即打开AED电源，并贴好电极片 2.AED自动分析心律（施救者双臂张开疏散周围人群，大声说："请大家离开"） 3.★AED提示"建议除颤"时，施救者再次张开双臂遣散周围人群，并大声说："请大家离开"，快速按下AED闪烁按钮进行电击 4.电击后立即给予高质量CPR 2分钟，再分析心律 **胸外心脏按压有效的标志** 停止按压时仍可触及大动脉搏动；出现自主呼吸；神志转清醒；肱动脉收缩压≥60mmHg（8kPa）；面色由发绀转为红润；瞳孔由大缩小；出现压眶、握持反射等

任务评价

心肺复苏（CPR+AED）实操考核表

学员姓名：　　　　　　身份证号：　　　　　　　　　　班级：

评估和呼救	□ 确认现场环境安全，做好自我防护 □ 判断意识　□ 检查呼吸　□ 呼救并取得AED
胸外按压	□ 掌跟放在胸部正中、两乳头连线水平，即胸骨下半部 □ 肘关节伸直、上半身前倾，以髋关节为轴，垂直向下按压 □ 按压频率100～120次/分　□ 按压深度5～6cm □ 每次按压后胸廓完全回复原状　□ 避免按压中断
开放气道	□ 观察异物和取出异物　□ 仰头举颏法打开气道
人工呼吸	□ 吹气约1秒钟　□ 可见胸廓隆起　□ 连续2次吹气
评估	□ 检查呼吸　□ 检查脉搏
循环胸外按压和人工呼吸	□ 按压/吹气比30：2 □ 给予30次高质量按压　□ 给予2次人工呼吸

· AED实操考核

AED操作	□ 打开电源开关　□ 正确贴电极片 □ 示意不要接触患者，以分析心律 □ 如建议电击除颤，再次示意不要接触患者 □ 按"电击"键除颤　□ 除颤后立即开始胸外按压

备注：
· 学员成功完成每个操作后，在其前面的方框中打"√"。
· 如学员未成功完成所有步骤，则考核不合格，需要补考。

考核成绩：□ 通过　□ 补考通过　□ 不通过

考核老师（签名）：　　　　　　　　　　　　考核日期：

任务训练

1. 心肺复苏指南中胸外按压的部位为（　　）

　　A. 胸骨下半段　　　　　　B. 心尖部　　　　　　　　C. 胸骨中段

　　D. 胸骨右缘第五肋间　　　E. 以上都不是

2. 心肺复苏按压频率为（　　）

　　A. 至少80～100次/分　　　B. 100～120次/分　　　　C. 至少120次/分

　　D. 至少60～80次/分　　　 E. 90次/分

3. 成人心肺复苏时打开气道的最常见方式为（　　）

　　A. 仰头提颏法　　　　　　B. 双手推举下颌法　　　　C. 托颌法

　　D. 环状软骨压迫法　　　　E. 以上都是

4. 心肺复苏时，胸外按压中断的时间不应超过（　　）

　　A. 6秒　　　　　　　　　B. 8秒　　　　　　　　　　C. 10秒

　　D. 12秒　　　　　　　　 E. 15秒

5. 自动电除颤（AED）的正确操作方法是（　　）

　　A. 开机—安放电极—分析心律—充电—电击除颤

　　B. 安放电极—开机—分析心律—电击除颤

　　C. 安放电极—开机—分析心律—充—电击除颤

D.开机—安放电极—分析心律—电击除颤

E.开机—分析心律—安放电极—电击除颤

任务拓展

2024年6月30日晚，年仅17岁的中国青年羽毛球队运动员在印度尼西亚参加亚洲青年羽毛球锦标赛团体赛小组赛最后一场比赛时，在场上突然晕倒、呼吸停止、脉搏消失，虽经赛事组委会医疗部门和当地医院抢救，但仍于6月30日晚去世。设想一下，如果你当时就在事发现场，具备一定的急救知识与技能，你会怎样应对这位运动员的突发状况呢？

项目二　气道异物梗阻

1.通过本项目的学习，掌握海姆立克急救法的标准操作流程；熟悉实施海姆立克急救时的注意事项；了解腹部冲击法的基本原理。

2.具有准确识别气道梗阻、正确实施急救、根据患者情况灵活应变的能力。

3.树立"生命至上、科学施救"的理念；培养沉着冷静、规范操作、人文关怀的职业素质。

任务导入

14岁男孩，在公园游玩期间进食糖果后出现呼吸困难，面色苍白、发绀，表情痛苦，不能说话和咳嗽。如果你在旁边看到了，应该怎样正确施救呢？

任务分析

气道异物梗阻是一种常见急症，如不及时处理，数分钟内即可导致窒息甚至死亡。成人通常在进食时发生气道异物梗阻，肉食类是造成梗阻最常见的原因。发生梗阻的诱因：试图吞咽大块难以咀嚼的食物、醉酒后。有义齿和吞咽困难的老年患者也易发生气道异物梗阻。婴儿和儿童的窒息多发生在进食中，或由于非食物原因，如硬币、果核或玩具等。

气道异物梗阻的识别是抢救成功的关键，异物可以引起气道部分或完全梗阻。患者表现为突然的剧烈呛咳、反射性呕吐、声音嘶哑、呼吸困难、发绀，常常不由自主地以一手紧贴于前喉部，形成V形手势。

1.完全性气道异物梗阻　一般由较大的异物堵住喉部、气道处，患者面色灰暗、发绀、不能说话、不能咳嗽、不能呼吸、昏迷倒地、窒息、呼吸停止。如果不能及时解除梗阻，患者将丧失意识，甚至很快死亡。

2.不完全性气道异物梗阻　患者可以有咳嗽、喘气或咳嗽微弱无力，呼吸困难，张口吸气时可以听到异物冲击性的高啼声，面色青紫，皮肤、甲床和口腔黏膜发绀。救护员鼓励患者咳嗽，同时通过拍背协助其将异物咳出，并应守护在患者身旁，监护患者的情况，如果气道部分梗阻仍不能解除，应迅速启动急救系统。

气道异物梗阻的现场急救过程中，应评估周围环境安全，做好自我防护，立即询问意识清楚的患者："你被卡住（呛）了吗？"清醒的患者会点头示意，同意实施救治。救护员现场即刻呼救并实施救治。

一、成人气道不完全梗阻的急救

（1）评估、识别并呼救。

（2）站位：救护员站到患者身后，呈弓步，用一只手支撑胸部；患者上半身前倾，使异物能从口中出来。

（3）救护员另一只手的掌根部在两肩胛骨之间进行连续5次向前、向下的大力叩击（图1-2-1）。

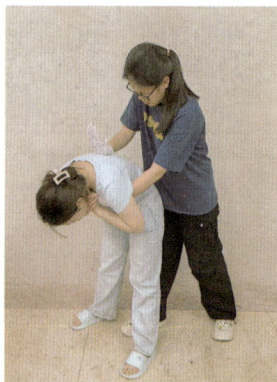

图1-2-1 叩击背部

二、成人气道完全梗阻的急救

（1）评估、识别并呼救。

（2）体位：救护员站到患者身后，呈弓步，双腿一前一后分开，以前腿弓、后腿蹬的姿势站稳，双臂分别从患者两腋下前伸并环抱患者腰部，让患者弯腰，头部前倾。

微课1-2-5

（3）救护者采用"剪刀石头布"（图1-2-2）的方法，将一手示指和中指并拢置于患者肚脐上两横指的位置，另一手握空心拳，拳眼朝内，置于两指之上的位置。

（4）撤出示指和中指，用手掌包住拳头，用力快速向内、向上反复冲击腹部5次，如果梗阻没有解除，继续交替进行5次背部叩击和5次腹部冲击。直到把气道异物排出（图1-2-3）。

剪刀 **石头** **布**

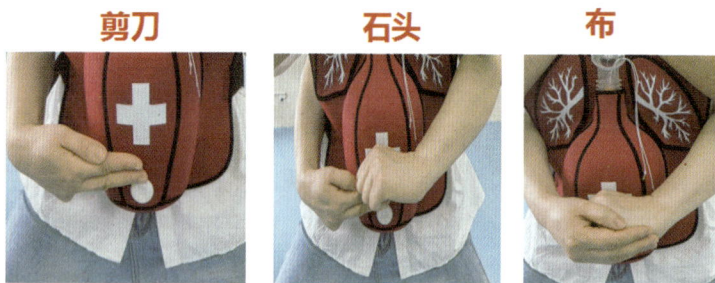

图1-2-2 "剪刀石头布"法

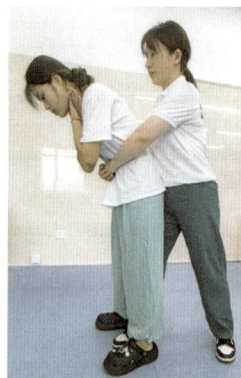

图1-2-3 腹部冲击法

三、婴儿（小于等于1岁）气道异物梗阻的急救

微课1-2-6

（1）评估、识别并呼救。

（2）拍背法：使患儿趴在救护者前臂上，头部朝下，救护员用手掌将后头颈部固定，头部低于躯干（图1-2-4）。

（3）用另一手掌掌根在患儿背部两肩胛骨之间朝前、朝下拍击5次。检查异物是否排出，若未排出，改用压胸法（图1-2-5）。

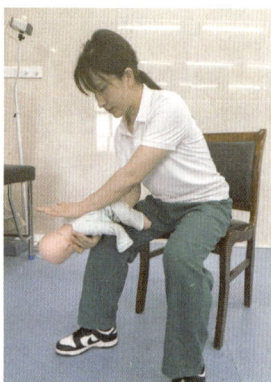

图1-2-4 拍背法

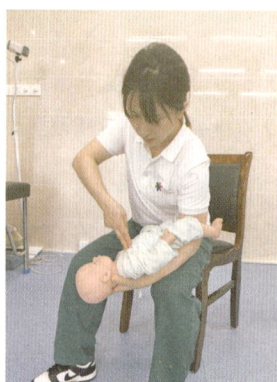

图1-2-5 压胸法

（4）压胸法：使患儿平卧，面向上，躺在坚硬的地面或床板上，救护者于其足侧，或取坐位并使

患儿躺在救护者腿上，或将患儿颜面朝上仰卧于救护者手臂上。

（5）救护者以中指和示指，放在患儿两乳头连线的中点，给予连续冲击按压5次，检查异物排出情况。若未排出，循环使用拍背法和压胸法，直至异物完全排出。

如果患儿开始意识不清或已无意识，立即启动急救系统。将患儿放在一个坚硬的平面上，开放气道，给予2~5次人工呼吸，立即进行CPR。在第一次尝试人工呼吸后，如果患儿胸部没有隆起，调整患儿头部位置，然后再做尝试。

四、自救腹部冲击法

海姆立克法还可用于自救。适用于不完全气道梗阻患者，意识清醒，而且具有一定救护知识、技能，并且当时无他人在场相助，打电话又困难，不能说话报告的情况。

（1）评估、识别。

（2）患者一手握拳，用拳头拇指侧抵住腹部剑突与肚脐中间的位置。

（3）再用另一手包紧握拳的手，用力快速向内、向上使拳头反复冲击腹部。

（4）如果不成功，患者可将上腹部抵压在硬质的物体上，如桌缘、椅背、走廊护栏等，连续向内、向上冲击腹部，直到把气道异物排出（图1-2-6）。

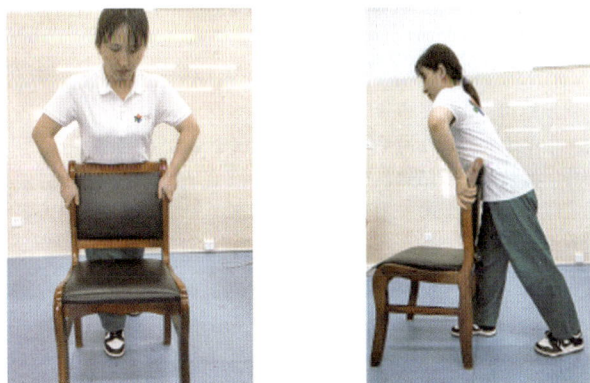

图1-2-6　腹部冲击法自救

五、胸部冲击法

对于孕妇和严重肥胖者，可用胸部冲击法代替腹部冲击法（图1-2-7）。

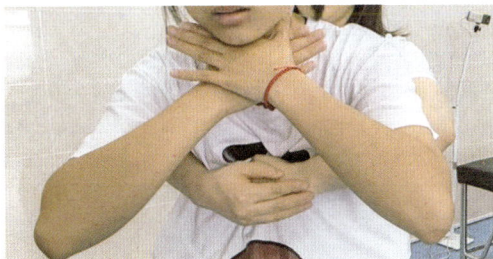

图1-2-7　胸部冲击法

（1）评估、识别并呼救。

（2）救护者站在患者身后，双臂从患者腋下环抱患者胸部。

（3）定位在两乳头连线的中点（胸骨中下段），避开剑突和肋缘。

（4）采用与腹部冲击法同样的手法，向后冲击胸部，直至异物排出。

值得注意的是，在对气道异物梗阻患者进行施救的过程中，若患者出现了意识丧失，应立即启动心肺复苏。梗阻已解除的患者，应去医院检查异物是否完全排出，以及排除内脏损伤等合并损伤。

任务实施

观察现场	积极沟通	评估伤情	实施救护
1. 环境安全检查 2. 施救者自身防护 3. 动态评估	1. 沟通对象 2. 沟通内容 3. 特殊情况处理	1. 初步观察 2. 评估意识及气道情况 3. 临床判断	1. 安置体位 2. 准备施救姿势 3. 定位冲击部位 4. 实施腹部冲击 5. 后续处理

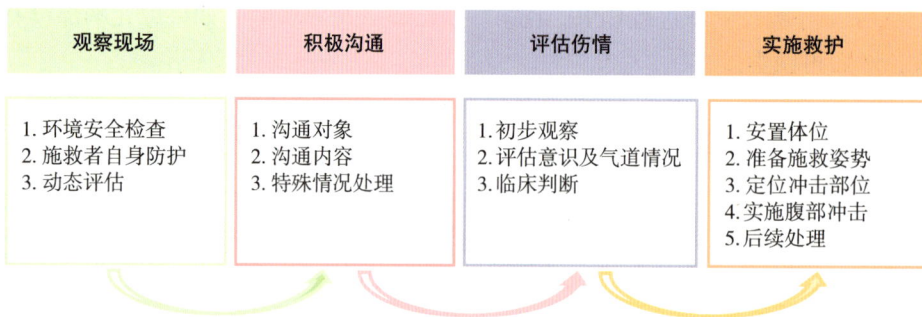

观察现场	1. 环境安全检查：快速观察周围环境，确认无持续危险（如车辆、火灾、坠落物等）。确保急救场地安全、通风，便于施救操作 2. 施救者自身防护：已采取标准防护措施 3. 动态评估：施救过程中持续关注环境变化（如人群聚集、天气影响），及时调整
积极沟通	1. 沟通对象：向清醒患者简要说明情况，取得配合。若患者无法应答（如严重梗阻、意识不清），则与在场家属或陪同人员沟通 2. 沟通内容 安抚情绪：保持冷静，简短告知"我会尽力帮助" 解释目的：明确说明急救措施（如"现在需要用海姆立克法帮您排出气道异物"） 取得合作：指导配合动作（如"请尽量站稳，不要挣扎"） 3. 特殊情况处理：若患者或家属拒绝施救，需快速确认其意愿（如"您现在是否需要帮助？"）。无家属在场且患者昏迷时，适用"紧急救助免责原则"，立即施救
评估伤情	1. 初步观察：患者为14岁男孩，在公园进食糖果后突发呼吸困难。现表现为面色苍白、口唇发绀（缺氧表现），表情痛苦 2. 评估意识及气道情况 意识状态：清醒，但无法说话、咳嗽 呼吸道梗阻程度：无法发声→提示完全性气道梗阻（因若为部分梗阻，患者通常仍能咳嗽或发出声音） 结合进食史及突发呼吸困难，高度怀疑糖果阻塞气道 3. 临床判断：符合完全性气道梗阻（海姆立克征象）：不能说话、咳嗽；呼吸困难伴发绀；需立即采取急救措施（如海姆立克急救法）
实施救护	1. 安置体位：让患者保持站立姿势，救护员站立于患者身后 2. 准备施救姿势：救护员采取弓步站立（前腿弓，后腿蹬），双腿前后分开保持身体稳定，双臂从患者腋下前伸环抱患者 3. 定位冲击部位：使用"剪刀石头布"定位法 "剪刀"：一手示指和中指并拢，置于患者肚脐上方 "石头"：另一手握空心拳，拳眼向内置于两指上方 "布"：撤出两指，用手掌包住拳头 4. 实施腹部冲击：快速有力地向内、向上冲击患者腹部，保持冲击方向朝向患者膈肌，反复进行直至异物排出 5. 后续处理：确认异物是否排出，必要时进行心肺复苏，对患者及旁观者进行相关急救知识宣教

任务评价

气道异物梗阻实操考核表

学员姓名：　　　　　　　　　身份证号：　　　　　　　　班级：

考核项目	考核内容	分值	考核标准	得分
观察现场	观察环境	0.5	观察并报告环境是否安全	
	自我防护	0.5	做好自我防护	
积极沟通	表明身份并呼救	1	表明救护员身份，拨打"120"，并安慰患者	

续表

考核项目	考核内容	分值	考核标准	得分
评估伤情	检查伤情	1	判断意识及呼吸道梗阻程度	
实施救护	摆好体位	1	使患者站立，双腿分开，操作者弓箭步，一腿置于患者双腿之间，双臂环抱患者腰部，嘱患者身体前倾、嘴张开，利于异物吐出	
	★定位	2	一手握空心拳，拳眼向内，置于患者剑突下方、肚脐上两横指处	
	★腹部冲击	2	另一只手紧扣拳头快速向内向上冲击腹部5～10次。重复以上动作直至异物排出	
	密观病情	1	操作过程中密切观察患者病情变化，如有心搏骤停，立即行心肺复苏	
	人文关怀	0.5	有效沟通，动作轻柔不粗暴，有爱伤观念。并对患者进行科普宣教，如告知患者进食时需细嚼慢咽、避免讲话或大笑等	
	操作熟练度	0.5	整体操作流程熟练度	
合计得分			10	

备注：★代表重点项目，重点项目必须全部合格，且得分项目7分以上（含7分），本次考核为"合格"，否则为"不合格"。

重点项目全部合格：是□　否□　　　　　得分项目：　　分　　　　　考核结果：

考核老师（签名）：　　　　　　　　　考核日期：

任务训练

1.海姆立克急救法主要用于（　　）

  A.心脏病发作　　　　　　　　　　　　B.呼吸道异物梗阻

  C.卒中　　　　　　　　　　　　　　　D.严重烧伤

2.成人海姆立克急救法中，施救者应站在患者的（　　）

  A.正面　　　　　　B.背面　　　　　　C.侧面　　　　　　D.任意一侧

3.在进行海姆立克急救时，施救者应该用（　　）冲击患者的腹部

  A.手掌　　　　　　　　　　　　　　　B.拳头

  C.肘部　　　　　　　　　　　　　　　D.拳眼上方的一横指处

4.海姆立克急救法中，冲击腹部的力度应该（　　）

  A.轻柔　　　　　　B.适中　　　　　　C.快速而有力　　　D.缓慢而持续

5.在进行海姆立克急救时，如果异物没有被咳出，应（　　）

  A.放弃急救，等待救援　　　　　　　　B.立即拨打急救电话，并继续尝试

  C.加大力度，持续冲击　　　　　　　　D.改用其他急救方法

任务拓展

在餐厅就餐时，邻桌老人进食年糕后出现呼吸困难，面色苍白、发绀，表情痛苦，不能说话，想咳嗽但咳不动。你见此情形，会如何对该患者施救呢？

答案解析

模块二 创伤救护

创伤救护作为一门古老的医学课题，自人类社会诞生之初便已存在。随着社会文明的进步和经济的发展，许多传统疾病得到了有效的控制，然而，创伤事件却呈现出增长的趋势，甚至在一些发达国家被称为"发达社会疾病"。在中国，创伤已成为导致死亡的第五大原因，并且是35岁以下人群的主要死因。每年约有70万人因创伤而失去生命，另有数百万伤者需要医疗援助。

对于严重创伤患者而言，其病情往往复杂多变，快速恶化，常见的致命因素包括失血性休克和心脏压塞等。因此，在专业医疗机构介入之前，及时有效的现场救护成为挽救生命的关键步骤之一。院前救护不仅能够为后续治疗争取宝贵时间，还能显著提高患者的生存概率。

创伤现场救护涉及一系列专业的急救措施，如检伤分类、心肺复苏（CPR）、维持呼吸道通畅、止血、包扎伤口、骨折固定、安全搬运以及提供心理支持等。这些技能的有效应用可以极大地改善伤者的预后情况，减少不必要的伤亡。鉴于此，普及公众急救知识，让更多人接受正规培训，掌握基本的创伤救护技术，显得尤为迫切和重要。通过这种方式，可以在紧急情况下为伤员提供初步的，甚至是救命的救护，从而有效降低伤亡率。

项目一 止血技术

PPT

微课 2-1-1

学习目标

1.通过本项目的学习，掌握基本止血方法；熟悉加压包扎止血的操作要点；了解直接压迫止血的原理、止血分类及适用场景。

2.能准确评估伤情，根据出血部位和出血量选择最佳止血方法。

3.树立"安全第一、科学止血"的处置理念；培养"沉着冷静、因地制宜"的应变素质。

任务导入

一名28岁男性在跑步时意外摔倒，现神志清醒但表情痛苦。经初步检查发现其右上臂存在皮肤破损并伴有活动性出血，患肢运动功能正常。请在"120"救护车到达现场之前，立即对该患者右上臂的出血伤口实施有效止血措施。

任务分析

流血时通过一定方式处理，快速让血停止向外流动称作止血。是最常用、最基本的急救技术之一。严重的创伤常引起大量出血而危及伤员的生命，在现场及时、有效地为伤员止血是挽救生命必须采取的措施。在医务人员到来之前为伤员止血要根据现场条件，选择可行的止血措施，同时还要避免或尽量减少止血措施给伤员带来不必要的损伤。

常用的止血材料有无菌敷料、绷带、三角巾、创可贴、止血带，也可用毛巾、布料、衣物等代替（图2-1-1）。

施救员在为伤员止血时要采取防止感染的措施，如处理伤口前应洗手，尽可能戴医用手套或不透水的塑料手套，戴口罩，必要时戴防护眼镜或防护罩；处理伤口时要保护伤口，防止自身感染和感染扩散；处理伤口后要用肥皂、流动水彻底洗手；如自己的皮肤被划伤，应尽快就医，采取必要的免疫措施。

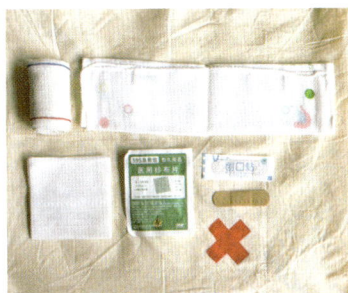

图2-1-1　止血材料

一、止血方法

（一）直接压迫止血法

直接压迫止血法通常适用于头面部及四肢中等或较大的动脉出血，迅速且具有临时性。止血原理是利用手指将出血动脉压迫闭合在骨面上，阻断血流（图2-1-2，图2-1-3）。该方法是最直接、快速、有效、安全的止血方法，可用于大部分外出血的止血。

1.头顶部出血　颞浅动脉。

2.面部出血　面动脉。

3.头颈部出血　颈总动脉。

4.肩部、腋部、上臂出血　锁骨下动脉。

5.前臂出血　肱动脉。

6.手部出血　尺、桡动脉。

7.下肢出血　股动脉。

8.足部出血　胫前、后动脉。

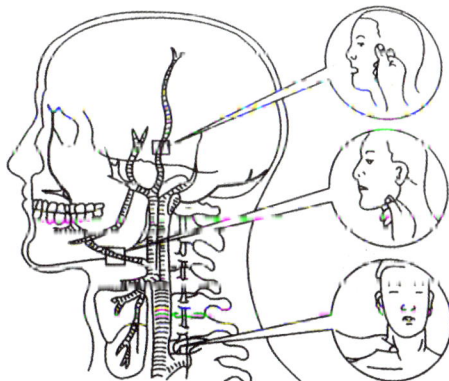

图2-1-2　头颈部出血常用指压部位

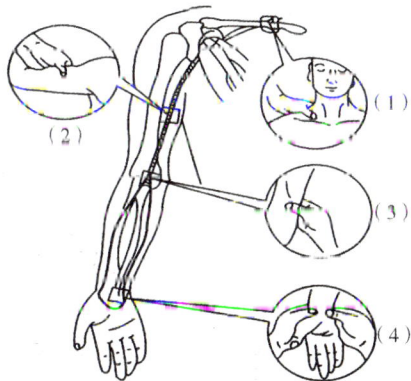

图2-1-3　上肢出血常用指压部位

（1）锁骨上动脉指压迫止血；（2）、（3）肱动脉指压迫止血；（4）尺、桡动脉指压迫止血

根据不同的出血部位采用一种相应的指压止血法。

（1）颞动脉止血法　一手固定伤员头部，用另一手拇指垂直压迫耳屏上方凹陷处，可感觉颞动脉搏动，其余四指同时托住下颌。本法用于头部发际范围内及前额、颞部的出血。

（2）颈外动脉止血法　一手固定伤员头部，用另一手拇指在下颌角前上方约1.5cm处，向下颌骨方向垂直压迫，其余四指托住下颌。本法用于颈部及颜面部的出血。

（3）颈动脉止血法　用拇指在环状软骨，环状软骨外侧与胸锁乳突肌前缘之间的沟内搏动处，向颈椎方向压迫，其余四指固定在伤员的颈后部。用于头、颈、面部大出血，且压迫其他部位无效时。非紧急情况，勿用此法。此外，不得同时压迫两侧颈动脉，

（4）锁骨下动脉止血法 用拇指在锁骨上窝搏动处向下垂直压迫，其余四指固定肩部。本法用于肩部、腋窝或上肢出血。

（5）肱动脉止血法 一手握住伤员伤肢的腕部，将上肢外展外旋，并屈肘抬高上肢：另一手拇指在上臂肱二头肌内侧沟搏动处。本法用于手、前臂及上臂中或远端出血。

（6）尺、桡动脉止血法 双手拇指分别在腕横纹上方两侧动脉搏动处垂直压迫。本法用于手部的出血。

（7）股动脉止血法 用两手拇指重叠放在腹股沟韧带中点下方、大腿根部搏动处用力垂直向下压迫。本法用于大腿、小腿或足部的出血。

（8）腘动脉止血法 用一手拇指在腘窝横纹中点处向下垂直压迫。本法用于小腿或足部出血。

（9）足背动脉与胫后动脉止血法 用两手拇指分别压迫足背中间近脚腕处（足背动脉），以及足跟内侧与内踝之间处（胫后动脉）。本法用于足部出血。

（10）指动脉止血法 用一手拇指与示指分别压边指根部两侧。本法用于手指出血。

直接压迫止血法操作步骤：救护员快速检查伤员伤口内有无异物，如有表浅小异物可将其取出；将干净的纱布块或手帕（或其他干净布料）作为敷料覆盖到伤口上，用手直接压迫止血。注意，必须是持续用力压迫（图2-1-4）；如果敷料被血液湿透，不要更换，再取敷料在原有敷料上再加敷料覆盖，继续压迫止血，等待救护车到来（图2-1-5）。

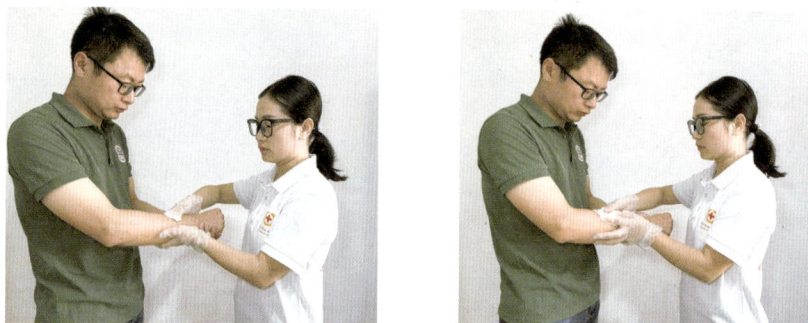

图2-1-4 直接压迫止血

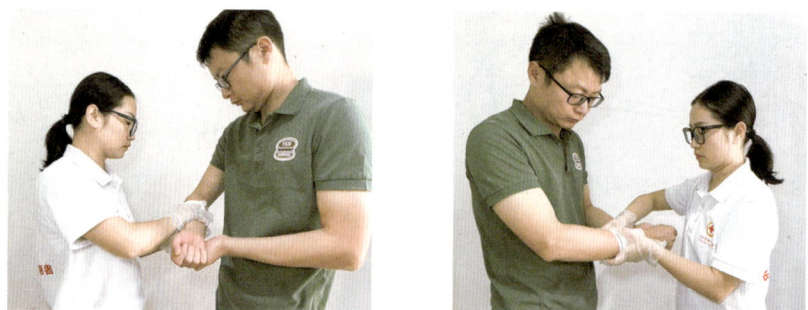

图2-1-5 继续压迫止血

（二）加压包扎止血法

在直接压迫止血的同时，可用绷带或三角巾加压包扎止血。

直接压迫止血法操作步骤如下。

（1）救护员首先直接压迫止血，压迫伤口的敷料应超过伤口周边至少3cm。

（2）伤口覆盖敷料压迫止血后，再用绷带或三角巾等环绕敷料加压包扎（图2-1-6）。

（2）包扎后检查肢体末梢循环（图2-1-7）。如包扎过紧影响血液循环，应重新包扎。

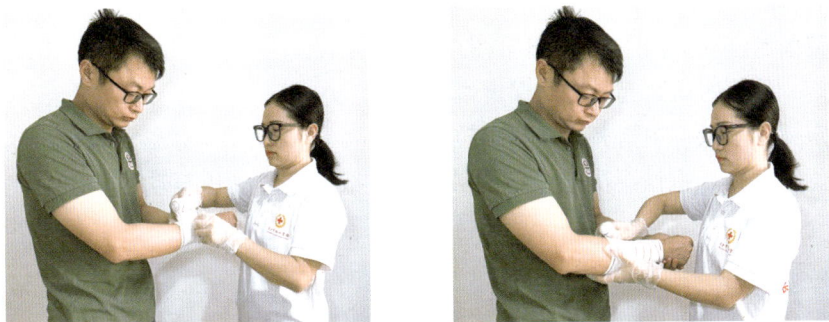

图2-1-6　加压包扎止血

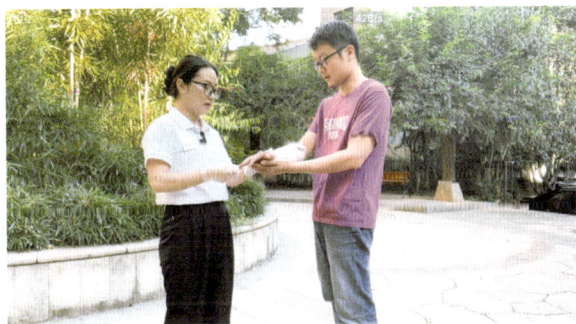

图2-1-7　检查肢体末端血液循环

微课2-1-2

（三）止血带止血法

1.适应证　四肢大血管损伤导致的危及生命的活动性出血；直接压迫止血无效的严重出血。

特殊情形如下。

（1）多发伤需优先处理其他危及生命损伤。

（2）伤口位置特殊无法有效压迫。

（3）灾难医学或战场急救等特殊环境。

2.使用资质要求　必须由经过专业止血带使用培训的急救人员操作，严格掌握使用指征和操作规范。

3.止血带规范操作步骤　如图2-1-8至图2-1-9所示。

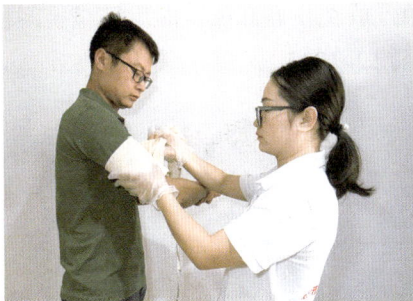

图2-1-8　止血部位垫好衬垫

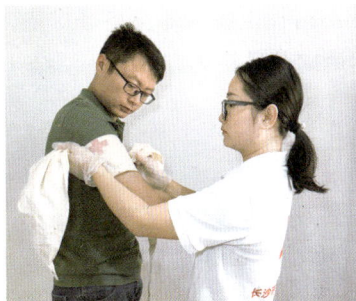

图2-1-9　固定衬垫

（1）衬垫准备　在结扎部位（伤口近心端5cm处）垫放柔软衬垫。

（2）止血带定位　用优势手三指（拇、示、中指）捏持止血带起始端（预留10cm），将止血带平整置于衬垫上。

（3）结扎操作　非优势手拉紧止血带游离端；均匀用力环绕肢体一周；确保压力适中（以能触及远端动脉搏动消失为准）。

4. 止血带规范固定步骤　如图2-1-10至图2-1-13所示。

（1）首圈固定　环绕时压紧起始端确保定位。

（2）次圈锁定　用示指、中指夹持末端下拉固定。

（3）调整压力　根据出血情况决定缠绕圈数；通过绞盘逐步加压至动脉性出血完全停止，或仅存少量渗血。

5. 操作后管理　如图2-1-14所示。

（1）时间标记　在醒目位置清晰记录结扎时间（精确到分钟）。

（2）定期检查　每30~60分钟评估远端血运情况。

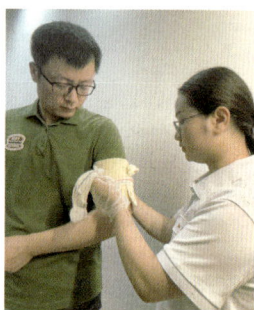

图2-1-10　上止血带

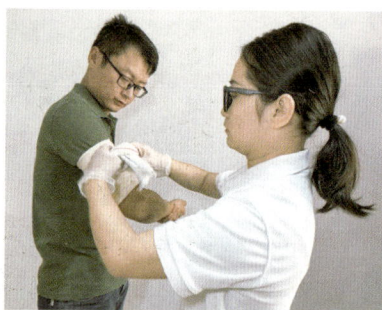

图2-1-11　交叉打活结

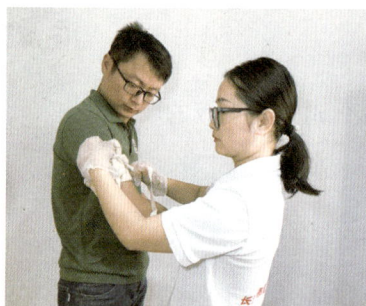

图2-1-12　打活结

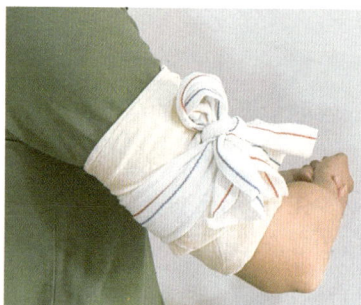

图2-1-13　固定止血带末端

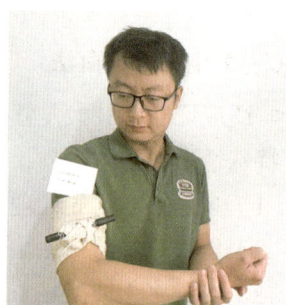

图2-1-14　标记结扎止血带时间

6. 布带止血带止血　操作步骤如下。

（1）将三角巾或围巾、领带等布料折叠成适当宽度（约10cm）的条带。

（2）在准备结扎止血的部位垫好衬垫，或将条带中点放在止血部位，向后环绕一圈作为衬垫，在后面交叉，然后向前环绕第二圈打一活结（图2-1-15至图2-1-17）。

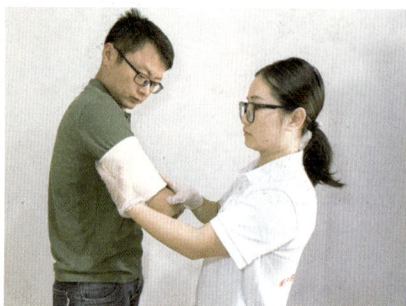

图2-1-15　止血部位垫好衬垫

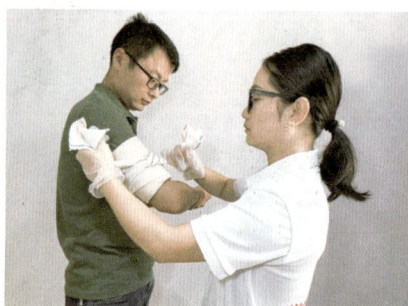

图2-1-16　将条带在后面交叉作为衬垫

（3）将一绞棒（铅笔、筷子、勺子等）在肢体外侧插入活结旁的圈内，然后提起绞棒旋转绞紧至伤口停止出血为度（图2-1-18）。

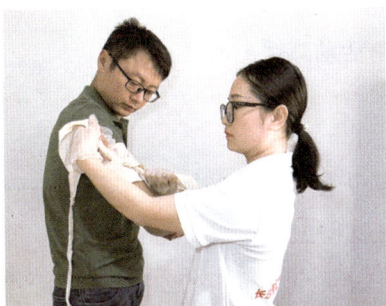

图2-1-17 打一活结

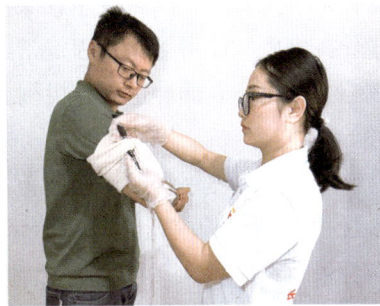

图2-1-18 穿绞棒提起并绞紧

（4）再将绞棒另一端插入活结套内，将活结拉紧，固定条带末端（图2-1-19，图2-1-20）。

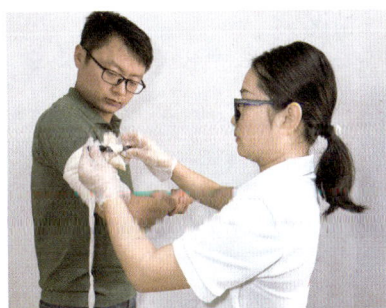

图2-1-19 将绞棒插入活结内

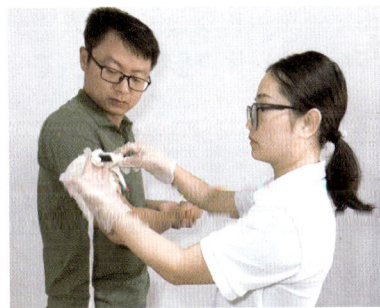

图2-1-20 拉紧活结

（5）在明显部位标记结扎止血带时间（图2-1-21）。

二、止血注意事项

1.操作前准备

（1）严格执行手卫生 操作前后均需用肥皂和流动水彻底洗手。

（2）做好个人防护 操作时应佩戴手套、口罩，必要时加戴防护眼镜。

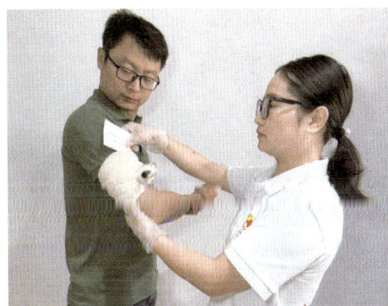

图2-1-21 标记结扎止血带时间

（3）职业暴露处理 如操作中发生皮肤损伤，应立即就医处置。

2.患者体位管理 确保患者体位舒适且符合治疗要求；肢体应保持功能位或治疗所需体位。

3.止血材料选择 根据出血部位特点选择合适止血材料；紧急情况下可因地制宜使用现场可用物品。

4.止血带使用规范

（1）操作要点 必须使用衬垫保护皮肤；上肢结扎于上臂上1/3处（避开中1/3）；下肢结扎于大腿中上部；损毁肢体可结扎于近伤口处。

（2）松紧度控制 以刚好能止血为宜；过紧易致组织损伤；过松会加重出血。

（3）时间管理 明显标记结扎时间；每40～50分钟松解一次；远端肢体变凉时需立即松解。

（4）解除条件 需建立有效止血措施后；广泛坏死者截肢前不宜松解。

（5）禁忌事项 禁用铁丝、电线、绳索等无弹性物品替代止血带。

5.分级止血策略

（1）体表活动性出血 立即压迫出血或加压包扎止血。

（2）严重肢体出血　压迫或加压包扎无效，使用止血带止血。

（3）特殊部位出血　如腋下、腹股沟或颈部，立即止血敷料填塞伤口并加压包扎，必要时考虑短时间按压颈动脉来减少血流，同时应注意保护气道。

（4）骨盆骨折出血　使用骨盆外固定带或简易支架限制活动减缓出血。

（5）胸腹腔大出血　立即转送医疗机构，早期手术干预。

6. 综合救治方案

（1）药物辅助治疗　氨甲环酸应用规范：最佳使用时机为创伤后3小时内（越早越好）。给药方案为首剂1g静脉注射（10分钟内完成）；维持剂量1g持续输注（8小时）。

（2）限制性液体复苏策略　目标是出血未完全控制前，维持收缩压80mmHg或触及桡动脉搏动。合并颅脑损伤（GCS≤8分）患者：应维持脑灌注压力，保持收缩压（SBP）＞110mmHg或平均动脉压（MAP）≥80mmHg，以降低继发性脑损伤风险。

（3）失血性休克快速评估

1）评估指标　意识状态变化、呼吸频率改变、皮肤灌注情况。

2）脉搏特征变化　休克指数、脉压差变化等。

微课2-1-3

任务实施

观察现场	积极沟通	评估病情	实施救护
仔细观察环境并及时报告；戴上手套做好自我防护	表明身份与救助来意；积极沟通患者伤情并取得合作	救护员结合伤者具体情况准确评估患者	采用合适的止血方法为伤员进行止血，观察止血效果，及时送医救治

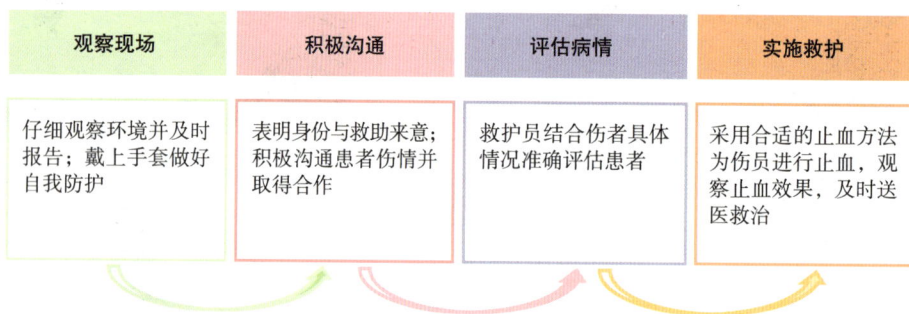

观察现场	现场环境安全。28岁男性伤员，跑步摔倒，神志清醒，面容痛苦，右前臂皮肤有出血，无异物，无骨折，肢体活动不受限
积极沟通	在开始止血操作前，应该与伤员进行沟通，解释止血的目的，并取得合作
评估病情	经过验伤评估，考虑为右前臂出血。由于患者的出血部位是上肢，根据包扎技巧，宜采用直接压迫止血法
实施救护	将干净的纱布块或手帕（或其他干净布料）作为敷料覆盖到伤口上，用手直接压迫止血。注意，必须是持续用力压迫

任务评价

外出血救护实操考核表

学员姓名：　　　　　　　　　　身份证号：　　　　　　　　　　班级：

外出血部位：伤员右上臂出血，请给予处理。

考核项目	考核内容	分值	考核标准	得分
观察现场	观察环境	0.5	观察并报告环境情况	
	自我防护	0.5	戴手套或口述已做好自我防护	
积极沟通	表明身份和呼救	1	表明救护员身份，拨打"120"，并安慰患者	
	将伤员置于舒适体位	1	将伤员置于适当体位	

续表

考核项目	考核内容	分值	考核标准	得分
评估伤情	检查伤情	1	检查伤员受伤部位是否有异物，并检查有无骨折	
实施救护	★直接压迫止血	1	由救护员实施或救护员指导伤者自行用敷料压迫在伤口上并施加压力。无直接压迫止血或只放敷料，没有施加压力，为不合格	
	保证敷料清洁	1	保证敷料清洁（若敷料落在地上，必须更换敷料）	
	包扎方法	2	包扎方法正确	
	★包扎松紧适度	1	包扎过紧（严重影响血液循环）或过松（不能有效固定敷料及保持足够压力），为不合格	
	承托（抬高）伤肢	1	若需要，正确承托或抬高伤肢	
合计得分			10	

备注：★代表重点项目，重点项目必须全部合格，且得分项目7分以上（含7分），本次考核为"合格"，否则为"不合格"。

重点项目全部合格：是□　否□　　　　　　得分项目：　　分　　　　　考核结果：

考核老师（签名）：　　　　　　　　　考核日期：

任务训练

1.采用指压止血法为动脉出血伤员止血时，拇指压住伤口的（　　）

　A.近心端动脉　　　　　　　　　　B.血管下方动脉

　C.远心端动脉　　　　　　　　　　D.血管中部

2.对没有骨折或关节损伤的上肢或小腿出血伤员采用（　　）

　A.止血带止血法　　　　　　　　　B.屈肢加垫止血法

　C.加压包扎止血法　　　　　　　　D.压迫止血法

3.止血操作时不能用的物品是（　　）

　A.绷带　　　　　　　　　　　　　B.三角巾

　C.止血带　　　　　　　　　　　　D.麻绳

4.止血带止血是用弹性的橡皮管、橡皮带，上肢结扎于伤员上臂（　　）

　A.上三分之一　　　　　　　　　　B.上二分之一

　C.上三分之二　　　　　　　　　　D.上四分之三

5.如果是大动脉出血，下列做法可取的是（　　）

　A.等待血液在伤口处自然凝固

　B.在伤口的近心端用绷带压迫止血

　C.将伤者送医院等待医生处理

　D.在伤口的远心端用绷带压迫止血

任务拓展

　　日常生活中人们经常会碰到手切伤的情况，如切菜、切肉等，那么如果手受伤出血怎么办呢？设想一下，如果你当时就在事发现场，具备一定的急救知识和包扎技能，你会怎样应对这种情况呢？会如何正确地进行止血呢？

答案解析

项目二　包扎技术

学习目标

1.通过本项目的学习，掌握绷带和三角巾包扎的基本操作方法；熟悉绷带和三角巾包扎的主要目的，基本包扎方法的分类，不同包扎方法的应用场景；了解包扎的注意事项。

2.具有评估伤情、正确选择包扎方法的能力。

3.树立"安全规范、生命至上"的救护理念；培养"严谨细致、沉着冷静"的职业素质，以及"人文关怀、团队协作"的个人素质。

PPT

任务一　绷带包扎

微课2-2-1　微课2-2-2

任务导入

29岁男性伤员被摩托车撞倒，神志清楚，面容痛苦。右小腿外侧伤口长约4cm，有活动性出血，无异物，无肢体活动受限。根据验伤评估，考虑伤者右下肢软组织挫裂伤。在"120"救护车到达现场之前，请为伤者包扎右小腿外侧伤口。

任务分析

绷带包扎是各种外伤中最常用、最基本的急救技术之一。绷带包扎具有压迫止血、保护伤口、防止感染、固定骨折和减少疼痛等作用。在包扎过程中，应关注松紧度适宜，避免过松或过紧。过紧可能会导致疼痛和肿胀，过松则不能发挥压迫作用，或导致脱落。因此，正确的绷带包扎对于外伤急救至关重要。

目前常用弹力绷带进行包扎。弹力绷带质料柔软，弹性极高，用于对创面敷料或肢体提供束缚力，以起到止血、固定作用。由于弹性高，关节部位使用后活动无明显限制，不缩水，不易妨碍血液循环或令关节部位纱布辅料移位，且透气性好，不会使伤口凝结水汽，能保持伤口的干燥。若在紧急情况下没有绷带，救护员可选用比较干净的衣服、毛巾、领带等作为替代。

一、绷带包扎法

1.**环形包扎**　通常适用于肢体粗细相等部位的小伤口，如胸、四肢、腹部。操作步骤如下。

（1）绷带略倾斜缠绕一圈，露出一角（图2-2-1）。

（2）将第一圈露出的一角反折（图2-2-2），环绕第二圈压迫反折角，接着继续进行环形缠绕，每一圈完全重叠（图2-2-3），至包扎稳妥，打结或用胶布固定。

（3）检查末梢循环。

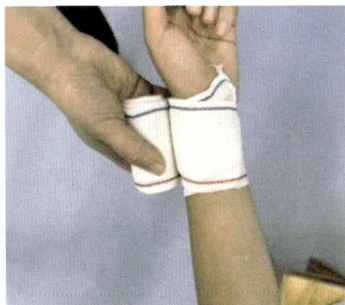

图2-2-1　起始绷带露出一角　　　图2-2-2　固定绷带起始部位　　　图2-2-3　环形缠绕

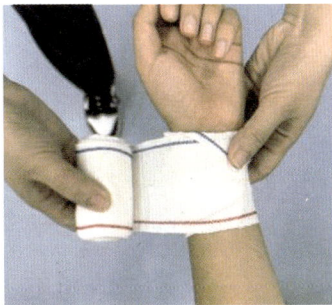

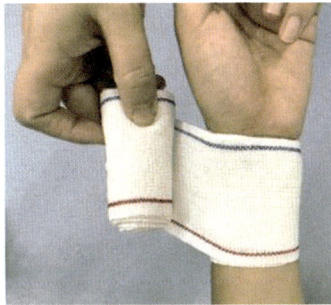

2.螺旋包扎　　适用于身体径围基本相同部位的较大伤口，例如上臂、大腿等。操作步骤如下。

（1）环形包扎2～3周（图2-2-4）。

（2）约30°角螺旋式向上缠绕（图2-2-5），每周遮盖上一周的1/3～1/2，直至完全覆盖敷料（图2-2-6）。

（3）环形包扎2～3周收尾，打结或用胶布固定（图2-2-7）。

（4）检查末梢循环。

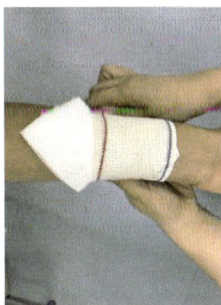

图2-2-4　起始环形包扎　　图2-2-5　螺旋向上缠绕　　图2-2-6　遮盖上一周1/3～1/2　　图2-2-7　环形包扎结束

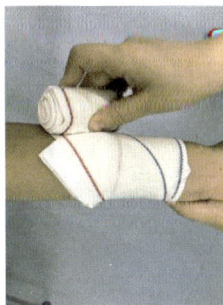

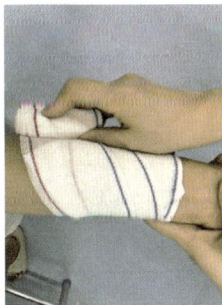

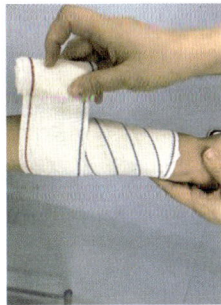

3.螺旋反折包扎　　适用于径围不等的部位，如前臂、小腿等，可以使得绷带更加贴合。这种方法的特点是在缠绕过程中多次进行反折，以增强包扎的紧实度，使其更加贴合受伤部位。操作步骤如下。

（1）进行环形包扎2～3周（图2-2-8）。

（2）一手将绷带螺旋式向上缠绕（图2-2-9）。

（3）在伤口平面，另一手固定反折点，将绷带以不小于40°角向下反折，并牵拉反折处（图2-2-10），依次缠绕每一周。注意不要在伤口部位反折。

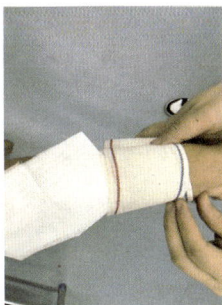

图2-2-8　起始环形包扎　　　　图2-2-9　螺旋向上　　　　图2-2-10　反折40°角

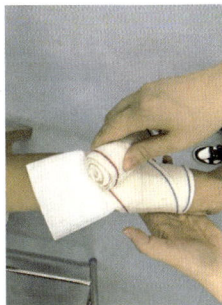

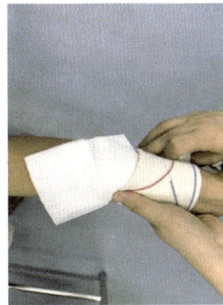

（4）每周都进行反折，并遮盖其上周的1/3～1/2（图2-2-11），直至完全覆盖伤口，在反折处形成一"麦穗状"（图2-2-12）。

（5）最后环形包扎2～3周结束，打结或用胶布固定（图2-2-13）。

（6）检查末梢循环。

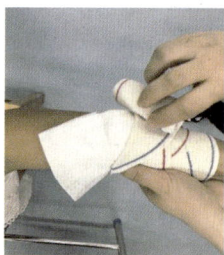

图2-2-11　沿反折线反折　　　　图2-2-12　反折处形成一"麦穗状"　　　　图2-2-13　环形包扎结束

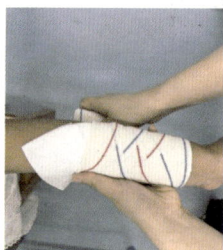

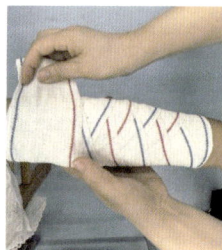

4. "8"字包扎　适用于关节部位，如肩、髋、膝、髁等。在应用此法时，若手指或脚趾无创伤，应保持其暴露在外，方便观察血液循环状况，包括疼痛、水肿或发绀等症状。操作步骤如下。

（1）在腕部环形包扎2~3周（图2-2-14）。

（2）开始以伤口为中心点由腕部往指尖方向行"8"字形缠绕包扎。

（3）首次将绷带绕至手掌最远端一侧时（图2-2-15），在掌指关节处进行一圈环形包扎以更好固定敷料（图2-2-16）。

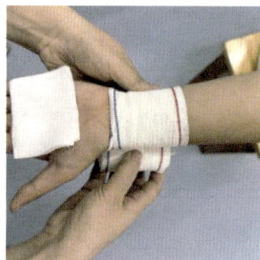

图2-2-14　起始环形包扎　　　　图2-2-15　绕至手掌最远端　　　　图2-2-16　环形包扎一圈

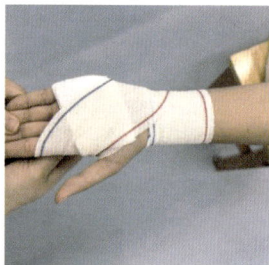

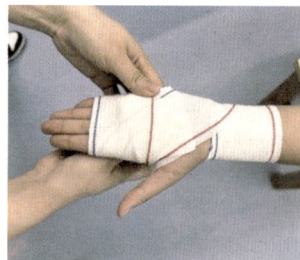

（4）掌指关节处环形包扎一圈后，由手掌最远端另一侧起始往对角方向包扎，完成一个"8"字形缠绕（图2-2-17）。

（5）由两端向中心逐渐收拢，重复缠绕不少于3个"8"字（图2-2-18）。

（6）在腕部环形包扎2~3周结束，打结或用胶布固定。

（7）检查末梢循环。

微课2-2-3

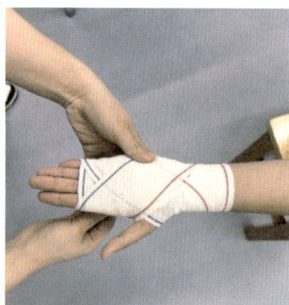

图2-2-17　完成1个"8"字形缠绕　　　　图2-2-18　环形包扎结束

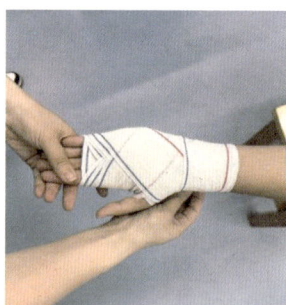

5. 回返包扎　通常适用于头部和断肢端的包扎。在此方法中，绷带会多次来回进行反折。以断肢端包扎为例，操作步骤如图2-2-19所示。

（1）先环形包扎腕关节部位，初步固定厚敷料。

（2）开始从中央往两侧开始进行回返包扎。

（3）每一周交替左右缠绕，每周遮盖上一周的1/3~1/2，直至伤口完全被包裹。

（4）最后使用环形包扎4~6周将所有反折部分固定。

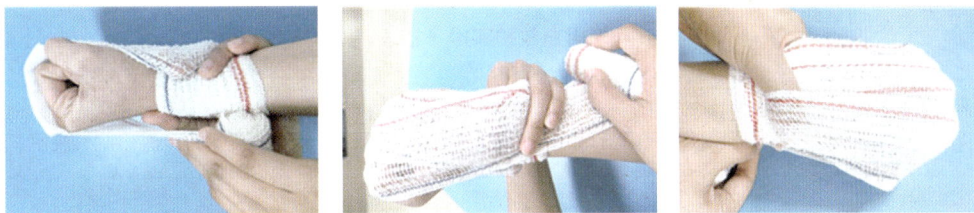

图2-2-19 回返包扎

二、绷带包扎注意事项

1.绷带包扎前的准备 在进行绷带包扎前，首先要确保包扎部位无异物。所有包扎均应在伤口处放置纱布，且纱布应超过伤口，包扎时绷带应超过纱布。对于皮肤皱襞处，如腋下、乳下、腹股沟等地方，应使用棉垫或折叠纱布进行覆盖。

2.绷带包扎的体位 在进行绷带包扎时，应确保患者的体位尽可能舒适，同时要满足治疗的需要。对于肢体，应保持功能位或需要的体位。

3.绷带选用 选择绷带时应根据包扎部位的不同来选用不同宽度的绷带：手指需要3cm宽的绷带，手、臂、头、足需要5cm宽的绷带，上臂、腿需要7cm宽的绷带，而躯体则需要使用10cm宽的绷带。

4.包扎操作 通常应该从远心端向近心端进行。开始时，在绷带起始处环形包扎2周以固定绷带头部。随后，继续包扎时应确保绷带紧密贴合肢体或躯干，并握紧绷带以防其脱落。在包扎过程中，每周的用力应均匀且适度，并确保每周的绷带覆盖前一周的1/3~1/2，以避免过松导致滑脱或过紧造成血运障碍。通常建议将指（趾）端保持在外，以便于观察肢体血液循环情况。包扎完成后再环形包绕2周并用胶布固定，或者将绷带末端撕开结扎。但需注意，结扎处应避开伤处、发炎部位、骨突起处四肢内侧面、患者坐卧时易受压的部位以及易受摩擦的部位。

5.包扎后检查 包扎结束后必须检查末梢循环情况。

任务实施

现场评估	积极沟通	救护准备	实施救护
1.现场情况 2.伤员情况	表明救护员身份，操作前与伤员沟通，取得配合	1.用物准备 2.自身准备	采用正确的包扎方法进行包扎

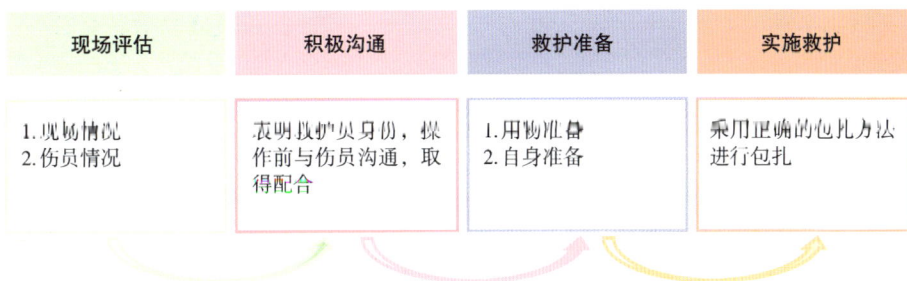

现场评估	评估现场环境是否安全。做好自我防护。立即呼救 评估伤员：29岁男性伤员，被摩托车撞倒，神志清醒，面容痛苦。右小腿外侧有长约4cm的伤口，渗血，无异物，右下肢关节活动无受限。经过验伤评估，考虑该伤员是右下肢软组织挫裂伤。由于创伤部位是小腿，适宜采用螺旋反折包扎法
积极沟通	在开始包扎前，应该与伤员进行沟通，解释包扎的目的，并取得合作
救护准备	无菌纱布、绷带、胶布等
实施救护	立即用无菌纱布按压止血。包扎时采用螺旋反折包扎法。首先进行环形包扎2周，然后用右手将绷带斜向上30°，在肢体前面将绷带以45°向下反折，左手捂住反折处，依次缠绕每一周。每周均需向下反折，并遮盖上一周的1/3~1/2。最后在反折处形成一种"麦穗状"包扎形式

::::: 任务评价 :::::

外出血救护实操考核表

学员姓名： 身份证号： 班级：

外出血部位：伤员右下肢出血，请给予处理。

考核项目	考核内容	分值	考核标准	得分
观察现场	观察环境	0.5	观察并报告环境情况	
	自我防护	0.5	戴手套或口述已做好自我防护	
积极沟通	表明身份和呼救	1	表明救护员身份，拨打"120"，并安慰患者	
	将伤员置于舒适体位	1	将伤员置于适当体位	
评估伤情	检查伤情	1	检查伤员受伤部位是否有异物，并检查有无骨折	
实施救护	★直接压迫止血	1	由救护员实施或救护员指导伤者自行用敷料压迫在伤口上并施加压力。无直接压迫止血或只放敷料，没有施加压力，为不合格	
	保证敷料清洁	1	保证敷料清洁（若敷料落在地上，必须更换敷料）	
	包扎方法	1	包扎方法正确	
	★包扎松紧适度	1	包扎过紧（严重影响血液循环）或过松（不能有效固定敷料及保持足够压力），为不合格	
	承托（抬高）伤肢	0.5	若需要，正确承托或抬高伤肢	
	观察伤肢及伤员	0.5	观察伤员生命体征，检查伤肢末梢血液循环、运动及感觉	
	操作熟练度	1	整体操作流程熟练度	
合计得分			10	

备注：★代表重点项目，重点项目必须全部合格，且得分项目7分以上（含7分），本次考核为"合格"，否则为"不合格"。

重点项目全部合格：是□ 否□ 得分项目： 分 考核结果：

考核老师（签名）： 考核日期：

::::: 任务训练 :::::

答案解析

1.绷带包扎的作用包括（ ）

A.保护术区和创部，防止继发感染，避免再度受损 B.保温、镇痛、固定敷料

C.止血并防止水肿 D.防止或减轻骨折错位

E.以上都是

2.现场四肢包扎的原则不包括（ ）

A.远心端开始 B.包扎方法正确 C.近心端开始

D.松紧适宜 E.露出脚趾

3.环形包扎法常用于包扎（ ）

A.肢体粗细较均匀处 B.头颅 C.髋关节

D.手足 E.膝关节

4.小腿外伤使用绷带进行包扎时，常采用的包扎方法是（ ）

A.环形包扎法 B.螺旋包扎法 C.螺旋反折包扎法

D."8"字包扎法 E.回返包扎法

5.肘关节受伤后用绷带包扎，应选用（ ）

A.环形包扎法 B.螺旋包扎法 C.螺旋反折包扎法

D."8"字形包扎法 E.回返包扎法

在电影《平凡英雄》的感人故事里，我们遇见了小麦，一个生活在新疆和田地区的维吾尔族小男孩。一天，当他在户外快乐地玩耍时，命运却对他开了一个残酷的玩笑——一场突如其来的拖拉机事故夺走了他的手臂。这起意外不仅给小麦带来了巨大的痛苦，也触动了一连串的紧急救援行动。

设想一下，如果你当时就在事发现场，具备一定的急救知识和包扎技能，你会怎样应对小麦的断臂伤情呢？

PPT

微课2-2-4　微课2-2-5

任务二　三角巾包扎

任务导入

52岁男性伤员胸壁擦伤，神志清楚，面容痛苦。左胸壁可见3cm×4cm擦伤，有渗血，无异物，无胸闷，无呼吸困难。根据验伤评估，考虑伤者右侧胸壁皮肤擦伤。在"120"救护车到达现场之前，请为伤者进行包扎伤口。

任务分析

常用的三角巾底边长约1m，与底边相对的直角称为三角巾的顶角，其他两个角称为底角，顶角上缝一根带子称为顶角系带。三角巾的用途比较多，既可折叠作为悬吊带用于创伤肢体的包扎，也可展开或折成燕尾式用于躯干或四肢大面积创伤的包扎，还可两块连接成燕尾式（燕尾巾）或蝴蝶式（蝴蝶巾）进行包扎。常见部位三角巾的包扎法如下。

一、头部帽式包扎

操作步骤如图2-2-20所示。

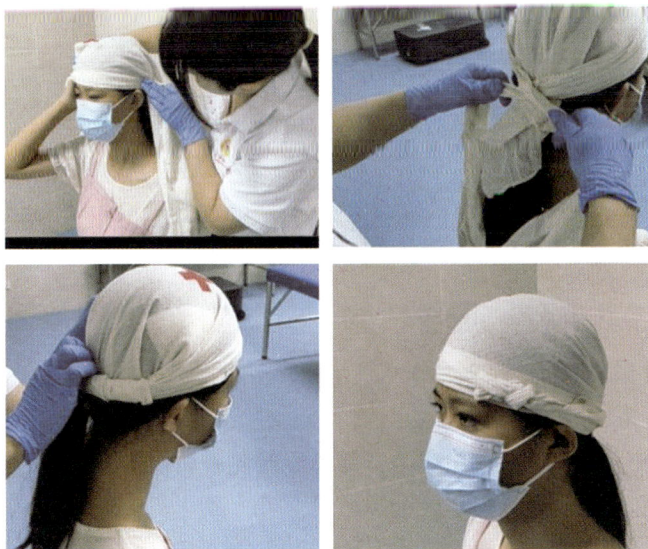

图2-2-20　三角巾帽式包扎

（1）将三角巾底边向内反折约两指宽。

（2）底边正中置于伤员眉间上部，顶角经头顶拉到枕部。

（3）两侧分别沿两耳上向后拉紧压住顶角，在枕部交叉。

（4）再经耳上绕回前额中央，将两底角打结固定于伤口对侧。

（5）将顶角拉紧上卷塞入底边内。

二、肩部包扎

1.单肩

（1）三角巾折叠成燕尾式，燕尾夹角约90°，大片在后压住小片，放于肩上。

（2）燕尾夹角对准伤侧颈部。

（3）燕尾底边两角包绕上臂上部并打结固定。

（4）拉紧两燕尾角，分别经胸、背部至对侧，在腋前或腋后线处打结。

2.双肩　操作步骤如图2-2-21所示。

（1）三角巾折叠成燕尾式，两燕尾角相等，燕尾夹角约100°。

（2）披在双肩上，燕尾夹角对准颈后正中部。

（3）燕尾角过肩，由前向后包肩于腋前或腋后，与燕尾底边打结。

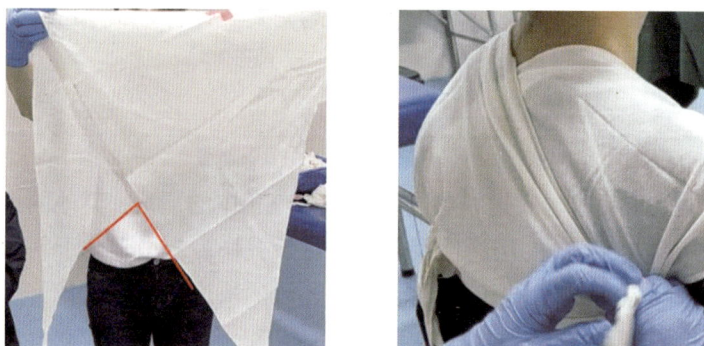

图2-2-21　双肩包扎

三、胸部背部包扎

1.双侧胸部

（1）三角巾折叠成燕尾式，两燕尾角相等，燕尾夹角约100°。

（2）置于胸前，夹角对准胸骨上凹。

（3）两燕尾角过肩于背后。

（4）将顶角系带围胸与燕尾底边在背后打结。

（5）然后，将燕尾角系带拉紧绕横带后上提。

（6）再与另一燕尾角打结。

（7）背部包扎时，把燕尾巾调到背部即可。

2.单侧胸部　操作步骤如图2-2-22所示。

（1）将三角巾展开，顶角放在伤侧肩上。

（2）底边向上反折置于胸部下方，并绕至背部，于健侧腋后线打结。

（3）将顶角拉紧，顶角系带穿过打结处上提系紧。

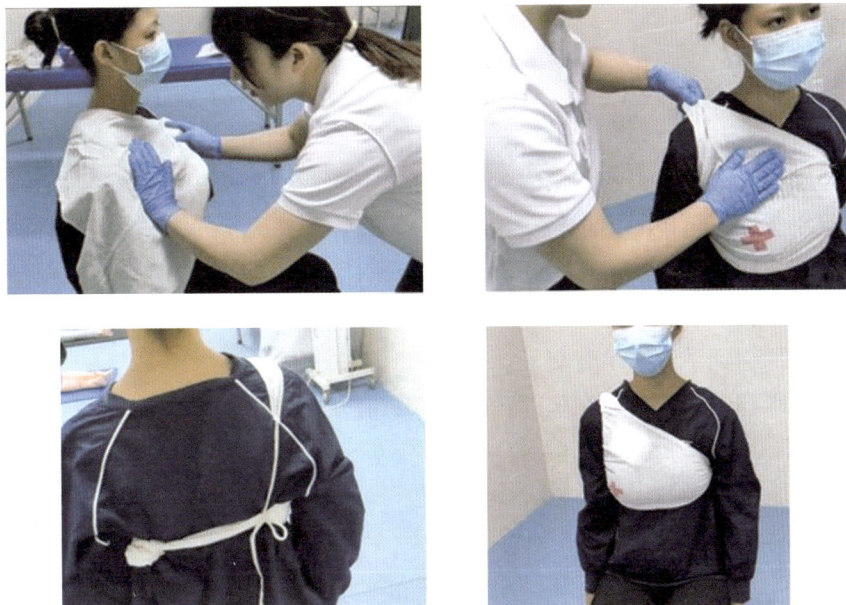

图2-2-22 单侧胸部包扎

四、腹部包扎

操作步骤如图2-2-23所示。

（1）三角巾底边向上，顶角向下横放在腹部，顶角对准两腿之间。

（2）两底角围绕腹部至腰后打结。

（3）顶角由两腿间拉向后面与两底角连接处打结。

五、单侧臀部包扎

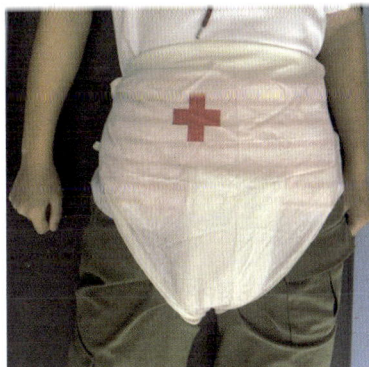

图2-2-23 腹部三角巾包扎

操作步骤如图2-2-24所示。

（1）三角巾折叠成燕尾式，燕尾夹角约60°，燕尾夹角朝下对准外侧裤线。

（2）大片在后覆盖伤侧臀部，压住前面的小片。

（3）顶角系带与燕尾底边分别过腹腰部到对侧打结。

（4）两底角包绕伤侧大腿根部在大腿前面打结。

（5）侧腹部包扎：将三角巾的大片置于侧腹部，压住后面的小片，其余操作方法与单侧臀部包扎相同，但两底角包绕伤侧大腿根在大腿后面打结。

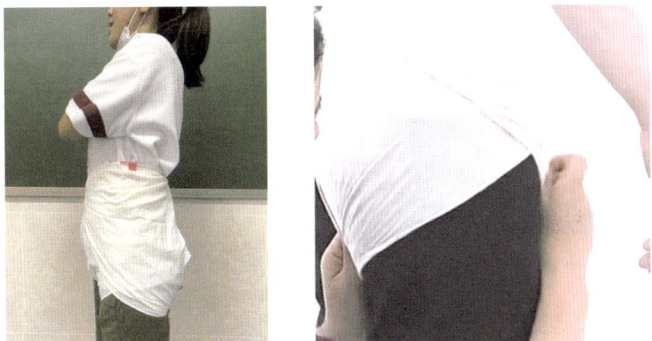

图2-2-24 单侧臀部三角巾包扎

六、手足包扎

操作步骤如图2-2-25所示。

（1）三角巾展开。

（2）手指或足趾尖对向三角巾的顶角。

（3）手掌或足平放在三角巾的中央。

（4）指缝或趾缝间插入敷料。

（5）将顶角折回，盖于手背或足背。

（6）两底角分别围绕到手背或足背交叉。

（7）再在腕部或踝部围绕一圈后在腕部背侧或踝部前方打结。

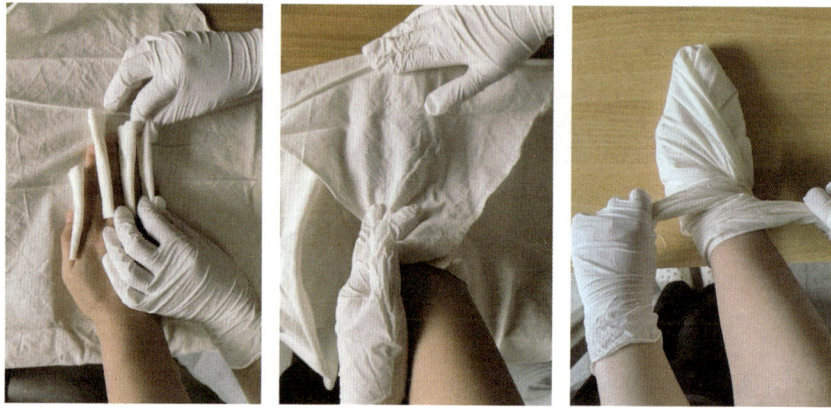

图2-2-25 手部烫伤包扎方法

七、膝部（肘部）带式包扎

操作步骤如图2-2-26所示。

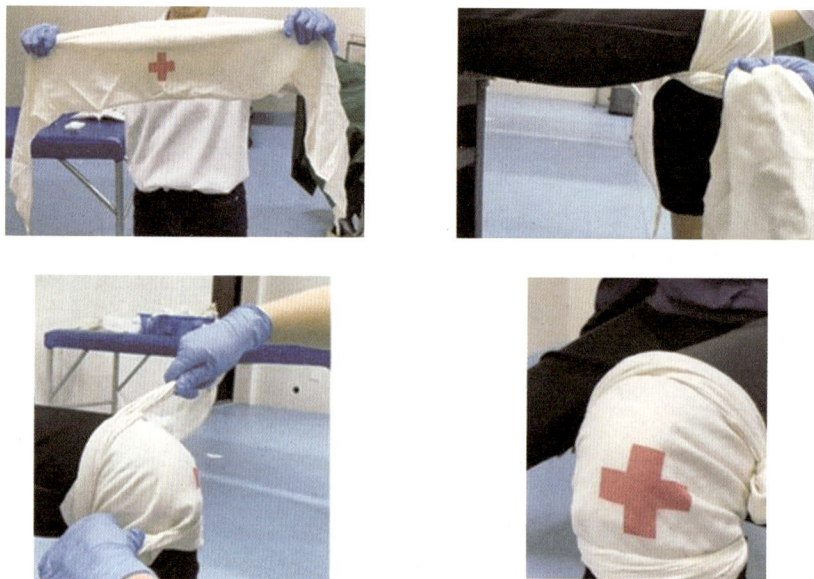

图2-2-26 膝部损伤包扎

（1）将三角巾折叠成适当宽度的带状。

（2）将中段斜放于伤部，两端向后交叉缠绕，返回时分别压于中段上下两边。

（3）包绕肢体一周在肢体外侧打结。

八、悬臂带

1.**小悬臂带**　用于上臂骨折及上臂、肩关节损伤（图2-2-27）。

（1）三角巾折叠成适当宽的条带。

（2）中央放在前臂的下1/3处或腕部。

（3）一底角放于健侧肩上，另一底角放于伤侧肩上。

（4）两底角绕颈在颈侧方（健侧）打结。

（5）将前臂悬吊于胸前。

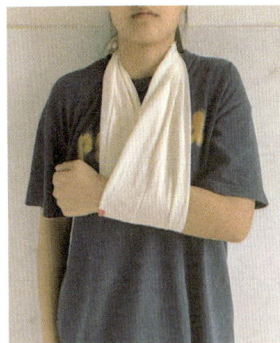

图2-2-27　小悬臂带

2.**大悬臂带**　用于前臂，肘关节等的损伤（图2-2-28）。

（1）三角巾顶角对着伤肢肘关节，一底角置于健侧胸部过肩于背后。

（2）伤臂屈肘（功能位）放于三角巾中部。

（3）另一底角包绕伤臂反折至伤侧肩部。

（4）两底角绕颈在颈侧方（健侧）打结，顶角向肘部反折，用别针固定或卷紧后掖入肘部，也可将顶角系带绕背部至对侧腋前线与底边相系。

（5）将前臂悬吊于胸前。

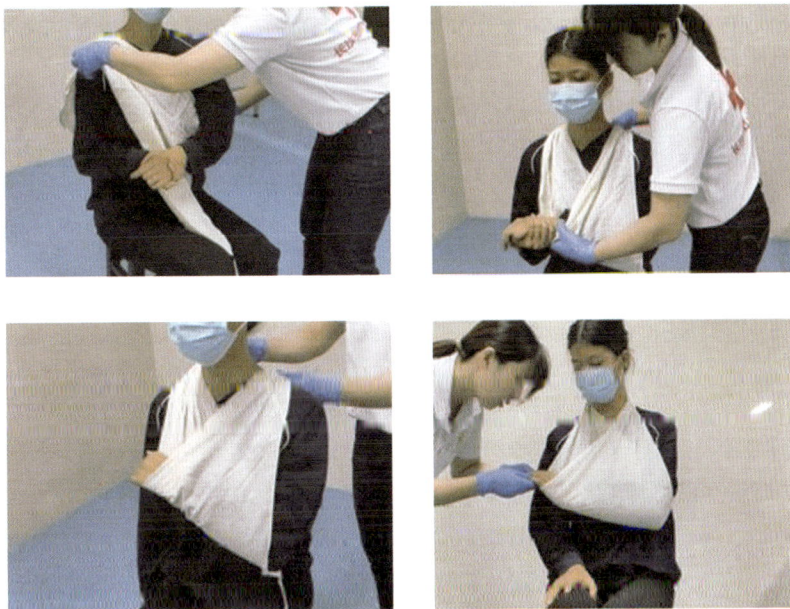

图2-2-28　大悬臂带

💡 **特别提示**

1.根据受伤部位及现场材料选择合适的包扎用物（例如领带、毛巾、围巾等）和包扎方法。

2.包扎时要使患者处于舒适体位，皮肤皱褶处及骨隆突处要用棉垫或纱布作衬垫，包扎四肢时应尽量将肢体保持功能位。

3.包扎伤口前，先初步清创并覆以无菌敷料，以减少伤口感染的风险。严禁用手或脏物触摸伤口；严禁将已脱出体腔外的内脏送回。

4.包扎时动作要轻巧、快捷，以免增加出血或加重疼痛。

5.包扎的顺序应是由远心端到近心端，以帮助静脉血液的回流。四肢包扎时，应将指（趾）端外露，以便观察血液循环情况。

6.包扎要牢固，松紧适宜，过松易使敷料脱落或移位，过紧会影响局部血液循环。打结时应避开伤口和坐卧受压的部位。

任务实施

现场评估	积极沟通	救护准备	实施救护
1.现场情况 2.伤员情况	表明救护员身份，操作前与伤员沟通，取得配合	1.用物准备 2.自身准备	采用正确的包扎方法进行包扎

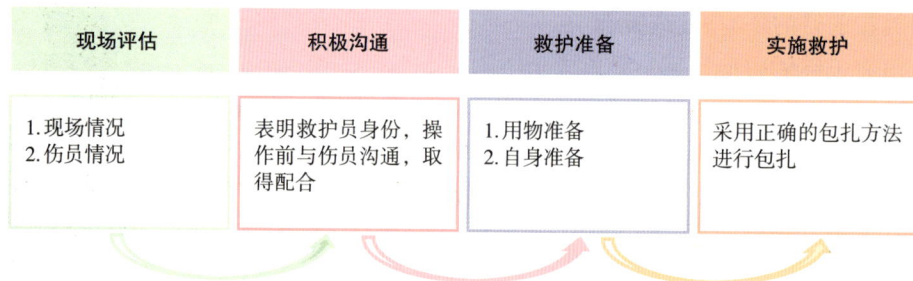

现场评估	评估现场环境是否安全。立即呼救 评估伤员：52岁男性伤员左侧胸壁外伤，神志清楚，面容痛苦。左胸壁可见3cm×4cm擦伤，有渗血，无异物，无胸闷，无呼吸困难。根据验伤评估，考虑伤者左侧胸壁皮肤擦伤。适宜采用三角巾单侧胸部包扎
积极沟通	在开始包扎前，应该与伤员进行沟通，解释包扎的目的，并取得合作
救护准备	三角巾、无菌纱布等
实施救护	用无菌纱布覆盖伤口并按压止血。将三角巾展开，顶角置于伤侧肩上。底边向上反折置于胸部下方，并绕胸至背部，于健侧腋后线打结。将顶角拉紧，顶角系带穿过打结处上提系紧

任务评价

包扎实操考核表

学员姓名：　　　　　　　　　　身份证号：　　　　　　　　　　　　班级：

外出血部位：伤员右下肢出血，请给予处理。

考核项目	考核内容	分值	考核标准	得分
观察现场	观察环境	0.5	观察并报告环境情况	
	自我防护	0.5	戴手套或口述已做好自我防护	
积极沟通	表明身份和呼救	1	表明救护员身份，拨打"120"，并安慰患者	
	将伤员置于舒适体位	1	将伤员置于适当体位	
评估伤情	检查伤情	1	检查伤员受伤部位是否有异物，并检查有无骨折	
实施救护	★直接压迫止血	1	由救护员实施或救护员指导伤者自行用敷料压迫在伤口上并施加压力。无直接压迫止血或只放敷料，没有施加压力	
	保证敷料清洁	1	保证敷料清洁（若敷料落在地上，必须更换敷料）	
	包扎方法	1	包扎方法正确	
	★包扎松紧适度	1	包扎过紧（严重影响血液循环）或过松（不能有效固定敷料及保持足够压力），为不合格	
	承托（抬高）伤肢	1	若需要，正确承托或抬高伤肢	
	观察伤肢及伤员	0.5	观察伤员生命体征，检查伤肢末梢血液循环、运动及感觉	
	操作熟练度	0.5	整体操作流程熟练度	
合计得分		10		

备注：★代表重点项目，重点项目必须全部合格，且得分项目7分以上（含7分），本次考核为"合格"，否则为"不合格"。

重点项目全部合格：是□　否□　　　　　　得分项目：　　分　　　　考核结果：

考核老师（签名）：　　　　　　　　　考核日期：

任务训练

1.关于三角巾包扎法，以下描述不正确的是（　　）

    A.依据伤口不同部位，采用不同的三角巾包扎方法

    B.头顶部伤口可采用帽式包扎法

    C.头顶部伤口可采用面具式包扎法

    D.三角巾可用于手、足部包扎

2.下列不属于三角巾包扎基本要领的是（　　）

    A.角要拉得紧，结要打得牢

    B.包扎要贴实，松紧要适宜

    C.包扎前要加敷料

    D.包扎要用尽全力

3.三角巾帽式包扎时，错误的操作是（　　）

    A.包扎时三角巾底部要折2~3cm宽的折叠

    B.要在眉毛下面

    C.三角巾要放置于耳朵后面

    D.打结时要在远离伤口一侧

4.关于三角巾包扎法，以下说法正确的是（　　）

    A.面部包扎法：顶角打结，套住下颌，底边拉向头后，两底角向后下拉紧

    B.头顶部包扎法：二角巾底边的正中放在眉间上部，顶角经头顶垂向枕后，两底角经两耳上缘向上拉

    C.腹部内脏拖出包扎法：内脏脱出不多，先用大块消毒纱布盖好，再用饭碗罩住或用纱布卷制成保护圈套好

    D.上肢包扎法：顶角包绕上肢，两臂屈于胸前，两底角相遇打结

5.关于三角巾包扎，以下说法错误的是（　　）

    A.小悬臂带包扎法适用于锁骨或肋骨骨折

    B.大悬臂带包扎法适用于小臂骨折

    C.大悬臂带包扎法是把三角巾叠成宽带进行包扎

    D.三角巾手部包扎法是将三角巾平铺，手腕放在底边处，手指对向顶角

任务拓展

某同学在开水房打开水时不慎烫伤右手，剧烈疼痛，手背皮肤红，手背和手指有大小不等水疱。假设你在事发现场，你该怎样处理该同学的烫伤呢？

项目三 骨折固定技术

1.通过本项目的学习，掌握骨折现场固定的基本原则与操作规范，关节脱位与扭伤的损伤机制及处理原理；熟悉不同部位骨折的固定方法与材料选择；了解骨折分类及其临床表现特点。

2.能够准确判断骨折类型及严重程度，识别关节脱位与扭伤的特征，具备根据现场条件实施有效固定，完成关节脱位与扭伤的应急处理的能力。

3.树立"快速评估、有效制动"的急救理念；培养"临场应变、团队协作"的处置素质。

PPT

任务一 骨折现场固定

微课 2-3-1

任务导入

王奶奶，75岁，出门买菜脚下一滑不慎摔倒在台阶上，右手臂着地，疼痛难忍、肿胀畸形、活动受限，无活动性出血，精神紧张。如果你是现场目击者，会如何帮助老人实施现场救护？

任务分析

一、概述

骨的完整性由于受直接外力（撞击、机械碾伤）、间接外力（外力通过传导、杠杆、旋转和肌肉收缩）、积累性劳损（长期、反复、轻微的直接或间接的损伤）等因素的作用，使其完整性和连续性发生改变，称为骨折。

（一）骨折固定的目的

（1）制动，减少伤员的疼痛。

（2）避免损伤周围组织、血管、神经。

（3）减少出血和肿胀。

（4）防止闭合性骨折转化为开放性骨折。

（5）便于搬运伤员。

（二）骨折类型

1.闭合性骨折 骨折断端不与外界相通，骨折处的皮肤、黏膜完整。

2.开放性骨折 骨折局部皮肤、黏膜破裂损伤，骨折端与外界相通，易继发感染。

（三）骨折的程度

1.完全性骨折 骨的完整性和连续性全部破坏或中断。骨断裂成三块以上碎块又称为粉碎性骨折。

2.不完全性骨折 骨未完全断裂，仅部分骨质破裂，如裂缝、凹陷、青枝骨折。

3.嵌顿性骨折（嵌插骨折） 断骨两端互相嵌在一起。

（四）骨折判断

1.疼痛 突出表现是剧烈疼痛，受伤处有明显的压痛点，移动时有剧痛，安静时则疼痛减轻。根据疼痛的轻重和压痛点的位置，可以大体判断骨折的部位。无移位的骨折只有疼痛没有畸形，但局部可有肿胀和血肿。

2.肿胀或瘀斑 出血和骨折端的错位、重叠，都会使外表呈现肿胀现象，瘀斑严重。

3.功能障碍 原有的运动功能受到影响或完全丧失。

4.畸形 骨折时肢体会发生畸形，呈现短缩、成角、旋转等。

5.血管、神经损伤 上肢损伤检查桡动脉有否搏动，下肢损伤检查足背动脉有否搏动。触压伤员的手指或足趾，询问有无感觉，手指或足趾能否自主活动。

二、固定材料

（一）脊柱部位固定

1.颈托 为颈部固定装置。将受伤颈部尽量制动，保护受伤的颈椎免受进一步损害，防止损伤的颈椎伤及脊髓。其应用方法如下：伤员坐位时，救护员位于伤员的背后，用手固定伤员头部为止中位；将五指并拢，测量伤员锁骨至下颌角之间的宽度（颈部高度），根据伤员颈部的高度调节颈托于合适宽度；固定颈托于下颌部，另一侧从颈后环绕，两端粘贴固定。

2.铝芯塑型夹板 将夹板弯曲环绕颈部，固定颈椎。

3.脊柱板、头部固定器 脊柱板由一块纤维板或木板构成，长约180cm，板四周有相对的孔用于固定带的固定、搬运。应用脊柱板要配合颈托、头部固定器及固定带，适用于脊柱受伤的伤员。

4.躯干夹板 专用于狭窄的空间，一般用于坐位的脊柱损伤的伤员，佩戴颈托，保持伤员的躯干、头部和脊柱正中位置。如将伤员从汽车座位中移出。其应用方法如下：伤员带上颈托，确保颈部制动，将躯干夹板放于伤员的背后，其正中位置紧贴脊柱；围住伤员身体，上贴住腋窝，躯干夹板上的固定带绕过身体前面固定套在另一边扣上；依次绑好前额、下颌、胸前绑带，将髋部固定。

（二）四肢部位固定

1.充气式夹板 为塑料制品。用于四肢骨折，也可用于止血、防止进一步感染和水肿。救护员先将充气夹板拉链拉开包裹伤肢，拉上拉链，将夹板气囊阀门拉起打开，口吹气至膨胀坚硬，再将气囊阀门下压即关闭阀门。解脱夹板先将气阀上拉，放气后再拉开拉链。

2.铝芯塑型夹板 用于四肢骨折，可调节夹板的长度。夹板表面有衬垫，可直接固定。

3.四肢各部位夹板 分为上臂、前臂、大腿、小腿的固定板，并带有衬垫和固定带。

4.小夹板 用于肢体的骨折固定，对肢体不同部位的骨折有不同型号的组合夹板，对局部皮肤肌肉损伤小。

当现场无上述固定材料时，也可采用杂志、硬纸板、木板、折叠的毯子、树枝、雨伞等作为临时夹板，或将受伤上肢缚于躯干，或将受伤下肢固定于健肢。

三、固定原则

现场环境安全，救护人员做好自我防护。

（1）首先检查意识、呼吸、脉搏及处理其他危及生命的情况。

（2）置伤员于适当位置，用绷带、三角巾、夹板固定受伤部位。

（3）夹板的长度应能将骨折处的上下关节一同加以固定，夹板与皮肤、关节、骨突出部位之间加衬垫，固定时操作要轻。

（4）骨断端暴露，不要拉动，不要送回伤口内，开放性骨折现场不要冲洗，不要涂药，应该先止血、包扎再固定。

（5）固定时，在可能的条件下，上肢为屈肘位，下肢呈伸直位。先固定骨折的上端（近心端），再固定下端（远心端），绑带不要系在骨折处，骨折两端应该分别固定至少两条固定带。

（6）暴露肢体末端以便观察血运。

（7）严密观察伤员其他情况。

四、固定方法

根据现场的条件和骨折的部位采取不同的固定方式。固定要牢固，不能过松或过紧。在骨折和关节突出处要加衬垫，以加强固定和防止皮肤损伤。根据伤情选择固定器材，如以上提到的一些器材，也可根据现场条件就地取材。

（一）锁骨骨折

锁骨骨折多由摔伤或车祸引起，表现为锁骨变形，有血肿，肩部活动时疼痛加重。现场可采用锁骨固定带或前臂悬吊固定。

现场可用两条三角巾，对伤肢进行固定。一条三角巾悬吊衬托伤侧肢体，另一条三角巾折叠成宽带在伤肢肘上方将其固定于躯干。如无三角巾可用围巾代替，或用自身衣襟反折固定。

（二）上肢骨折

1.上臂骨折（肱骨干骨折） 上臂骨折由摔伤、撞伤和击伤所致。上臂肿胀、瘀血、疼痛，有移位时出现畸形，上肢活动受限。桡神经紧贴肱骨干，易损伤。固定时，骨折处要加厚垫保护以防止桡神经损伤。

微课 2-3-2

（1）铝芯塑型夹板固定　按上臂长度将夹板制成 U 形，屈肘位套于上臂；用绷带或布带缠绕固定；将前臂用三角巾悬吊于胸前；指端露出，检查末梢血液循环。

（2）木板固定　用两块木板，一块木板放于上臂外侧，从肘部到肩部，另一块放于上臂内侧，从肘部到腋下；关节及骨突出处放衬垫，用绷带或三角巾固定骨折部位的上下两端，屈肘位小悬臂带悬吊前臂；指端露出，检查末梢血液循环。

（3）纸板固定　现场如无小夹板和木板可用纸板或杂志、书本代替。将折叠成适当宽度及长度的纸板或杂志分别放于上臂的内、外两侧；伤肢与固定物间加衬垫；用布带捆绑，可起到暂时固定作用；固定后同样屈肘位悬吊前臂；指端露出，检查末梢血液循环。

（4）躯干固定　现场无夹板或其他可利用物时，可将伤肢固定于躯干。伤员屈肘位，大悬臂带悬吊伤肢；伤肢与躯干之间加衬垫；用宽带（超骨折上下两端）将伤肢固定于躯干；检查末梢血液循环。

2.上臂下段骨折（肱骨髁上骨折） 上臂下段骨折位置低，接近肘关节，局部有肱动脉、尺神经及正中神经，容易损伤。骨折后局部肿胀、畸形，肘关节半屈位。上臂下段骨折现场不宜用夹板固定，因可增加血管神经损伤的机会，可直接用三角巾或围巾等将上肢固定于躯干，指端露出，检查末梢血液循环。

3.前臂骨折（桡、尺骨骨折） 前臂骨折可为桡骨或尺骨骨折，也可为桡、尺骨双骨折。前臂骨折相对稳定，血管神经损伤机会较小。

（1）充气夹板固定　将充气夹板拉链拉开，包裹前臂，通过充气孔充气固定。

（2）夹板固定　两块木板固定，将木板分别置于前臂的外侧、内侧，加垫用三角巾或绷带捆绑固定，屈肘位大悬臂带将伤肢悬吊于胸前，指端露出，检查末梢血液循环。

（3）杂志、书本等固定　可用书本、杂志垫于前臂下方或外侧超肘关节和腕关节，用布带捆绑固定，屈肘位大悬臂带将伤肢悬吊于胸前，指端露出，检查末梢血液循环。

（4）铝芯塑型夹板固定　有可塑性好、贴合度高的优势。

（5）衣服固定　用衣服托起伤肢，将伤肢固定于躯干。

（三）下肢骨折

1. 大腿骨折（股骨干骨折）　大腿骨粗大，骨折常由巨大外力，如车祸、高空坠落及重物砸伤所致，损伤严重，出血多，易出现休克。骨折后大腿肿胀，疼痛、变形或缩短。

微课2-3-3

（1）木板固定　两块木板，一块长木板从伤侧腋窝到外踝，一块短木板从大腿根内侧到内踝；在腋下、膝关节、踝关节骨突部放棉垫保护，空隙处用柔软物品填实；用7条宽带固定。依次固定骨折上下两端，然后固定腋下、腰部、髋部、小腿、踝部。如只有一块木板则放于伤腿外侧，从腋下到外踝；内侧木板用健肢代替，两下肢之间加衬垫，固定方法同上。"8"字法固定足踝。将宽带置于踝部，环绕足背交叉，再经足底中部回至足背，在两足背间打结；趾端露出，检查末梢血液循环。

（2）健肢固定　用三角巾、绷带、布带等做成四条宽带自健侧肢体下方置入，一条从腰窝间隙进，挪到大腿骨折近心端，两条从膝下进，分别挪到骨折远心端、小腿，一条从踝下进膝下、踝下穿入将双下肢固定在一起；两膝、两踝及两腿间隙之间垫好衬垫依次固定骨折上下两端、小腿、踝部，固定带的结打在健侧肢体外侧；"8"字法固定足踝；趾端露出，检查末梢血液循环。

2. 小腿骨折（胫、腓骨骨折）　小腿骨折，尤其是胫骨骨折，骨折端易刺破小腿前方皮肤，造成骨外露。因此，在骨折处要加厚垫保护。出血、肿胀严重时会导致骨筋膜室综合征，造成小腿缺血、坏死，发生肌肉挛缩畸形。小腿骨折固定时切忌固定过紧。

（1）铝芯塑型夹板固定　按小腿长度将夹板制成U形，置于小腿两侧；绷带或三角巾固定；趾端露出，检查末梢血液循环。

（2）充气夹板固定　将充气夹板拉链拉开，包裹小腿，通过充气孔充气固定；趾端露出，检查末梢血液循环。

（3）木板固定　两块木板，一块长木板从伤侧髋关节到外踝，一块短木板从大腿根内侧到内踝，分别放于伤肢的外侧及内侧；在膝关节、踝关节骨突部放衬垫保护，空隙处用柔软物品垫实；5条宽带固定。先固定骨折上下两端，然后固定髋部、大腿，"8"字法固定足踝；趾端露出，检查末梢血液循环。

健肢固定与大腿固定相同，可用四条宽带或三角巾固定，先固定骨折上、下两端，然后固定大腿、踝关节"8"字法固定。

（四）脊柱骨折

脊柱骨折可发生在颈椎和胸腰椎。骨折部移位可压迫脊髓造成截瘫、大小便失禁。因此，对没把握实施准确急救措施的人员而言，让伤员自己和其他人都不轻易移动患者伤员，然后急救拨打急救电话，等待救援就是最好的措施。

（五）开放性骨折

开放性骨折禁止用水冲洗，不涂药物，保持伤口清洁；肢体如有畸形，可按畸形位置固定；临时固定的作用只是制动，严禁当场整复。

（1）敷料覆盖外露骨及伤口。

（2）在伤口周围放置环形衬垫，绷带包扎固定。

（3）夹板或健肢、躯干固定骨折部位。

（4）如出血多需要上止血带。

（5）不要将外露骨还纳，以免污染伤口深部，造成血管、神经的再损伤。

任务实施

现场评估	积极沟通	救护准备	实施救护
1.评估环境安全，做好自身防护 2.评估伤员骨折情况	1.表明身份，解释骨折固定目的 2.安慰伤员减轻焦虑，取得配合	1.自身准备 2.用物准备	1.安置适当体位 2.实施骨折固定 3.进行科普宣教

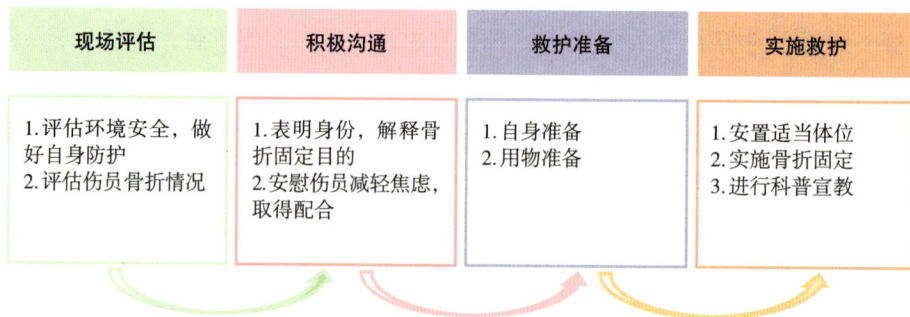

现场评估	王奶奶，75岁，出门买菜脚下一滑不慎摔倒在台阶上，右手臂着地，疼痛难忍、肿胀畸形、活动受限，精神紧张。经过检伤评估，初步考虑是前臂闭合性骨折。根据骨折现场救护原则，需实施现场骨折固定，防止二次伤害
积极沟通	评估环境安全，做好自我防护，表明身份，和老人沟通，安慰老人，评估年龄精神、意识状态、摔伤经过、受伤情况，告知进行骨折固定的目的
救护准备	1.救护人员准备：做好自身防护 2.老年人准备：理解和配合 3.环境准备：环境安全，光线明亮 4.物品准备：绷带、三角巾、夹板或毛巾、纸板、木条等替代物
实施救护	1.拨打急救电话，并通知家属，安慰老人取得配合 2.置伤肢于功能位，手心向内，手高于肘 3.根据条件选择夹板或代用品，长度需超过肘关节与腕关节，承托于伤肢下方 4.用绷带由远到近缠绕伤肢与夹板，松紧度适宜，容纳一指 5.用三角巾以大悬臂燕尾式悬挂伤肢，固定为功能位 6.检查肢端末梢循环，及时调整包扎松紧度 7.密切观察伤员生命体征，及时发现并处理其他不适

任务评价

骨折救固定实操考核表

学员姓名：   身份证号：   班级：

骨折部位：伤员右前臂骨折，请给予处理。

考核项目	考核内容	分值	考核标准	得分
观察现场	观察环境	0.5	观察并报告环境是否安全情况	
	自我防护	0.5	戴手套或口述已做好自我防护	
积极沟通	表明身份和呼救	1	表明救护员身份，拨打"120"，并安慰患者伤员	
	将伤员置于舒适体位	1	将伤员置于舒适体位	
评估伤情	检查伤情	1	检查受伤部位有无伤口及疼痛、肿胀、畸形、功能障碍等骨折症状，检查伤肢末端运动、感觉、循环情况	

续表

考核项目	考核内容	分值	考核标准	得分
实施救护	置功能位	0.5	置伤肢屈曲置于胸前功能位，手心向内，手高于肘	
	★固定方法	2	选择夹板等固定物，长度合适，用两条宽带（三角巾或者绷带），分别固定骨折上段、下段，结打在固定物与伤肢之间	
	包扎松紧适度	0.5	包扎过紧（严重影响血液循环）或过松（不能有效固定夹板），为不合格	
	承托（抬高）伤肢	1	用三角巾作大悬臂带悬吊伤肢，结打在健侧颈后方，伤肢末端略抬高	
	观察伤肢及伤员	1	观察伤员生命体征，检查伤肢末梢血液循环、运动及感觉	
	操作熟练度	1	整体操作流程熟练度	
合计得分			10	

备注：★代表重点项目，重点项目必须全部合格，且得分项目7分以上（含7分），本次考核为"合格"，否则为"不合格"。

重点项目全部合格：是□　否□　　　　得分项目：　　分　　　　考核结果：

考核老师（签名）：　　　　　　　考核日期：

任务训练

1.闭合性骨折，用夹板、木棍和树枝等固定时长度应（　　）

A.超过断端上下关节　　　　　B.超过断端下关节

C.超过断端上关节　　　　　D.不得超过断端上下关节

2.现场骨折固定的作用不包括（　　）

A.减轻疼痛、止血　　　　　B.防止骨折进一步移位或脱位

C.复位、纠正畸形　　　　　D.减少神经、血管进一步损伤

3.肢体骨折固定后应及时检查指（趾）端的（　　）

A.指（趾）甲按压后能否迅速恢复红润

B.肢体远端的脉搏跳动

C.指（趾）端感觉是否麻木

D.以上都需要

4.患者，男性，40岁，意外事故中致胫骨开放性骨折伴有大出血，面色苍白，现场急救首先采取的措施是（　　）

A.固定骨折　　　　　B.输液

C.止血　　　　　D.止痛

5.骨折固定的目的是（　　）

A.止痛　　　　　B.复位

C.防止污染　　　　　D.防止骨折断端移位

任务拓展

公路上发生交通事故，一名42岁男性因骑行摩托车与汽车相撞，导致右小腿开放性骨折，伤口约15cm，出血明显，伤员面色苍白，精神紧张，直喊疼痛。已有围观群众拨打"120"急救电话，但没人敢施救。

如果你当时就在事发现场，具备一定的创伤救护知识和技能，请为伤员进行下肢开放性骨折的现场处理。

任务二 关节脱位与扭伤处理

PPT

微课2-3-4

任务导入

1.大学生张某，男性，22岁，打篮球时碰撞后不慎摔伤，左侧身体着地，左肩剧烈疼痛，活动受限，肩膀明显变形、肩部肿胀、淤伤和感觉异常。如果你刚好是一起打球的同学目击这一幕，会如何帮助他实施现场救护？

2.李奶奶，72岁，在家下床时不慎被床旁凳子绊倒，右脚踝扭伤、肿胀，臀部着地。摔倒后李奶奶无法自行站起便呼叫家人，老人神色焦急，主诉右脚踝疼痛难忍、关节肿胀，检查皮肤表面无伤口。如果你是她的家人，会如何帮助她实施现场救护？

任务分析

一、概述

关节脱位又称为脱臼，指的是组成关节的骨之间部分或完全失去正常的对合关系。关节脱位多由外力撞击或肌肉猛烈牵拉引起，如摔倒时，肩部或肘部先着地就很容易引起脱位。关节脱位多见于肩关节、肘关节、下颌关节和指关节，常合并韧带损伤，甚至关节软骨和滑膜损伤。典型症状有关节变形、剧烈疼痛、肿胀淤血、麻木感、刺痛感、关节活动受限。

关节扭伤指的是关节周围软组织（如关节囊、韧带、肌腱等）发生的过度牵拉、撕裂等损伤。关节扭伤多由于外力的作用，关节骤然向一侧过度活动而引起。关节扭伤多见于踝关节、膝关节和腕关节，常见症状有疼痛、肿胀、淤青、关节活动不灵等，其中疼痛是每个关节扭伤的伤员都会出现的症状。

关节扭伤后最重要的是尽快开始RICE原则的有效处理（图2-3-1），此原则已得到广泛认可。R是指休息（rest），I是指冰敷（ice），C是指加压包扎（compression），E是指抬高（elevation）。急性软组织损伤后，出血和血浆渗出将持续48小时，因此RICE措施必须持续2天。

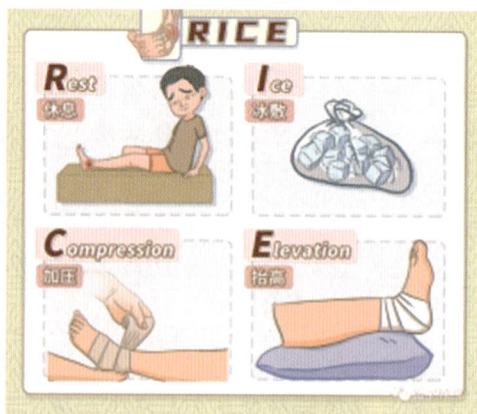

图2-3-1 RICE原则

1.**休息** 目的是避免进一步损伤，并减少损伤部位的血流（运动时的血流比安静时大10倍）。所以必须立即停止活动，2天（48小时）内损伤区域不应该负重，最好借助拐杖行走。

2.**冰敷** 可以使血管收缩，减慢局部血液循环；减少细胞的新陈代谢率（减少细胞组织的受伤及坏死）；缓解患处疼痛感觉；减轻肌肉痉挛；降低血管壁的渗透性，减慢肿胀加剧及软组织出血。具体方法是，用冰袋或用塑料袋装冰块，并加少许水直接置于患处，一次冰敷时间15～20分钟，通常冰到患部有麻木感就可以停止，休息1~2小时再冰敷一次。

3.加压包扎 冰敷过后患处要及时加压包扎，控制伤部运动，避免重复受伤动作，减少出血和渗出。在限制血肿的发展时，使用弹力绷带压迫止血是较理想的措施。注意不要过度加压，否则会加重受伤肢体的肿胀、缺血。

4.抬高 将受伤部位抬高到心脏水平30cm以上才能减少血流，并和加压包扎结合起来能够更加有效地降低血流量。

关节脱位和扭伤有时与骨折同时发生，受伤的部位出现肿胀、疼痛、畸形、活动受限等，在现场不易区分。发生扭伤和关节脱位时的救护方法如下。

（1）扶伤员坐下或躺下，尽量舒适。

（2）不要随意搬动或揉受伤的部位，以免加重损伤。

（3）用毛巾浸冷水或用冰袋冷敷肿胀处30分钟左右，可减轻肿胀。

（4）按骨折固定的方法固定伤处。在肿胀处可用厚布垫包裹，用绷带或三角巾包扎固定时应尽量宽松。

（5）在可能的情况下垫高伤肢，有利于缓解肿胀。

（6）每隔10分钟检查一次伤肢远端血液循环，若循环不好，应及时调整包扎松紧度。

（7）尽快送伤员到医院检查治疗，必要时呼叫救护车。

（8）不要让伤员饮食，以免影响可能需要的手术麻醉。

受伤后72小时内不要热敷受伤部位，以免加重出血和肿胀；72小时后如果肿胀得到控制，可以热敷，以促进血液循环和伤处的恢复。

任务实施

现场评估	积极沟通	救护准备	实施救护
1.评估环境安全，做好自身防护 2.评估伤员受伤情况	1.表明身份，解释关节脱位或扭伤现场处理目的 2.安慰伤员减轻焦虑，取得配合	1.自身准备 2.用物准备	1.安置适当体位 2.实施正确措施 3.进行科普宣教

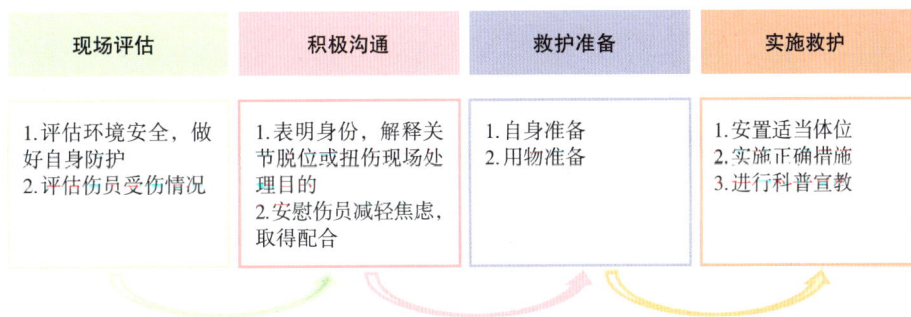

现场评估	李奶奶，72岁，意识清楚，焦虑，能回忆摔伤过程；脚踝扭伤，疼痛，肿胀，局部无组织破损，慢性炎症，感觉障碍及血液循环不良，老人能行走，无其他不适
积极沟通	表明身份，和李奶奶沟通，安慰老人，评估年龄、意识状态、摔伤经过、受伤情况以及是否有冷疗禁忌；告知冷敷的目的
救护准备	1.救护人员准备：洗净双手，着装整洁 2.老年人准备：做好沟通，取得理解和配合 3.环境准备：环境安全，整洁安静 4.物品准备：一次性冰袋、毛巾、绷带、冷敷标签、记录单、笔
实施救护	1.评估环境安全，做好自身防护，必要时拨打急救电话 2.伤员取舒适体位，右脚踝部制动抬高 3.用手将冰袋里面的液体包内袋用力捏破，3秒钟内即可致冷，并上下抖动使内容物充分混合，冰袋会在2分钟内使冰点降至0~5℃以下，也可用日常冰袋，用毛巾包好冰袋冷敷患处。冷敷时间15~20分钟，需间隔性冷敷，避免冻伤 4.在冷敷标签上注明伤员姓名、冷敷部位和时间，并观察老人有无其他不适

关节扭伤实操考核表

学员姓名:　　　　　　　　　身份证号:　　　　　　　　　班级:

扭伤部位:伤员右侧脚踝扭伤,请给予处理。

考核项目	考核内容	分值	考核标准	得分
观察现场	观察环境	0.5	观察并报告环境是否安全情况	
	自我防护	0.5	戴手套或口述已做好自我防护	
积极沟通	表明身份和呼救	1	表明救护员身份,拨打"120",并安慰患者伤员	
	将伤员置于舒适体位	1	将伤员置于舒适体位	
评估伤情	检查伤情	1	检查受伤部位有无伤口及疼痛、肿胀、活动受限等扭伤症状,检查伤肢末端运动、感觉、循环情况	
实施救护	置合适位	1	伤员取舒适体位,右脚踝部制动抬高	
	★RICE原则处理方法	3	正确实施"休息、冰敷、加压包扎、抬高"步骤	
	人文关怀	1	与伤员有效沟通,动作轻柔不粗暴,有爱伤观念	
	操作熟练度	1	整体操作流程熟练度	
合计得分			10	

备注:★代表重点项目,重点项目必须全部合格,且得分项目7分以上(含7分),本次考核为"合格",否则为"不合格"。

重点项目全部合格:是□ 否□　　　　　得分项目:　　分　　　　　考核结果:

考核老师(签名):　　　　　　考核日期:

任务训练

1.关节扭伤"RICE"原则中不包括(　　)

　　A.休息　　　　　　　　　B.冷敷　　　　　　　　　C.按摩

　　D.压迫　　　　　　　　　E.抬高

2.一次冷敷的时间为(　　)

　　A.10分钟　　　　　　　　B.20分钟　　　　　　　　C.40分钟

　　D.50分钟　　　　　　　　E.60分钟

3.适合冷敷法的情形是(　　)

　　A.扭伤48小时以内　　　　B.扭伤3天后　　　　　　C.局部炎症

　　D.溃疡　　　　　　　　　E.以上都不是

4.患者,女性,跌倒时手掌撑地,现肘部关节肿胀,对现场判断为肘关节脱位有价值的表现是(　　)

　　A.手臂功能障碍　　　　　B.肘部剧烈疼痛　　　　　C.受伤时手掌撑地

　　D.肘关节外观变形　　　　E.以上都对

5.患者,男性,20岁,摔伤致右肩部明显疼痛肿胀、有麻木感,关节活动受限有凹陷。现场正确的处理是(　　)

　　A.三角巾悬吊　　　　　　B."8"字绷带固定　　　　C.不予处理

　　D.卧床2周　　　　　　　E.超肩小夹板固定

答案解析

任务拓展

　　患者，女性，50岁，走路时不慎滑倒，左肩部着地，伤后即感左肩部肿胀，疼痛，左肩部屈伸活动受限，伤后神志清楚、无恶心、呕吐等不适。

　　如果你当时就在事发现场，具备一定的创伤救护知识和技能，请初步判断伤员发生了什么，并为伤员进行现场处理。

项目四　搬运技术

学习目标

1.通过本项目的学习，掌握创伤患者搬运的基本原则和操作规范；熟悉不同伤情下搬运的注意事项；了解搬运技术的分类及应用场景。

2.能准确评估患者伤情及搬运需求，能根据伤情选择适当的搬运方法，能规范完成各类搬运操作。

3.树立"安全搬运、伤情优先"的救护理念；培养"平稳操作、团队协作"的专业素质。

任务导入

一名36岁男性在户外徒步时遭遇强降雨，不慎从山顶坠落。救援人员抵达现场时，伤员意识清醒，但表情痛苦，右下肢活动受限，伴有开放性伤口及出血。经初步验伤评估，疑似右下肢骨折。若您作为现场志愿者，应如何安全搬运该伤员下山？

任务分析

伤员的搬运方法是指在紧急情况下，将受伤者从事故现场或危险环境中安全地转移到医疗设施或救援地点的行动。一般来讲，如果现场环境安全，救护伤员应尽可能在现场进行，在救护车到来之前，为挽救生命、防止伤病恶化争取时间。只有在现场环境不安全，或者是受局部环境条件限制无法实施救护时，才可搬运伤员。搬运和护送伤员应根据施救员和伤员的具体情况，以及现场条件采取安全和适当的措施。

搬运伤员的目的：①使伤员尽快脱离危险区；②改变伤员所处环境以利于抢救；③安全转送医院进一步治疗。

搬运护送原则：①搬运应有利于伤员的安全和进一步救治；②搬运前应做必要的伤病处理（如止血、包扎、固定）；③根据伤员的情况和现场条件选择适当的搬运方法；④搬运前应做必要的准备；⑤搬运护送中应保证伤员安全，防止发生二次损伤。

搬运护送方法：常用的搬运方法有徒手搬运和使用器材搬运。应根据伤员伤病情况和运送距离远近选择适当的搬运方法。徒手搬运法适用于伤病较轻、无骨折、转运路程较近的伤员；使用器材搬运适用于伤病较重、不宜徒手搬运，且转运路程较远的伤员。

一、徒手搬运法

（一）单人徒手搬运

1.**扶行法**　适用于搬运单侧下肢有轻伤但没有骨折，双侧或一侧上肢没有受伤，在施救员帮助下能行走的伤员（图2-4-1）。

（1）施救员站在伤员没有受伤的上肢一侧，将伤员的上肢从施救员颈后绕到肩前。

（2）施救员用一只手抓住自己肩前的伤员的手，用另一只手扶住伤员的腰部。

（3）施救人员搀扶伤员行走。

2.背负法　适用于搬运意识清醒、老弱或年幼、体型较小、体重较轻，两侧上肢没有受伤或仅有轻伤、无骨折的伤员（图2-4-2）。

（1）救护员背向伤员蹲下，让伤员将双臂环抱于救护员胸前。

（2）救护员双手抓住伤员大腿，或双手穿过伤员大腿后，再握住伤员双手，慢慢站起前行。

3.抱持法　适用于年幼体轻、病情较轻或只有手足部骨折的伤员（图2-4-3）。

（1）施救员蹲在伤员的一侧，面向伤员，让伤员一侧上肢从救护员颈后绕到肩前。

（2）施救员半蹲，一手臂经伤员后背，扶住对侧腋下，另一手臂放在伤员双侧大腿下面，将伤员轻轻抱起前行。

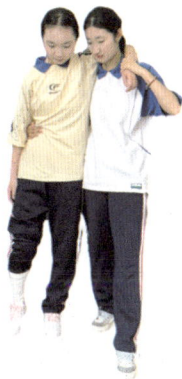
图2-4-1　扶行法

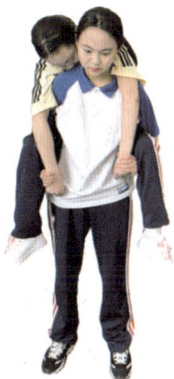
图2-4-2　背负法

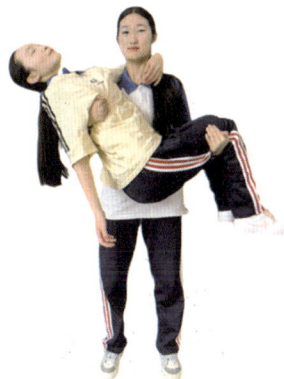
图2-4-3　抱持法

4.拖行法　适用于现场环境危险的情况下，搬运不能行走或体重较大的伤员（图2-4-4）。

（1）将伤员的手臂屈曲横放于胸前。

（2）施救员双手经伤员的腋下，分别抓紧伤员对侧手臂。

（3）将伤员缓慢向后拖行。

5.爬行法　适用于在空间狭窄或有浓烟的环境下，搬运两侧上肢没有受伤或仅有轻伤的伤员（图2-4-5）。

（1）救护员用布带将伤员双腕捆绑于胸前。

（2）救护员骑跨于伤员的躯干两侧，将伤员的双手套在救护员颈部。

（3）救护员用双手着地，或用一只手保护伤员头颈部，用另一只手着地。

（4）救护员抬头使伤员的头、颈、肩部离开地面，拖带伤员前行。

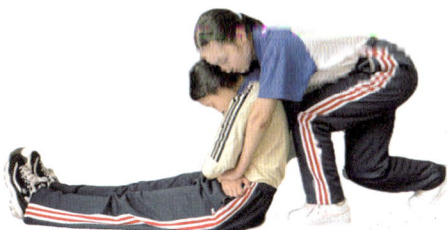
图2-4-4　拖行法

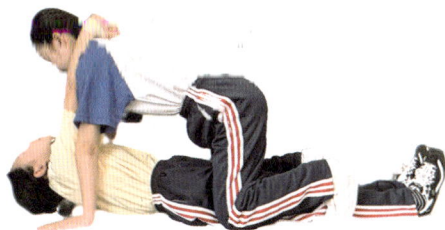
图2-4-5　爬行法

（二）双人徒手搬运

1.双人扶行法　适用于伤势不重、无下肢骨折，两侧上肢均没有受伤的伤员（图2-4-6）。

（1）两名救护员分别站在伤员两侧，将其上肢从救护员颈后绕到肩前。

（2）两救护员一手握住肩前伤员的手，一手扶住伤员的腋下或腰部，搀扶伤员前行。

2.轿杠式 用于搬运无脊柱、骨盆及大腿骨折，能用双手或单手抓住救护员的伤员（图2-4-7）。

（1）两名救护员面对面站立，先用一手握住自己的另一手腕，然后再握住对方手腕。

（2）救护员蹲下，伤员上肢从救护员颈后绕到肩前，然后坐到救护员握紧的手上。

（3）两名救护员同时站起，行走时各自迈出外侧的腿，保持步调一致。

3.椅托式 用于搬运无脊柱、骨盆及大腿骨折，能用双手或单手抓住救护员的伤员（图2-4-8）。

（1）两名救护员面对面站立，各自伸出相对的一只手并互相握紧对方手腕。

（2）救护员蹲下，伤员上肢从救护员颈后绕到肩前，然后坐到救护员握紧的手上。

（3）救护员各自的另一只手在伤员后背交叉，并抓住伤员腰背部的衣物。

（4）两名救护员同时站起，行走时迈出外侧的腿，保持步调一致。

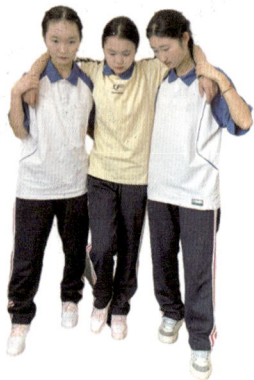 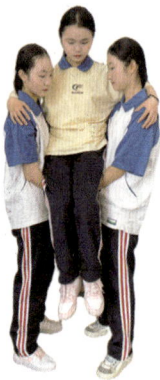 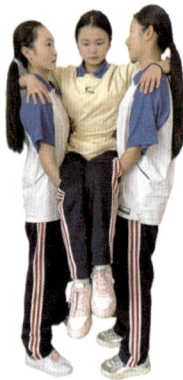

图2-4-6 双人扶行法　　　　　图2-4-7 轿杠式　　　　　图2-4-8 椅托式

4.前后扶持法 适用于在狭窄空间搬运无脊柱、四肢、骨盆骨折，意识不清的伤员，或用于将伤员移上椅子、担架等（图2-4-9）。

（1）扶伤员坐起，将伤员的双臂屈曲横放于胸前。

（2）一名救护员在伤员背后蹲下，双手经伤员的腋下，分别抓紧伤员对侧手臂。

（3）另一救护员在伤员腿旁蹲下，将伤员两足交叉，用双手抓紧伤员的踝部（或只用一只手抓紧踝部，另一只手提急救包）。

（4）两名救护员同时站起，一前一后行走。

（5）另一名救护员也可蹲在伤员两腿之间，双手抓紧伤员膝关节下方（拉车式）。两名救护员同时站起，一前一后行走（图2-4-10）。

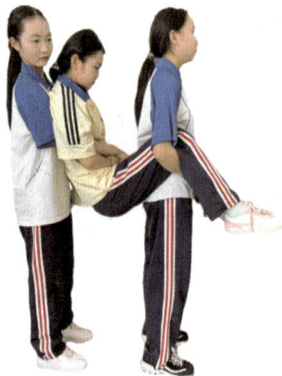 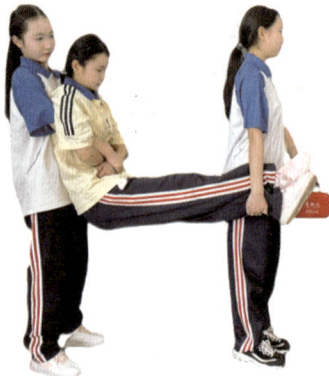

图2-4-9 前后扶持式　　　　　　　　　图2-4-10 拉车式

（三）三人徒手搬运

三人徒手搬运适用于搬运无脊柱、骨盆及四肢骨折，体型较小，体重较轻的伤员。

（1）伤员仰卧位，三名救护员单膝跪在伤员一侧，分别在肩部、腰部、大腿和小腿处，将双手掌心向上经伤员身下伸到其对侧，抓住伤员（图2-4-11）。

（2）由中间施救人员指挥，三人同时用力，保持伤员的脊柱为一轴线平稳抬起，放于施救人员的大腿上。

（3）施救人员协调一致将伤员抬起后，轴向旋转伤员使其身体前面朝向救护员，缓慢前行（图2-4-12）。

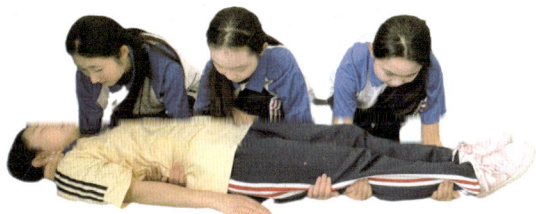

图2-4-11　三人搬运法

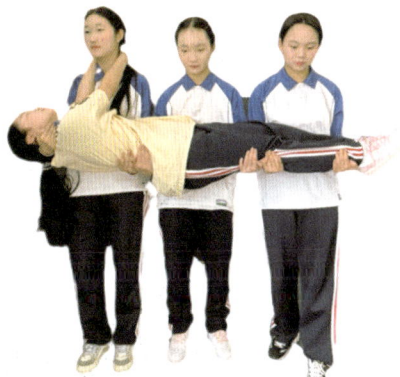

图2-4-12三人徒手搬运前行

（4）如将伤员放下，可按相反的顺序进行。

二、器械搬运法

（一）担架搬运

1.折叠式担架搬运法　担架是运送伤员最常见的工具，一般情况下，对肢体骨折或怀疑脊柱受伤的伤员都需要使用器材搬运，可保证伤员的安全，避免加重损伤。

（1）伤员平卧位，根据伤员身高调安置好体位，确保伤员安全转运（图2-4-13）。

（2）绑好固定带，将伤员固定在担架上，救护员协同用力搬运伤员（图2-4-14）。

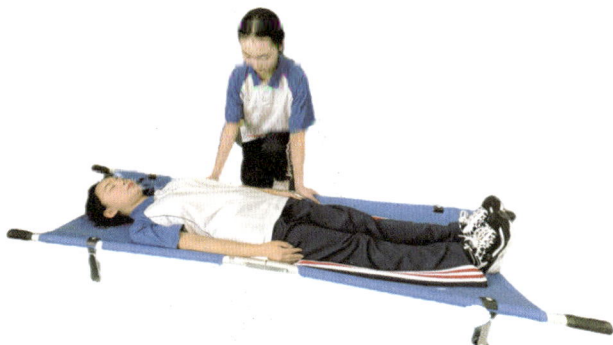

图2-4-13　担架安置伤员

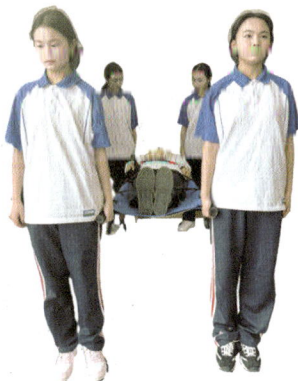

图2-4-14　担架搬运

2.脊柱板搬运法

（1）将伤员移至脊柱板上并固定（图2-4-15）。

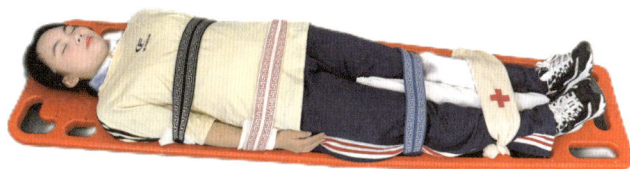

图2-4-15 固定伤员

（2）四名救护员分别位于脊柱板前后两侧，尽量靠近伤员，采用单膝跪地的姿势，靠近脊柱板一侧膝关节屈曲，腰背部挺直（图2-4-16）。

（3）内侧手抓牢脊柱板，由一名救护员指挥，协同用力，先将脊柱板放在各自内侧大腿上，然后协同用力站起，缓慢前行（图2-4-17）。

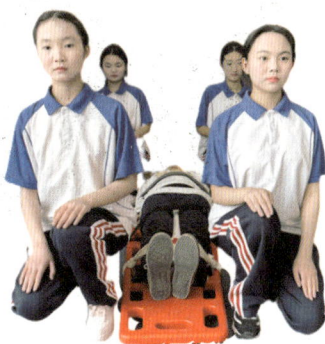

图2-4-16 单膝跪地

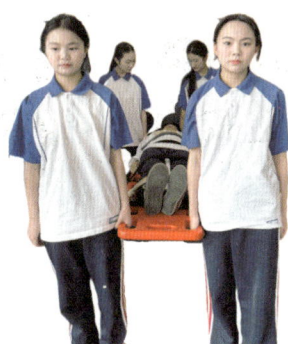

图2-4-17 脊柱板搬运

（二）椅子搬运

椅子搬运可用于空间有限，担架无法使用的场所，如狭窄的楼梯或电梯。适用于搬运昏迷、呼吸困难、无下肢骨折的伤势较重、无法配合的伤员。

（1）将伤员放在一个轻而结实的椅子上，并固定好。

（2）两名救护员分别站在伤员前后两侧，使伤员背对前行方向，由一人指挥，两人协同用力抬起椅子，缓慢前行（图2-4-18）。

（3）两名救护员也可位于伤员左右两侧，由一人指挥，两人协同用力抬起椅子，缓慢前行（图2-4-19）。

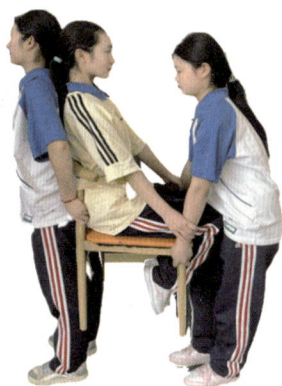

图2-4-18 椅子搬运（前后）

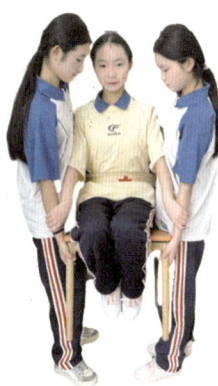

图2-4-19 椅子搬运（两侧）

（三）智能急救机器人搬运

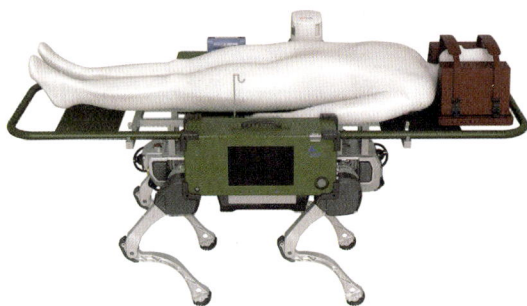

该款"急救转运机器人"可选备"四足、四轮和履带"三种"行走方式"，具备行走、奔跑、爬楼、爬坡、趴下、避障及越障等多样化运动能力，可在 –20 ~ 55 ℃ 的极端环境下稳定运行。其应用场景广泛，包括自然灾害救援、复杂环境作业、安全事故处置、战场急救以及院前院内转运等。

图 2-4-20　智能急救机器人搬运

其中，四足型急救转运机器人在背负担架快速转运伤员时，可通过悬挂于机身两侧的"便携式急救设备"，自动精准地对伤员实施"动中急救"。

三、搬运护送伤员的方法与技巧

（1）救护员人少没有把握时，不可贸然搬动。

（2）所有救护员要听从一人指挥，协同行动。

（3）救护员从下蹲到站起时，头颈和腰背部要挺直，尽量靠近伤员，用大腿的力量站起，不要弯腰，防止腰背部扭伤。

（4）救护员从站立到行走时，脚步要稳，双手抓牢，防止跌倒及滑落伤员。

四、搬运和护送应注意的事项

（1）需要移动伤员时，应先检查伤员的伤病是否已经得到初步处理，如止血、包扎、骨折固定。

（2）应根据伤员的伤病情况、体重、现场环境和条件、救护员的人数和体力，以及转运路程远近等作出评估，选择适当的搬运护送方法。

（3）怀疑伤员有骨折或脊柱损伤时，不可让伤员行走或使伤员身体弯曲，以免加重损伤。

（4）对脊柱损伤（或怀疑损伤）的伤员要始终保持其脊柱为一轴线，防止脊髓损伤。转运要用硬担架，不可用帆布担架等软担架。

（5）用担架搬运时，必须将伤员固定在担架上，以防途中滑落。一般应头略高于脚，发生休克的伤员应脚略高于头。行进时伤员头在后，以便观察。

（6）救护员抬担架时要步调一致，上下台阶时要保持担架平稳。

（7）用汽车运送时，伤员和担架都要与汽车固定，防止启动、刹车时加重损伤。

（8）护送途中应密切观察伤员的神志、呼吸、脉搏以及出血等伤病的变化，如发生紧急情况应立即处理。

任务实施

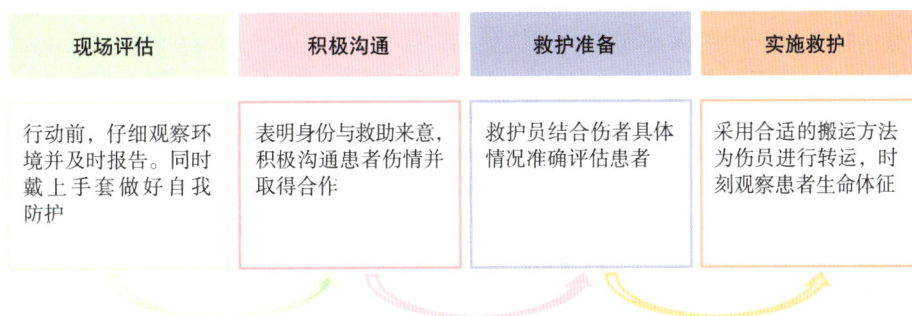

现场评估	积极沟通	救护准备	实施救护
行动前，仔细观察环境并及时报告。同时戴上手套做好自我防护	表明身份与救助来意，积极沟通患者伤情并取得合作	救护员结合伤者具体情况准确评估患者	采用合适的搬运方法为伤员进行转运，时刻观察患者生命体征

现场评估	36岁男性伤员，因户外徒步摔倒，神志清醒，面容痛苦。右下肢肢体活动受限，疑似骨折。经过验伤评估，考虑为右下肢骨折。由于施救人员已进行初步急救处理，骨折部位已进行固定，必须尽快协助"120"急救人员转移伤者前往医院进行诊治，根据伤者具体情况，宜选择铲式担架进行搬运
积极沟通	在开始搬运操作前，应该与伤员进行沟通，解释搬运的目的，并取得合作
救护准备	铲式担架、绑带
实施救护	搬运时让伤员取平卧位，根据伤员的身高调节担架长度，调节长度的一侧为尾侧。根据伤员的具体情况采用铲式担架搬运法。将铲式担架的单片分别从伤员身体的左右两侧插入，两单片对合后，合拢头侧和尾侧卡扣。同时绑好固定带，将伤员固定在担架上，施救人员协同用力搬运伤员

任务评价

担架搬运实操考核表

学员姓名：　　　　　　　　　身份证号：　　　　　　　　　　班级：

受伤部位：伤员疑似右下肢骨折，请搬运下山。

考核项目	考核内容	分值	考核标准	得分
观察现场	观察环境	0.5	观察并报告环境情况	
	自我防护	0.5	戴手套，做好自我防护	
积极沟通	表明身份和呼救	1	表明救护员身份，拨打"120"，并安慰患者	
	将伤员置于舒适体位	1	将伤员置于适当体位	
评估伤情	检查伤情	1	检查伤员受伤部位是否已做止血包扎和固定，观察伤员生命体征	
实施救护	★调节担架长度	1	根据伤员的身高调节担架长度，调节长度的一侧为尾侧。无调节长度，为不合格	
	搬运方法	1	搬运方法正确	
	★固定带松紧适度	1	固定过紧（严重影响血液循环）或过松（不能有效固定伤者及保持伤者的安全），为不合格	
	承托（抬高）伤肢	1	需正确承托或抬高伤肢	
	观察伤肢及伤员	1	观察伤员生命体征，检查骨折肢体末梢血液循环、运动及感觉	
	操作熟练度	1	整体操作流程熟练度	
合计得分			10	

备注：★代表重点项目，重点项目必须全部合格，且得分项目7分以上（含7分），本次考核为"合格"，否则为"不合格"。

重点项目全部合格：是□　否□　　　　　得分项目：　　分　　　　　考核结果：

考核老师（签名）：　　　　　　　　考核日期：

答案解析

任务训练

1.搬运患者时，以下措施错误的是（　　）

　　A.保持患者舒适　　　　　　　　　　B.避免患者身体扭曲

　　C.快速移动患者　　　　　　　　　　D.保护患者隐私

2.在搬运患者时，搬运人员需要考虑的因素是（　　）

　　A.患者的体重　　　　　　　　　　　B.患者的心理状态

　　C.患者的宗教信仰　　　　　　　　　D.患者的病情

3.搬运患者时，为了减轻伤者的焦虑与恐惧，施救人员应该（　　）

　　A.尽量避免与伤者交流　　　　　　　B.忽视伤者的情绪变化

　　C.给予伤者充分的沟通和关心　　　　D.加快搬运的速度

4.搬运患者时，正确的搬运原则是（　　）

　　A.保持患者身体静止不动　　　　　　B.保持患者身体平衡

　　C.患者可以自行移动　　　　　　　　D.患者可以随意改变姿势

5.适用于骨折或脊柱损伤伤员的搬运设备是（　　）

　　A.担架　　　　　　　　　　　　　　B.轮椅

　　C.活动担板　　　　　　　　　　　　D.便携式护理床

任务拓展

2020年，10辆配备了便携式呼吸机、氧气瓶等医疗设备的负压救护车搭载着首批重症患者陆续抵达火神山医院。争分夺秒进行患者的搬运及转运。假设你是其中一辆救护车的司机，具备一定的急救知识和搬运技能，你该如何与跟车医生、护士有效沟通与合作，选择正确的搬运方式，确保患者安全搬运患者和减少二次伤害的风险呢？

项目五 特殊创伤现场急救技术

学习目标

1.通过本项目的学习，掌握特殊创伤的现场急救原则与操作要点；熟悉特殊创伤的标准处理流程及注意事项；了解特殊创伤的常见病因与病理机制。

2.能够准确识别不同类型的特殊创伤；能够规范、高效地实施现场急救措施；具备初步评估伤情并合理应对的能力。

3.树立"生命至上、快速反应"的急救理念；培养"临危不乱、精准评估"的专业素质。

创伤是指由外力（如暴力、高温、寒冷、化学物质等）作用于人体，导致组织或器官的损伤。由于致伤因素和受伤部位不同，创伤的表现和严重程度各异，其中特殊创伤（如开放性气胸、腹部开放性损伤伴肠管溢出、腹部异物扎入、肢体离断伤、烧烫伤等）的现场急救尤为关键。科学合理的早期处置不仅能减少继发损伤，还能为后续治疗争取时间，对伤者的功能恢复和生命维持至关重要。特殊创伤急救的核心原则是全面评估、快速反应、有效处置，以最大限度降低伤害程度并提高生存率。

近年临床实践表明，特殊创伤的院前急救直接影响伤者器官功能的恢复，甚至决定危重伤者的生死。因此，掌握正确的现场急救方法，对提升救治成功率具有重要意义。

PPT

任务一 开放性气胸处理

微课 2-5-1　微课 2-5-2

任务导入

32岁男性伤员，工地施工现场受伤，极度呼吸困难，口唇发绀，烦躁，大汗淋漓。检查见伤员右侧胸壁有直径3cm渗血创口，工友反馈伤员被钢筋刺伤。验伤评估，怀疑伤员为开放性气胸。在"120"救护车到达现场之前，请对伤员进行现场紧急处理。

任务分析

开放性气胸是指胸壁破损使胸膜腔与外界相通，胸膜腔负压消失。当创口较大，或两层胸膜粘连、牵拉，使破裂口持续开放，胸腔内的压力随着呼吸而不断变化，除患侧肺萎缩外，还会因纵隔摆动并发严重的呼吸循环功能障碍，如不及时救治，可引起死亡。

开放性气胸处理的基本原则是尽快封闭胸壁创口，变开放性气胸为闭合性气胸。救护员在评估伤员伤情、启动急救系统后，辅助无昏迷、休克的伤员取半卧位，用纱布或清洁敷料压在伤口上，然后用宽带包扎，宽带在健侧腋后线打结，再用三角巾进行单侧胸部包扎。开放性气胸创口包扎时需要使用非密闭性敷料，防止封闭伤口造成张力性气胸。

一、概述

开放性气胸指引起气胸的漏气通道与外界相通且呈持续开放状态,气体随呼吸进、出胸膜腔的气胸。

二、病因机制

(1)胸膜腔是胸膜的脏壁两层在肺根处相互转折移行所形成的一个密闭的潜在的腔隙。胸膜腔左右各一,互不相通,均呈负压,以维持肺的扩张状态。

(2)由火器伤或锐器伤造成胸壁缺损创口,胸膜腔与大气连通,空气可随呼吸自由进行胸膜腔引起开放性气胸(图2-5-1)。

(3)伤侧胸膜腔负压消失,伤侧肺受压萎陷。健侧胸膜腔仍为负压,低于伤侧,使纵隔向健侧移位,健侧肺亦有一定程度的萎陷。

(4)由于健侧胸腔压力仍可随呼吸周期而增减,从而引起纵隔摆动(或扑动),影响肺通气及血液循环。

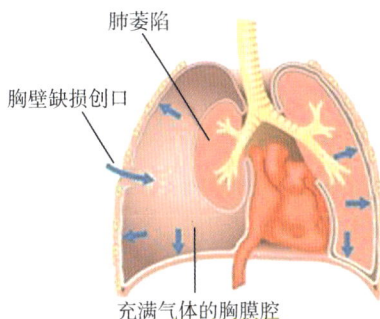

图2-5-1　开放性气胸结构图

三、表现及判断

(1)有外伤史,胸壁有伤口。
(2)胸膜腔与外界相通,呼吸时空气可经伤口自由出入。
(3)伤员有严重发绀、缺氧及呼吸困难。
(4)伤员多伴有休克。

四、现场处理

(一)开放性气胸处理原则

根据患者当时所处现场的条件,自救或互救,尽快封闭胸壁创口,变开放性气胸为闭合性气胸。

(二)开放性气胸的现场处理流程

(1)确认环境安全,救护员做好自我防护。
(2)评估伤员伤情,立即启动急救系统。
(3)无昏迷、休克的伤员取半卧位,用纱布或清洁敷料压在伤口上,再用宽带包扎,包扎时需要采用气密物质密封,并小孔使吸气时排出空气(图2-5-2)。
(4)宽带在健侧腋后线打结,再行单侧胸部包扎(图2-5-3)。

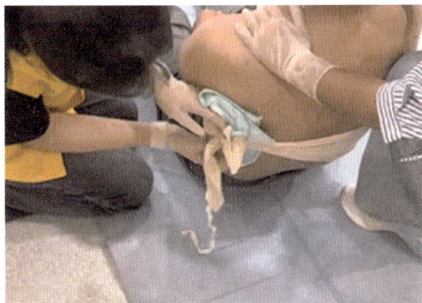

图2-5-2　宽带包扎

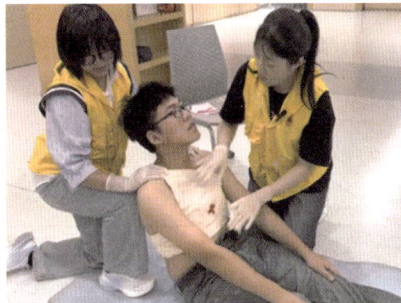

图2-5-3　单侧胸部包扎

（5）观察伤员意识、呼吸、脉搏，保持呼吸道通畅，并行人文关怀。

（6）等待"120"转运治疗。

▶▶ **任务实施**

现场评估	积极沟通	评估伤情	实施救护
观察患者并报告环境情况，做好自我防护	救护员向患者表明身份与救助来意，积极沟通病情，安慰患者，保持镇静	结合患者描述和症状表现，准确评估患者伤情	采用正确的方法变开放性气胸为闭合性气胸，观察病情变化，送医救治

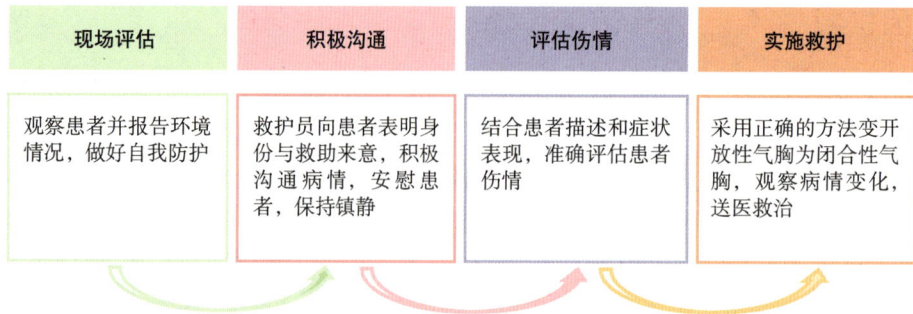

现场评估	现场环境安全。32岁男性伤员，工地施工现场受伤，极度呼吸困难，口唇发绀，烦躁，大汗淋漓。检查见伤员右侧胸壁有直径3cm渗血创口，工友反馈伤员被钢筋刺伤。验伤评估，考虑伤员为开放性气胸。急救目的：尽快封闭胸壁创口，变开放性气胸为闭合性气胸
积极沟通	紧急处理前，应该与伤员进行沟通，解释封闭伤口及包扎的目的，并取得伤员的配合
评估伤情	观察胸壁伤口（随呼吸有气流声），检查呼吸困难、口唇发绀等缺氧表现
实施救护	伤员取半卧位，用纱布或清洁敷料压在伤口上，再用宽带包扎。包扎时需要使用非密闭性敷料，防止封闭伤口造成张力性气胸。宽带在健侧腋后线打结后，行单侧胸部包扎。观察伤员意识、呼吸、脉搏，保持呼吸道通畅，并行人文关怀，等待"120"转运治疗

▶▶ **任务评价**

开放性气胸救护实操考核表

学员姓名：　　　　　　　　　　　身份证号：　　　　　　　　　　　班级：

外伤部位：伤员右前胸开放性气胸，请给予处理。

考核项目	考核内容	分值	考核标准	得分
现场评估	观察环境	1	观察并报告环境情况	
	自我防护	1	戴手套或口述已做好自我防护	
积极沟通	表明身份和呼救	1	表明救护员身份，拨打"120"，并安慰患者	
	★将伤员置于半卧位	1	将伤员置于半卧位	
评估伤情	检查伤情	1	检查伤员胸部，报告胸部外伤疑似开放性气胸	
实施救护	★覆盖伤口	1	用纱布或清洁敷料压在伤口上，敷料必须超出创缘至少5cm	
	宽带加压包扎	1	用宽带加压包扎，健侧腋后线打结	
	胸部包扎	1	用三角巾行单侧胸部包扎	
	观察伤员及人文关怀	1	询问伤员是否有不适，随时观察伤员生命体征，做好人文关怀	
	操作熟练度	1	整体操作流程熟练度	
合计得分			10	

备注：★代表重点项目，重点项目必须全部合格，且得分项目7分以上（含7分），本次考核为"合格"，否则为"不合格"。

重点项目全部合格：是□　否□　　　　　得分项目：　　分　　　　　考核结果：

考核老师（签名）：　　　　　　　　　考核日期：

任务训练

答案解析

1.下列可导致纵隔扑动的疾病是（　　）

    A.张力性气胸　　　　　　B.闭合性气胸　　　　　C.开放性气胸

    D.进行性血胸　　　　　　E.肺爆震伤

2.开放性气胸紧急处理的正确方法是（　　）

    A.立即清创胸壁伤口缝合　　B.立即行胸腔穿刺抽气　　C.用无菌纱布覆盖包扎伤口

    D.立即行气管内插管辅助呼吸　　E.立即行胸腔闭式引流

3.下列关于开放性气胸紧急处理错误的是（　　）

    A.将伤员置于半卧位

    B.保鲜膜压迫创口四边贴紧，再用无菌敷料对伤口进行封闭

    C.敷料必须超出创缘至少5cm

    D.用宽带加压包扎，健侧腋后线打结

    E.用三角巾行单侧胸部包扎

4.未发生昏迷的开放性气胸伤员，应采取的体位是（　　）

    A.端坐体位　　　　　　　B.侧卧位，健侧居下　　　C.半卧位

    D.仰卧位　　　　　　　　E.侧卧位，患侧朝下

5.开放性气胸紧急处理最主要的原则是（　　）

    A.维持呼吸道通畅　　　　B.及时消毒缝合创口　　　C.预防感染

    D.立即进行胸腔闭式引流　　E.尽快封闭胸壁创口，变开放性气胸为闭合性气胸

任务拓展

　　患者，男性，16岁。翻越小区围栏时，不慎被尖锐物刺伤右前胸，尖锐物已拔出。检查见右前胸部有约3cm开放伤口，并听到空气出入的响声，伤员痛苦表情，憋喘严重。如果你遇到这种情况，会如何判断伤员伤情，并进行怎样的紧急处理？

PPT

微课2-5-3　微课2-5-4

任务二　内脏溢出处理

任务导入

　　18岁男性伤员，大排档受伤，神志清醒，面容痛苦。检查见伤员右侧腹壁裂开，肠管溢出腹壁，自述被他人用利刃刺伤。验伤评估，考虑伤员为腹部开放性损伤（肠管外溢）。在"120"救护车到达现场之前，请对伤员进行现场紧急处理。

任务分析

　　腹部开放性损伤通常由暴力作用或锐器引起，如刀刺伤、铁丝扎伤等，导致腹部皮肤破裂。肠管外溢是腹部开放性损伤的一种表现形式，易引发腹部感染、肠管坏死、出血休克等危重情况，需紧急处理后及时送医治疗。

　　发生腹部开放性损伤（肠管外溢）紧急伤情时，应迅速启动急救系统，如无法排除刑事案件则需

同时拨打"110"报警。紧急处置切勿还纳外溢肠管，伤员采取仰卧位，双膝屈曲。用干净湿敷料覆盖外溢肠管，环形圈环绕肠管，选大小适合的碗（盆）扣在环形圈上方，宽带绕腹固定碗（盆），全腹部包扎后送医。

一、概述

肠管外溢为腹部开放性损伤，系由外力作用致使腹壁裂开，肠管溢出腹壁。

二、表现及判断

（1）有外伤史，腹壁开放性伤口。

（2）肠管外溢。

（3）伤员剧烈腹痛，表情痛苦。

三、紧急处理

（1）确认环境安全，救护员做好自我防护。

（2）评估伤员伤情，迅速启动急救系统，如无法排除刑事案件时拨打"110"报警。

（3）如伤员未昏迷且无严重呼吸困难，辅助伤员行仰卧屈膝位。用干净湿敷料覆盖外溢的肠管，如条件允许可再用保鲜膜覆盖湿敷料。

（4）用三角巾或代用品做环形圈环绕肠管，注意避免环形圈压到肠管，选大小适合的碗（盆）扣在环形圈上方（图2-5-4）。

（5）三角巾折叠成宽带绕腹固定碗（盆），并于健侧腹部打结。

（6）三角巾全腹部包扎（图2-5-5）。

（7）伤员双膝间加衬垫，固定双膝，膝下垫软垫。

（8）观察伤员意识、呼吸、脉搏，保持呼吸道通畅，并行人文关怀。

（9）等待"120"转运治疗。

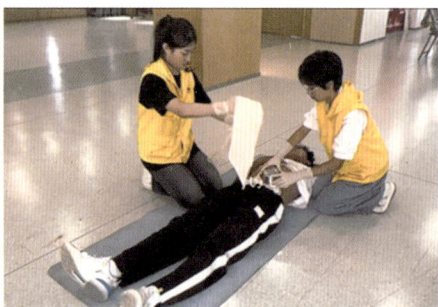

图2-5-4　保护肠管

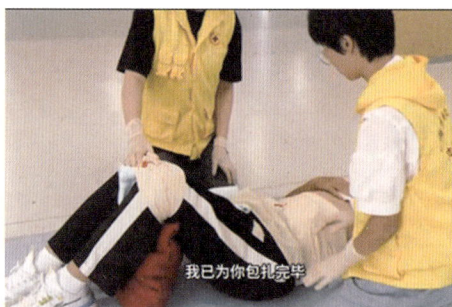

图2-5-5　全腹包扎

任务实施

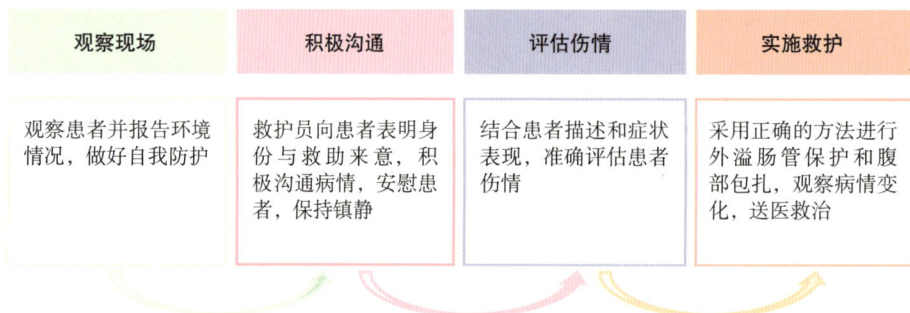

观察现场	积极沟通	评估伤情	实施救护
观察患者并报告环境情况，做好自我防护	救护员向患者表明身份与救助来意，积极沟通病情，安慰患者，保持镇静	结合患者描述和症状表现，准确评估患者伤情	采用正确的方法进行外溢肠管保护和腹部包扎，观察病情变化，送医救治

观察现场	现场环境安全。18岁男性伤员，大排档受伤，神志清醒，面容痛苦。检查见伤员右侧腹壁裂开，肠管溢出腹壁，自述被他人用利刃刺伤。验伤评估，考虑伤员为腹部开放性损伤（肠管外溢），需紧急包扎送医
积极沟通	紧急处理前，应该与伤员进行沟通，解释腹部包扎的目的，并取得伤员的配合
评估伤情	立即观察伤口位置及脱出脏器类型（肠管/网膜等），检查意识状态和生命体征（重点关注失血性休克表现）
实施救护	伤员取仰卧位，屈膝，溢出肠管不还纳，用干净的湿敷料或保鲜膜等覆盖溢出的肠管，视肠管溢出情况，用三角巾或代用品做环形圈环绕肠管，选大小合适的碗（盆）扣在环形圈上方，用三角巾全腹部包扎，松紧适度、牢固、有效、整齐，伤员双膝间加垫，用宽带固定，膝下垫足够厚度软垫。观察伤员意识、呼吸、脉搏，保持呼吸道通畅，并行人文关怀，等待"120"转运治疗

▌▌▌ 任务评价 ▌▌▌

腹部开放性损伤（肠管外溢）救护实操考核表

学员姓名：　　　　　　　　身份证号：　　　　　　　　班级：

外伤部位：伤员右腹开放性损伤（肠管外溢），请给予处理。

考核项目	考核内容	分值	考核标准	得分
观察现场	观察环境	0.5	观察并报告环境情况	
	自我防护	0.5	戴手套或口述已做好自我防护	
积极沟通	表明身份和呼救	0.5	表明救护员身份，拨打"120"及"110"，并安慰患者	
	将伤员置于仰卧位	0.5	将伤员置于舒适体位，双膝屈曲	
评估伤情	检查伤情	1	检查伤员腹部，报告腹部有外伤并有肠管溢出	
实施救护	★覆盖溢出肠管	1	溢出肠管不还纳，用干净的湿敷料或保鲜膜等覆盖溢出的肠管	
	★环形圈环绕肠管	1	视肠管溢出情况，用三角巾或代用品做环形圈环绕肠管	
	碗（盆）支撑保护	0.5	选大小合适的碗（盆）扣在环形圈上方	
	固定支撑保护	1	三角巾折叠成宽带绕腹固定碗（盆）在腹部健侧打结	
	全腹部包扎	1	三角巾全腹部包扎，松紧适度、牢固、有效、整齐	
	双膝加垫固定	1	伤员双膝间加垫，用宽带固定，膝下垫足够厚度软垫	
	观察伤员及人文关怀	0.5	询问伤员是否有不适，随时观察伤员生命体征，做好人文关怀	
	操作熟练度	1	整体操作流程熟练度	
合计得分			10	

备注：★代表重点项目，重点项目必须全部合格，且得分项目7分以上（含7分），本次考核为"合格"，否则为"不合格"。

重点项目全部合格：是□　否□　　　　　得分项目：　　分　　　　考核结果：

考核老师（签名）：　　　　　　　　考核日期：

▌▌▌ 任务训练 ▌▌▌

答案解析

1.关于肠管外溢检伤与准备工作，说法错误的是（　　）

A.判断伤员周围环境是否安全

B.立即查看伤员的生命体征

C.无法排除刑事案件时，需拨打"110"报警

D.无论伤员是否昏迷，是否有呼吸困难，首先进行伤口处理

E.将伤员置于仰卧体位，屈曲双下肢

2.关于肠管外溢的紧急处理，正确的方法是（　　）

A.立即转运送医

B.用洁净干辅料覆盖溢出的肠管，做环形圈套在外溢肠管周边

C.大量肠管脱出，应先送回腹腔暂行包扎

D.外溢肠管需用盖碗覆盖保护，告知伤员双手固定盖碗

E.腹部包扎时伤员双膝屈曲，膝间加垫宽带固定，膝下垫软垫

3.肠外溢时正确的现场处理方法有（　　）

A.将肠管送回腹腔，再用敷料盖住伤口

B.直接用三角巾做全腹部包扎

C.湿敷料盖住伤口，套上环形圈，盖碗后再用三角巾包扎

D.盖碗直接扣在外溢肠管上面做保护，三角巾腹部包扎

E.不做处理，耐心等待专业人员救治

4.关于外溢肠管套环形圈和盖碗，描述错误的是（　　）

A.套环形圈和盖碗的目的是保护外溢肠管

B.盖碗尽量选得大一些，避免直接压到肠管

C.环形圈时切勿压及外溢肠管

D.环形圈可以在盖碗和肠管之间形成缓冲区域，防止肠管被直接压迫

E.用干净的湿敷料或保鲜膜等覆盖溢出肠管后，再套环形圈

5.肠外溢紧急包扎处理的作用是（　　）

A.预防腹腔感染　　　　B.避免外溢肠管损伤　　　　C.减轻腹部出血

D.固定外溢肠管减轻伤员痛感　　　E.以上都是

任务拓展

高速公路发生车祸，其中一位伤员躺在应急车道，检查见伤员右侧腹壁裂开，有肠管溢出腹壁，有渗血。如果你遇到这种情况，会如何判断伤员伤情，并进行怎样的紧急处理？

任务三　肢体离断伤处理

PPT　　　　　　　　　　　　　　　　　　　　　　　　微课2-5-5　微课2-5-6

任务导入

31岁女性伤员，神志清醒，面容痛苦。检查见伤员右腕与右手完全离断，创口血液不断流出。自述操作带锯时不慎受伤。在"120"救护车到达现场之前，请对伤员及离断肢体进行现场紧急处理。

任务分析

肢体离断伤多由严重创伤，如车祸、机器碾轧伤、绞伤等可造成。伤员一般伤势较重，需紧急处理并及时医治。离断肢需科学、规范保存处置，如处置不当可能因缺血坏死失去断肢再植的机会。

发生肢体离断伤情时，应迅速启动急救系统，用大块敷料或干净的毛巾、手帕覆盖伤口，并用绷带回返式包扎伤口，出血较多的，可用止血带对伤肢进行止血处理，临时固定伤肢，等待"120"转运

治疗。

离断肢体的处理对于伤情恢复异常重要，救护员应将离断肢体用干净的敷料或布包裹，放入塑料袋中密封，之后再放入装有冰块的塑料袋中，连同伤员一起转运送医。

一、概念

严重创伤，如车祸、机器碾轧伤、绞伤等可造成肢体离断，伤员伤势较重。多数肢体离断伤，血管很快回缩，并形成血栓，出血并非喷射性。

二、表现及判断

（1）有车祸、绞伤等外伤史。

（2）肢体离断。

（3）伤员剧烈疼痛，表情痛苦。

三、紧急处理

1.伤员的处理

（1）确认环境安全，救护员做好自我防护。

（2）评估伤员伤情，迅速启动急救系统。

（3）迅速用大块敷料或干净的毛巾、手帕覆盖伤口，并用绷带回返式包扎伤口。

（4）如出血多，加压包扎达不到止血目的，可用止血带止血。止血带使用方法：上肢离断止血带捆绑在上臂上1/3处，下肢离断止血带捆绑在大腿中上1/3处，止血带打结完毕需标注时间，每隔40分钟松解一次，以避免止血部位的远端肢体缺血坏死，止血带每次松解1~2分钟。

（5）临时固定伤肢，如上肢离断采用大悬臂带悬吊伤肢，随时观察伤员生命体征。

（6）观察伤员意识、呼吸、脉搏，并行人文关怀。

（7）等待"120"转运治疗。

2.离断肢体的处理

（1）将离断肢体用干净的敷料或布包裹，也可装入塑料袋中再包裹。将包裹好的断肢放入塑料袋中密封。

（2）再放入装有冰块的塑料袋中，交给医务人员。

（3）断肢不能直接放入水中、冰中，也不能用酒精浸泡，应将断肢放入2~3℃的环境中。

任务实施

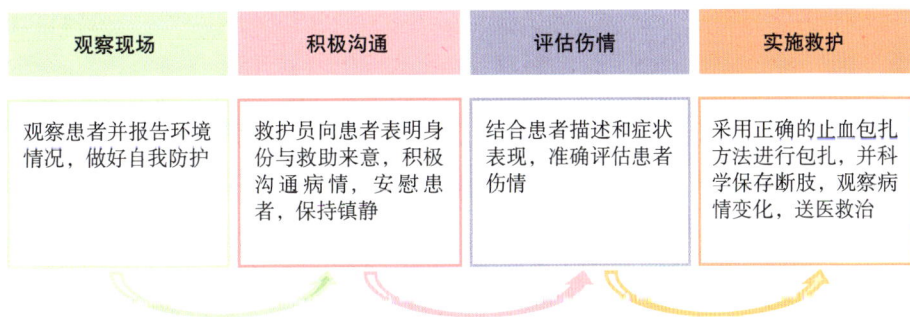

观察现场	现场环境安全。31岁女性伤员，神志清醒，面容痛苦。检查见伤员右腕与右手完全离断，创口血液不断流出。自述操作带锯时不慎受伤。验伤评估，考虑伤员为右前臂离断伤，需紧急包扎，离断肢体冷藏后同伤员一起送医
积极沟通	紧急处理前，应该与伤员进行沟通，解释离断手臂包扎的目的，并取得伤员的配合
评估伤情	先看人：检查呼吸、心跳，止住大出血（压住伤口或绑止血带）。再看伤：确认断肢是否完整，注意是否合并休克（面色苍白、脉搏细速）
实施救护	伤员行舒适体位，迅速用大块敷料或干净的毛巾、手帕覆盖伤口，并用绷带回返式包扎伤口，如创口出血多，可用止血带止血，大悬臂带悬吊伤肢。将离断肢体用干净的敷料或布包裹，也可装入塑料袋中再包裹。将包裹好的断肢放入塑料袋中密封，再放入装有冰块的塑料袋中，同伤员一起送医。观察伤员意识、呼吸、脉搏，保持呼吸道通畅，并行人文关怀，等待"120"转运治疗

▌▌▌ 任务评价 ▌▌▌

右上肢离断伤救护实操考核表

学员姓名：　　　　　　　　　　身份证号：　　　　　　　　　　班级：

外伤部位：伤员右上肢离断伤，请给予处理。

考核项目	考核内容	分值	考核标准	得分
观察现场	观察环境	0.5	观察并报告环境情况	
	自我防护	0.5	戴手套或口述已做好自我防护	
积极沟通	表明身份和呼救	0.5	表明救护员身份，拨打"120"，并安慰患者	
	将伤员置于舒适体位	1	将伤员置于舒适体位	
评估伤情	检查伤情	1	检查伤员离断手臂，报告右前臂离断伤	
实施救护	★压迫包扎	1	迅速用大块敷料或干净的毛巾、手帕覆盖伤口，并用绷带回返式包扎伤口	
	加压止血	1	加压包扎达不到止血目的，可用止血带在伤肢上臂上1/3处捆绑止血并标注时间	
	固定伤肢	1	大悬臂带悬吊伤肢，随时观察伤员生命体征	
	★包裹离断肢体	1	将离断肢体用干净的敷料或布包裹，也可装入塑料袋中再包裹。将包裹好的断肢放入塑料袋中密封	
	★冷藏离断肢体	1	将装有离断肢体的密封塑料袋放入装有冰块的塑料袋中	
	观察伤员及人文关怀	0.5	询问伤员是否有不适，随时观察伤员生命体征，做好人文关怀	
	操作熟练度	1	整体操作流程熟练度	
合计得分			10	

备注：★代表重点项目，重点项目必须全部合格，且得分项目7分以上（含7分），本次考核为"合格"，否则为"不合格"。

重点项目全部合格：是□　否□　　　　得分项目：　　分　　　　考核结果：

考核老师（签名）：　　　　　　　　　考核日期：

▌▌▌ 任务训练 ▌▌▌

答案解析

1.关于肢体离断伤现场紧急处理，描述错误的是（　　）

　A.有些肢体离断伤，血管很快回缩并形成血栓，出血较慢，无需止血包扎

　B.用大块敷料或干净的毛巾、手帕覆盖伤口，并用绷带回返式包扎伤口

　C.如出血较多，可用止血带、指压等方式为伤员进行止血

　D.上肢离断止血带捆绑在上臂上1/3处，下肢离断止血带捆绑在大腿中上1/3处

　E.肢体离断伤用止血带止血时，每隔40分钟松解一次

2.关于肢体离断伤的残肢包扎，描述正确的是（　　）

　　A.伤肢创面可以直接用弹力绷带加压包扎

　　B.包扎前建议消毒液清洗

　　C.用大块敷料或干净的毛巾、手帕覆盖伤口，并用绷带回返式包扎伤口

　　D.前臂离断伤包扎后，建议伤员用健侧上肢捧托固定伤肢于胸前

　　E.前臂离断伤包扎后，如无明显出血，不需悬臂带悬吊伤肢

3.关于肢体离断伤的紧急处理，描述正确的是（　　）

　　A.表明身份，积极与伤员沟通

　　B.指导伤员置于舒适体位，检查伤员离断手臂

　　C.迅速用大块敷料或干净的毛巾、手帕覆盖伤口，并用绷带回返式包扎伤口

　　D.加压包扎达不到止血目的，可用止血带

　　E.以上措施都正确

4.保存断肢最好的方法是（　　）

　　A.浸泡于生理盐水中　　　　　B.浸泡于抗生素溶液中　　　　C.浸泡于苯扎溴铵溶液中

　　D.包装于口袋内干燥冷藏　　　E.直接置于冰块内冷藏

5.关于断肢的处理，描述不正确的是（　　）

　　A.找回断肢，用干净的敷料或布包裹，也可装入塑料袋中再包裹

　　B.如发现断肢黏附泥土、灰屑，先用纯净水或消毒水冲洗，再用干净辅料包裹

　　C.断肢冷藏处理可减缓组织坏死和缺血性损伤

　　D.断肢不可直接放入冰水中

　　E.断肢冷藏温度2～3℃为宜

任务拓展

　　男性伤员，36岁，在锻压车间工作，5分钟前被机器铰砸，导致左手掌完全离断，创口血流不止，离断肢体苍白无血色。如果你在现场，请问如何紧急处理？

PPT

微课2-5-7　微课2-5-8

任务四　异物扎入处理

任务导入

　　34岁男性伤员，在木器加工作坊工作时，未穿戴护具操作木料抛光设备，被飞溅的破损木块刺中腹部。伤员神志清醒，面容痛苦。检查见伤员左侧腹壁尖锐木块刺伤，异物未拔出。在"120"救护车到达现场之前，请对伤员进行现场紧急处理。

任务分析

　　异物扎入多由施工不当、故意伤害等外力创伤造成。表浅异物扎入可以现场去除，然后用敷料包扎；如较大异物扎入机体深部，切记拔除，需现场加急处理后送医。

　　发生异物扎入紧急伤情时，应迅速启动急救系统，如无法排除刑事案件则需同时拨打"110"报警。紧急处置切勿拔出较大异物，伤员采取仰卧位，双膝屈曲。用两个绷带卷，或毛巾、衣服等卷成卷，沿伤肢或躯干纵轴放置绷带卷，左右夹住异物，再用两条宽带在异物上下方分别固定绷带卷与异

物，之后三角巾穿洞，套住异物，再进行肢体固定或全腹包扎后送医。

一、概述

异物扎入多由施工不当、故意伤害等外力创伤造成。表浅异物扎入可以现场去除，然后用敷料包扎；如较大异物扎入机体深部，切记拔除，需现场加急处理后送医。本任务以异物扎入腹部为例讲述异物扎入的紧急处理。

二、表现及判断

（1）有外伤史。
（2）异物扎入机体。
（3）伤员剧烈疼痛，表情痛苦。

三、紧急处理

（1）确认环境安全，救护员做好自我防护。
（2）评估伤员伤情，迅速启动急救系统，无法排除刑事案件时拨打"110"报警。
（3）切勿拔出异物。
（4）伤员保持异物扎入部位向上姿势等待紧急处理，如扎入位置在腹壁，伤员行仰卧屈膝位。
（5）用两个绷带卷，或毛巾、衣服等卷成卷，沿伤肢或躯干纵轴放置绷带卷，左右夹住异物（图2-5-6）。
（6）用两条宽带在异物上下方分别固定绷带卷与异物。
（7）三角巾穿洞，套住异物，再进行肢体固定或全腹包扎（图2-5-7）。
（8）腹部异物扎入的伤员，双膝间加衬垫，固定双膝，膝下垫软垫。
（9）观察伤员意识、呼吸、脉搏，并进行人文关怀。
（10）等待"120"转运治疗。

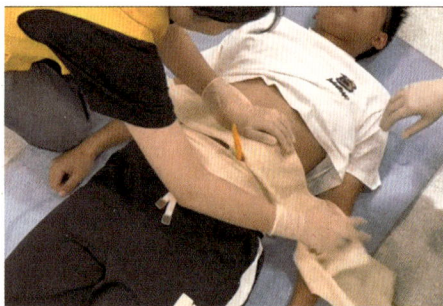

图2-5-6 夹异物包扎

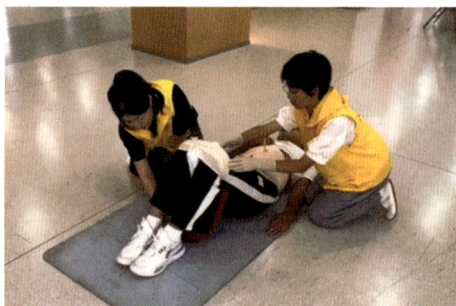

图2-5-7 肢体固定

任务实施

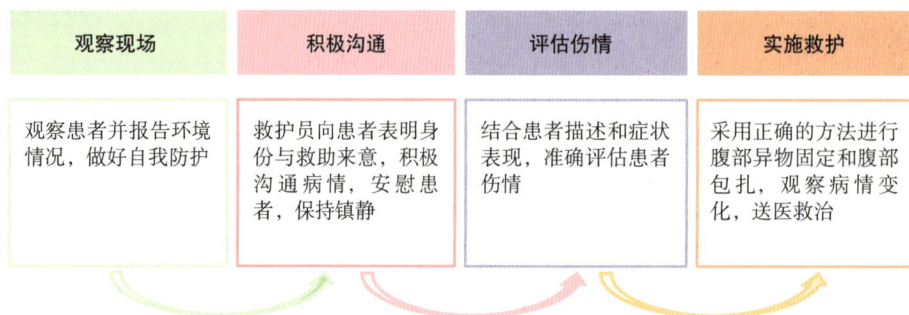

观察现场	积极沟通	评估伤情	实施救护
观察患者并报告环境情况，做好自我防护	救护员向患者表明身份与救助来意，积极沟通病情，安慰患者，保持镇静	结合患者描述和症状表现，准确评估患者伤情	采用正确的方法进行腹部异物固定和腹部包扎，观察病情变化，送医救治

观察现场	现场环境安全。34岁男性伤员，在木器加工作坊工作时，未穿戴护具操作木料抛光设备，被飞溅的破损木块刺中腹部。伤员神志清醒，面容痛苦。检查见伤员左侧腹壁尖锐木块刺伤，异物未拔出。验伤评估，考虑伤员为异物扎入（未拔出），需紧急包扎送医
积极沟通	紧急处理前，应该与伤员进行沟通，解释腹部包扎的目的，并取得伤员的配合
评估伤情	快速检查患者意识、呼吸和脉搏，查看有无大出血，询问受伤经过，并持续观察伤情变化
实施救护	伤员行仰卧屈膝位，用两个绷带卷，或毛巾、衣服等卷成卷，沿伤肢或躯干纵轴放置绷带卷，左右夹住异物，两条宽带在异物上下方分别固定绷带卷与异物，三角巾穿洞，套住异物，再进行肢体固定或全腹包扎，松紧适度、牢固、有效、整齐，伤员双膝间加垫，用宽带固定，膝下垫足够厚度软垫。观察伤员意识、呼吸、脉搏，保持呼吸道通畅，并行人文关怀，等待"120"转运治疗

任务评价

腹部异物扎入（未拔出）救护实操考核表

学员姓名：　　　　　　　　　身份证号：　　　　　　　　　　　　班级：

外伤部位：伤员左腹异物扎入，请给予处理。

考核项目	考核内容	分值	考核标准	得分
观察现场	观察环境	0.5	观察并报告环境情况	
	自我防护	0.5	戴手套或口述已做好自我防护	
积极沟通	表明身份和呼救	1	表明救护员身份，拨打"120"及"110"，并安慰患者	
	将伤员置于仰卧位	1	将伤员置于仰卧位，双膝屈曲	
评估伤情	检查伤情	1	检查伤员腹部，报告腹部有异物扎入未拔出	
实施救护	★固定异物	1	用两个绷带卷，或毛巾、衣服等卷成卷，沿躯干纵轴置绷带卷，左右夹住异物	
	★固定绷带卷	1	用两条宽带在异物上下方分别固定绷带卷与异物	
	全腹部包扎	1	三角巾穿洞，套住异物，再进行全腹包扎，松紧适度、牢固、有效、整齐	
	双膝加垫固定	1	伤员双膝间加垫，用宽带固定，膝下垫足够厚度软垫	
	观察伤员及人文关怀	1	询问伤员是否有不适，随时观察伤员生命体征，做好人文关怀	
	操作熟练度	1	整体操作流程熟练度	
合计得分			10	

备注：★代表重点项目，重点项目必须全部合格，且得分项目7分以上（含7分），本次考核为"合格"，否则为"不合格"。

重点项目全部合格：是□　否□　　　　得分项目：　　分　　　　考核结果：

考核老师（签名）：　　　　　　　　　考核日期：

任务训练

答案解析

1.关于腹部异物扎入检伤与准备工作，说法错误的是（　　　）

A.判断伤员周围环境是否安全

B.无法排除刑事案件时，需拨打"110"报警

C.立即查看伤口，如扎入物较小且表浅可以现场去除，用干净敷料包扎

D.为方便包扎，便于止血，需尽快拔除扎入物

E.腹部异物扎入包扎固定时，伤员取仰卧位，屈曲双下肢

2.关于腹部异物扎入的紧急处理，正确的方法是（　　　）

A.立即转运送医

B.嘱伤员双手固定异物，等待"120"转运

C.立即拔出异物，进行腹部包扎

D.告知伤员双手固定腹部异物

E.用两绷带卷沿躯干纵轴左右夹住异物，再用两条宽带在异物上下方分别进行固定

3.关于较大异物扎入腹腔时不能直接拔出的原因，不正确的是（　　）

A.便于腹部创口包扎固定　　　　　　　　B.避免加重创伤出血

C.减少腹腔感染概率　　　　　　　　　　D.避免腹腔重要脏器二次损伤

E.减少对腹腔内血管、神经的创伤

4.关于腹部异物扎入紧急处理，描述错误的是（　　）

A.将伤员置于仰卧位，双膝屈曲

B.用两个绷带卷分别放在异物上下方进行固定

C.用两条宽带在异物上下方分别固定绷带卷与异物

D.三角巾穿洞，套住异物，再进行全腹包扎

E.随时观察伤员生命体征

5.腹部异物扎入伤员，双膝屈曲并加垫固定的作用是（　　）

A.便于伤员转运　　　　　　　　　　　　B.避免异物脱落

C.减轻腹部紧张度　　　　　　　　　　　D.促进腹部血液流通

E.防止异物进一步扎入腹腔

任务拓展

18岁男性伤员，大排档受伤，神志清醒，面容痛苦。检查见伤员右侧腹部刀刺伤，刀未拔出，创口有血液流出，自述因与他人打架致伤，情况紧急需送医救治，送医前该如何处理？

任务五　烧烫伤处理

PPT　　　　　　　　　　　　　　　　　　　　　　　　微课2-5-9　微课2-5-10

任务导入

患者，男性，35岁，体重约65kg。在工厂作业操作不当，引燃易燃物品，引发火灾。患者神志清醒、精神紧张、表情痛苦，主诉烧伤伤口剧痛、口渴。可见双手、双前臂、前胸、双大腿部烧伤明显，创面皮肤破损，触痛明显，有大小不一的水疱。在患者去医院就诊之前，请为患者采取准确的应急救护措施。

任务分析

一、烧烫伤特点及临床表现

烧烫伤是常见的意外伤害。由火焰、沸水、热油、电流、热蒸汽、辐射、化学物质（强酸强碱）等引起。烧烫伤造成组织局部损坏，轻者损伤皮肤，出现肿胀、水疱、疼痛；重者皮肤烧焦，甚至血管、神经、肌腱等同时受损。呼吸道也可被烧伤。烧伤引起的剧痛和皮肤渗出等因素可导致休克，晚期出现感染、脓毒症等并发症而危及生命。

二、烧烫伤应急救护原则

1.安抚患者情绪　嘱患者不要站立、奔跑大叫，不要直接用手扑灭火焰，可就地翻滚，以免造成更重的损伤。

2.迅速脱离热源　救护者用灭火器瞄准火源根部快速灭火，或用水浸湿棉被、地毯等不易燃烧的物品覆盖患者，直至火被扑灭，使患者脱离热源。

3.评估致命伤　迅速评估有无发生心搏骤停、复合伤、窒息、大出血、开放性气胸、严重中毒等。如发生心搏骤停尽快心肺复苏；疑似窒息的赶紧清理呼吸道分泌物并吸氧，有条件的尽快气管插管，或用手法维持口鼻通气；有大出血的先用干净的纱布、棉垫进行包扎，防止失血过多。

4.保护创面　用剪刀剪开患者伤处衣物，可用干净敷料简单包扎保护伤口，避免受压、污染和再次损伤。

5.保持呼吸道通畅　将患者转移至通风处，快速检查患者口鼻腔内有无异物并清理，有条件的予以氧气吸入。

6.积极维持有效循环　轻度烧伤者，可以给予口服淡盐水；中度、重度烧伤患者应积极抗休克。做好病情监测的同时，积极联系家属转运至医院进一步治疗。

三、烧烫伤应急救护注意事项

1.初步消毒清创　初步消毒清创的时候不要用有颜色的药物涂抹，防止掩盖病情。大水疱可用无菌注射器抽去水疱液，如水疱皮已经撕脱，可用无菌油性敷料包扎，绝不可盲目用手强行撕掉。

2.包扎疗法　包扎松紧适宜，压力均匀，达到要求的厚度和范围，包扎时内层用油质纱布，可适当添加抗生素，再用多层吸水敷料均匀包扎，包扎厚度为2～3cm，范围超过创缘5cm。手足部包扎时需将指（趾）间分开包扎。

3.密切观察创面　及时发现感染征象，如发热、伤口异味、疼痛加剧、渗出液颜色改变等，保持敷料清洁干燥，敷料潮湿时，立即予以更换。

4.观察末梢血液循环　如肢体末端动脉搏动、颜色及温度。抬高肢体并保持各关节的功能位。

5.开展烧烫伤知识普及与健康管理　①烧伤重在预防，宣传防火、灭火、安全自救知识和火灾现场逃生技能；②指导患者进行康复训练，尽可能恢复机体的生理功能；③创面愈合过程中可能会出现皮肤干燥、瘙痛等不适，告知患者避免使用刺激皮肤的物品，用水时水温适宜，切勿抓挠伤处。烧伤部位一年内避免阳光曝晒；④进行生活自理能力训练，鼓励参与家庭和社会活动，适应生活环境。

任务实施

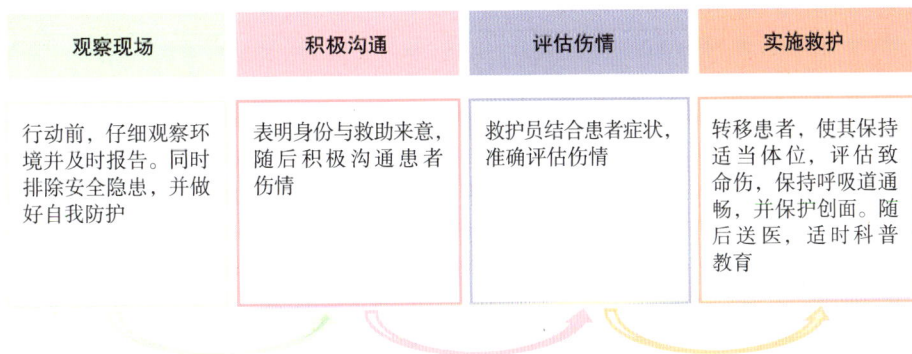

观察现场	积极沟通	评估伤情	实施救护
行动前，仔细观察环境并及时报告。同时排除安全隐患，并做好自我防护	表明身份与救助来意，随后积极沟通患者伤情	救护员结合患者症状，准确评估伤情	转移患者，使其保持适当体位，评估致命伤，保持呼吸道通畅，并保护创面。随后送医，适时科普教育

观察现场	有一名患者被火焰烧伤，需要帮助。现场为患者工作环境，有火焰、浓烟存在，有一定的安全隐患，积极做好自我防护
积极沟通	患者伴有恐惧情绪，倒地翻滚，在实施救护之前，应该耐心细致地与患者进行沟通，如说明自己的身份和来意，告知患者保持冷静，并取得他的信任
评估伤情	患者为一中年男性，工作中操作不当引燃易燃物品，在扑火过程中全身多处火焰烧伤，患者神志清醒、精神紧张、表情痛苦、大声呼救，主诉伤口剧痛，表情痛苦，可见患者双上肢、躯干、下肢烧伤明显
实施救护	嘱患者稳定情绪，不要大声喊叫，不要站立奔跑，可就地翻滚，切勿徒手扑灭火焰，以免造成更严重的烧伤 施救者快速找到灭火器，对准火苗根部赶紧灭火，就地取材，例如用水浸湿的地毯、棉被覆盖，四肢烧伤应立即用自来水或冷水连续冲洗或浸泡，防止余热继续损伤组织，也可减轻疼痛 迅速评估患者有无致命伤，例如有无开放性气胸、窒息、严重中毒、心搏骤停等 若出现心搏骤停立即实施心肺复苏术 去除患者衣物，剪开伤处衣裤，用干净的敷料简单包扎创面，避免受压、污染和再次受伤。检查患者呼吸道情况，保持呼吸道通畅，合并一氧化碳中毒尽快转移至通风处，有条件者给予氧气吸入 现场紧急处理后，安抚患者情绪，给予鼓励、安慰并协助家属转运至医院进一步治疗 向烧伤患者宣传防火、灭火、安全自救知识和火灾现场逃生技能。指导患者进行康复训练，尽可能恢复机体的生理功能，鼓励患者战胜疾病

任务评价

烧烫伤救护实操考核表

学员姓名：　　　　　　　　　　身份证号：　　　　　　　　　　班级：

外伤部位：伤员大面积烧伤，请给予处理。

考核项目	考核内容	分值	考核标准	得分
观察现场	观察环境	0.5	观察并报告环境情况	
	自我防护	0.5	口述已做好自我防护	
积极伤通	表明身份和来意	1	表明救护员身份和帮助患者的来意	
	沟通交流，安慰患者	1	积极沟通病情情况，并安慰患者	
评估伤情	评估患者伤情	1	判定患者为大面积烧伤，且严重程度为重度	
实施救护	★转移患者	1	将患者移至安全通风的环境，远离热源	
	将伤者置于适当体位	1	让患者保持平卧，头偏向一侧，保持呼吸道通畅	
	★积极施救	2	安抚患者，帮助脱离热源，评估致命伤，得1分；保护创面，对创面进行初步处理，得1分	
	观察病情变化，送医救治	1	密切关注患者病情变化情况，并积极联系患者家属或将患者送至就近医院进一步诊治	
	开展疾病知识科普和健康教育	1	对烧伤患者进行消防安全知识科普，并开展健康生活方式教育，通过积极引导增强患者战胜病情的信心	
合计得分			10	

备注：★代表重点项目，重点项目必须全部合格，且得分项目7分以上（含7分），本次考核为"合格"，否则为"不合格"。

重点项目全部合格：是□ 否□　　　　　得分项目：　　分　　　　考核结果：

考核老师（签名）：　　　　　　　　考核日期：

答案解析

任务训练

1.患者被火焰烧伤，面部大小水疱面积约2%，双上肢大小水疱面积约10%，伴有呼吸道烧伤，该烧伤程度属于（　　）

A.轻度烧伤　　　　　　B.特重烧伤　　　　　　C.重度烧伤

D.中度烧伤　　　　　　E.Ⅲ度烧伤

2.患者，女性，55岁，面部烧伤，急救时应特别注意（　　）

    A.及时清创　　　　　　　B.包敷创面，避免污染　　　C.预防休克

    D.保持呼吸道通畅　　　　E.早用TAT，预防破伤风

3.患者因火灾烧伤面部，口鼻处有黑色分泌物，鼻毛烧焦，该患者目前最主要的风险是（　　）

    A.肺部感染　　　　　　　B.呼吸衰竭　　　　　　　　C.肺水肿

    D.窒息　　　　　　　　　E.呼吸性碱中毒

4.下列补液方法不正确的是（　　）

    A.先糖后盐　　　　　　　B.见尿补钾　　　　　　　　C.先晶后胶

    D.液种交替　　　　　　　E.先快后慢

5.关于烧伤患者，处理不正确的是（　　）

    A.迅速送往医院　　　　　B.创面涂抹甲紫　　　　　　C.用自来水大量冲洗双下肢

    D.大量补液　　　　　　　E.迅速脱离热源

▎任务拓展▏

　　患儿，6岁，在家中不小心被开水烫伤，号啕大哭，主诉疼痛不已，颈部、双上肢、胸腹部、颈部有大量水疱，基底潮红。如果当时你在现场，根据你所学的烧烫伤知识，你会如何对患者开展应急救护处理呢？

常见急症是指由各种因素导致的身体或器官功能突然出现急性变化，进而对患者的生命或健康构成严重威胁的紧急临床状况。这些急症的特点是发病迅速、病情危重，如果未能得到及时有效的干预，可能会造成严重的后果，甚至危及生命，因此早期识别和适当处理对于改善患者的预后至关重要。

常见急症包括但不限于晕厥、心脏问题（如急性冠脉综合征）、脑血管意外（如脑卒中）、糖尿病相关的急症、呼吸系统疾病（如支气管哮喘）、神经系统疾病（如癫痫发作）、意识状态改变、腹部疼痛、循环系统崩溃（如休克）以及产科紧急情况（如紧急分娩）等。

针对上述急症，在院外环境中实施正确而迅速的急救措施可以挽救生命，降低死亡风险，并减少永久性损伤的可能性。本模块将重点介绍这些疾病的特征及其在非医院环境下的初步处理方法，旨在为第一时间提供有效救护提供指导。

PPT

项目一 晕 厥

微课 3-1-1

学习目标

1.通过本项目的学习，掌握晕厥患者的救治原则和注意事项；熟悉晕厥的概念和疾病特点；了解晕厥的类型和常见病因。

2.具有正确判断病情，并迅速对晕厥患者采取应急救护措施的能力。

3.树立"人文关怀、尊重隐私"的服务理念，维护患者尊严与权益。

任务导入

患者，男性，73岁，既往有冠状动脉粥样硬化病史，晨练时突发意识丧失，呼之不应，牙关紧闭，口唇发绀，大动脉搏动可扪及，有自主呼吸。请在救护车到达前为患者实施准确的应急救护措施。

任务分析

晕厥是指大脑半球及脑干一过性供血不足导致的发作性意识丧失。

一、晕厥常见临床表现

晕厥发作时患者意识丧失，突然倒地，伴或不伴有恶心呕吐、大汗淋漓、面色苍白、口唇发绀、血压下降、心率增快等，有时可伴有尿失禁。晕厥发生具有突然、短暂和自行恢复等特点。大部分晕厥患者在发作前可能没有明显的预兆，或者仅有极短暂的前驱症状，如头晕、眼前发黑、视物模糊、眩晕、耳鸣、面色苍白、乏力出汗等，随即突然出现意识丧失而倒地，若出现前驱症状时立刻蹲下，可减少避免晕厥的发生。晕厥持续时间一般不超过20秒，部分可持续数分钟或十数分钟，大多数患者在晕厥发作后无需特殊治疗，可自行苏醒并逐渐恢复正常，一般不留后遗症，但部分老年患者在苏醒后可能出现意识混乱、逆行性遗忘、呕吐或大小便失禁等症状。

二、晕厥类型和常见病因

1.血管迷走神经性晕厥 常因情绪异常所引起，如晕血、疼痛性晕厥、恐惧所致晕厥等。

2.情景性晕厥 某些特定情景导致的晕厥，如排尿性晕厥、咳嗽性晕厥等。

3.颈动脉窦性晕厥 双侧颈动脉窦受挤压导致的晕厥，常见于颈部肿瘤、衣领过紧、同时进行双侧颈动脉按摩/触摸。

4.直立性低血压晕厥 又称体位性低血压晕厥，包括原发性自主神经异常性晕厥、继发性自主神经异常性晕厥、药物诱导的低血压和低血容量晕厥，常发生于患者由平卧位或蹲踞位突然站立时，由于血压急剧下降，脑灌注不足所致。

5.心源性晕厥 最严重的一种晕厥，常见于严重的快速或慢速心律失常、器质性心脏病、心脏停搏患者。

6.脑血管疾病性晕厥 多为突然发生的脑干供血不足，亦称为短暂性脑缺血发作。

7.其他晕厥 如低血糖、重度贫血及过度换气患者出现的晕厥。

三、晕厥应急救护原则

1.评估环境和呼救 确保施救者和患者处于安全的环境，并拨打"120"。

2.摆放体位 将患者置于平卧位，双足稍抬高，增加回心血量，改善脑灌注。

3.保持呼吸道通畅 松开患者衣领、裤带保持呼吸道通畅。

4.吸氧 给予吸氧，改善大脑供氧。

5.针对病因治疗

（1）心律失常和低血压患者 心率＜40次/分，给予阿托品1mg静脉推注；低血压患者给予液体复苏或药物复苏。

（2）药源性晕厥 立即停用药物，给予拮抗剂。

（3）低血糖所致晕厥 意识清醒后，可给予糖水、食物，持续不能清醒者可静脉给予葡萄糖。

6.呼吸心搏骤停 如发生呼吸心搏骤停，应立即给予心肺复苏，请旁人就近取得自动体外除颤仪（AED），尽早给予电除颤。

四、晕厥应急救护注意事项

1.快速诊断，查找病因 通过患者既往病史、用药情况等，结合发病前的状态、体位，发病过程、临床表现和伴随症状，以及发作结束情况快速判断患者是否晕厥发作，初步确定病因。通过判断呼吸脉搏，评估患者是单纯晕厥，还是呼吸心搏骤停，以免错过呼吸心搏骤停救治的"黄金四分钟"。

2.合理施救，避免二次损伤 注意不要随意移动患者，以免加重病情。

3.查找并处理并发症 对于晕厥跌倒的患者，应仔细检查有无摔伤等情况。如发生出血、骨折等情况，并做相应处理。

4.开展健康科普，重在预防 积极向公众科普晕厥相关知识，让公众了解晕厥的发病特点，减轻其面对晕厥时的恐慌情绪，使其能从容应对。有晕厥发作史的患者，向其普及预防晕厥反复发作的方法：①提高心理适应性，避免应急导致的过度通气；②适当补液，防止脱水；③加强锻炼；④有低血压发作史的患者避免或减量应用血管扩张药物；⑤对于心律失常和器质性心脏病患者进行病因治疗，必要时安装心脏起搏器；⑥对于情景性晕厥应避免接触诱发因素和触发因素。

任务实施

观察现场	积极沟通	评估病情	实施救护
1.评估并确保环境安全 2.做好自我防护	表明身份和帮助患者来意，并询问病情	1.结合病史、发病情况和临床表现初步确定诊断和病因 2.明确是否发生呼吸心搏骤停	1.摆放适当体位 2.保持呼吸道通畅、吸氧 3.针对病因进行治疗 4.呼吸心搏骤停尽快CPR

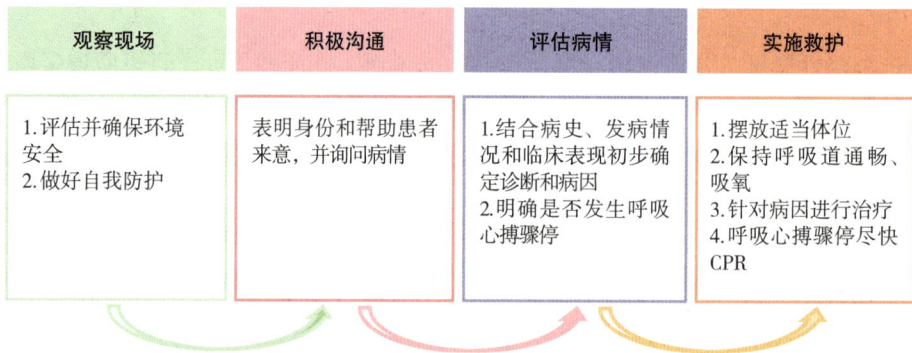

观察现场	现场环境安全。一老年男性晕倒在地呼之不应，需要救护，做好个人防护
积极沟通	向患者同伴表明身份和来意，询问既往病史、饮食、用药情况及发病时的具体情况
评估病情	73岁男性患者，既往有冠心病病史，晨起锻炼时（体力活动时）突然发生意识丧失，呼之不应，大动脉搏动可扪及，有自主呼吸，结合患者病史、发病情况和临床表现初步判断为心源性晕厥发作，未出现呼吸心搏骤停
实施救护	就地将患者摆置于平卧位，双足稍抬高，疏散人群，保持空气流通，松解衣领及裤腰带，保持呼吸道通畅。有条件的可给予吸氧和针对病因进行治疗

任务评价

晕厥救护实操考核表

学员姓名： 　　　　　　　身份证号： 　　　　　　　班级：

考核项目	考核内容	分值	考核标准	得分
观察现场	观察环境	0.5	观察并报告环境情况	
	自我防护	0.5	戴手套或口述已做好自我防护	
积极沟通	表明身份和呼救	0.5	表明救护员身份，拨打"120"，并安慰患者	
	询问既往病史、饮食、用药情况和发病情况	2	既往病史、饮食、用药情况、发病情况每项0.5分	
评估病情	初步明确诊断和病因，判断呼吸脉搏	2	诊断、病因各0.5分；判断呼吸脉搏1分	
实施救护	摆放体位	1	将患者置于平卧位	
	抬高双足	1	借助枕头、书包等物体抬高双足	
	疏散人群	1	疏散围观人群，保持呼吸道通畅	
	保持呼吸道通畅	1	松解患者衣领及裤腰带	
	吸氧和病因治疗	0.5	口述吸氧和相应的病因治疗方法	
合计得分			10	

备注：得分项目6分以上（含6分），本次考核为"合格"，否则为"不合格"。

得分项目： 分 考核结果：

考核老师（签名）： 考核日期：

任务训练

1.下列符合心源性晕厥的是（　　）

　　A.多见于老年女性

　　B.发作时常无明显诱因

　　C.常见于严重心动过缓、心动过速与心搏骤停

　　D.不能自然苏醒

　　E.有后遗症

2.患者，女性，28岁，偶尔于疼痛、恐惧时出现头晕、恶心、面色苍白等，几分钟后突然意识丧失伴血压下降，持续1分钟左右可自然苏醒，最可能的诊断是（　　）

　　A.血管迷走神经性晕厥　　　　B.颈动脉窦性晕厥　　　　C.心源性晕厥

　　D.情景性晕厥　　　　E.直立性低血压晕厥

3.患者，男性，40岁，既往有窦性心动过缓病史，近1年偶尔出现发作性头晕、黑蒙，严重时出现晕厥，最可能的诊断是（　　）

　　A.血管迷走神经性晕厥　　　　B.颈动脉窦性晕厥　　　　C.心源性晕厥

　　D.情景性晕厥　　　　E.直立性低血压晕厥

4.晕厥发生于冬季毛衣衣领过紧时，最可能的诊断是（　　）

　　A.血管迷走神经性晕厥　　　　B.颈动脉窦性晕厥　　　　C.心源性晕厥

　　D.情景性晕厥　　　　E.直立性低血压晕厥

5.下列对于晕厥患者的应急救护不恰当的是（　　）

　　A.将患者置于平卧位　　　　B.将双足抬高　　　　C.保持呼吸道通畅

　　D.吸氧，改善氧合　　　　E.迅速将患者扶起

任务拓展

电视剧《看不见影子的少年》讲述了少年"小七"和警察"王士涂"的相互救赎。在小七被误认为边杰，被当作杀人犯时，他诈病来到医院，伺机逃跑，就在他准备跳窗逃跑时，被王士涂警官发现了，两人激烈对峙，由于情绪激动，王警官突发胸部不适，随后晕倒在地。假如你在事发现场，你将如何对王警官进行施救呢？

项目二　急性冠脉综合征

学习目标

1.通过本项目的学习，掌握急性冠脉综合征的救护原则和操作注意事项；熟悉急性冠脉综合征的常见临床表现；了解急性冠脉综合征的常见病因及健康教育。

2.能依据患者症状正确判定病情，对急性冠脉综合征患者采取相应的应急救护措施。

3.树立"规范施救、精准处置"的专业理念，培养"临危不乱、果断决策"的心理素质。

任务导入

患者，男性，53岁，既往被诊断为冠状动脉粥样硬化性心脏病（心绞痛型），随身携带药物硝酸甘油。20天前，在工作劳累、饱餐或情绪激动时，开始阵发性出现前胸部疼痛，呈压迫性痛伴有紧缩感，休息可使疼痛在5~10分钟内缓解。一般1~2天发作一次，持续3~5分钟。本次因工作繁忙，前胸部疼痛逐渐加重。在患者去医院就诊前，请为患者采取准确的应急救护措施。

任务分析

急性冠脉综合征是冠状动脉内的不稳定粥样斑块破裂，导致血栓形成和（或）血管痉挛，造成血管严重狭窄或阻塞，从而引起以急性心肌缺血、坏死为特征的综合征，包括不稳定型心绞痛、非ST段抬高心肌梗死、ST段抬高心肌梗死和心源性猝死。

一、急性冠脉综合征常见临床表现

1.**胸痛**　是急性冠脉综合征的主要症状，疼痛主要位于胸前区，常放射至左肩、左臂内侧和手指，或至颈部、喉或下颌部。疼痛常为压迫、发闷或紧缩感。疼痛一般持续3~5分钟，不超过15分钟。心绞痛一般休息及舌下含服硝酸甘油能够缓解。如一周内频繁发作心绞痛，且症状日益加重，疼痛程度加重、持续时间延长、服药后治疗效果不明显等，则往往说明急性冠脉综合征的动态变化，心绞痛有可能在向心肌梗死方向发展。注意：老年人和糖尿病患者可无胸痛或程度较轻。

2.**胸闷**　患者感到憋闷或胸部压迫感，严重时出现呼吸困难和呼吸急促。

3.**其他症状**　出汗、恶心、呕吐、面色苍白、口唇青紫、恐惧和濒死感、排便感等，部分患者有低血压和休克等严重的急性心肌梗死（面积大于40%）的表现，如血压下降，皮肤湿冷、脉搏细速、尿量减少等。

二、急性冠脉综合征应急救护原则

1.**立即就地休息**　保持镇静，协助患者取舒适体位。解开衣领和腰带，避免用力，避免任何体力活动，避免精神紧张，以减轻心脏负担。此时任何加重心肌做功和增加心肌耗氧量的情况都可能促使病情恶化。

2.**立即呼救**　拨打医疗急救电话，尽快行12导联心电图检查，识别心肌梗死类型，并了解患者急性冠状动脉粥样栓塞病史。

3.**密切观察病情，积极处理**　密切观察患者的神志、呼吸、脉搏、血压、体温等生命体征。如已出现呼吸心搏骤停，应立即予以心肺复苏。

4.**正确协助患者服药**　急性冠脉综合征发生后不当服药的情况非常普遍，急救员可以协助患者服用急救药物。推荐的服用药物如下。

（1）硝酸甘油　该药的作用是降低心肌耗氧量，同时扩张冠状动脉。应立即舌下含服硝酸甘油0.5mg（1片），3～5分钟后如症状不缓解，可再次含服1片。注意：使用前需测量血压，可保存在避光的原包装瓶内，随身携带，不可贴身携带。

（2）阿司匹林　该药的作用是抗血小板聚集，以避免凝血。注意：阿司匹林过敏者、有出血倾向者（如血液病患者等）、有消化道溃疡者不能服用该药。

（3）美托洛尔（倍他乐克）　该药的作用是减慢心率，降低血压，降低心肌耗量，同时防止心室颤动等快速心律失常的发生。注意：血压低于平时者及心率低于60次/分者不能服用该药。

5.有条件时可以协助给予患者吸氧。

三、急性冠状动脉综合征应急救护时注意事项

1.**保持镇静，等待专业救援**　患者发病后的第一个小时最容易发生致命性心律失常，因此一定要等医生来，千万不要自己送患者去医院，否则一旦发生意外，可能对患者的生命构成威胁。

2.**尽快争取介入治疗**　经过专业急救人员的现场急救后，将患者送到有介入治疗条件的医院。千万不要把患者送到条件相对较低的医院（如二级以下的医院），这样对患者不利。

3.**加强健康教育，预防心源性猝死**　由于急性冠脉综合征是斑块破裂造成的，故预防斑块的生成、防止斑块破裂是预防该病及预防心源性猝死的关键。主要措施有改良生活方式、摒除吸烟等不良习惯，积极控制高血压、高血脂及糖尿病，同时还要坚持运动。对已有冠心病的患者，除上述措施外，还应采取药物治疗措施及定期体检，这样有利于避免该病的急性发作。

任务实施

观察现场	积极沟通	评估病情	实施救护
观察并报告现场环境情况，实施救护时保障患者和自身安全	表明救护员身份，积极沟通病情并取得患者信任	结合患者描述和症状表现，准确评估患者病情	立即停止活动，安静休息；取适当体位；协助患者使用药物；观察病情变化，送医救治，开展疾病知识科普和健康教育

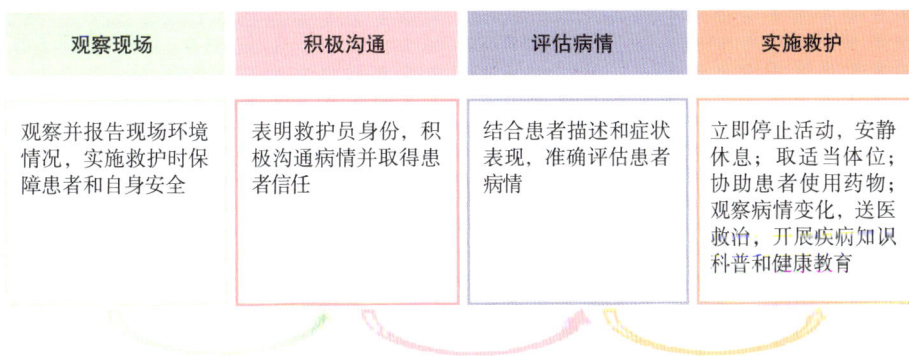

观察现场	患者神情紧张，痛苦面容，胸前区疼痛，需要帮助。评估现场为患者正在忙碌工作，既往自诉有冠脉综合征，可能心绞痛急性发作，积极做好自我保护并积极处理与应对
积极沟通	患者胸前区疼痛伴有情绪激动，在实施救护之前，应该耐心细致地与患者进行沟通，如说明自己的身份和来意，询问患者之前是否有相关疾病史和用药史，有没有携带治疗药物，缓解患者焦虑情绪，并取得信任
评估病情	患者为一中年男性，既往被诊断为冠状动脉粥样硬化性心脏病（心绞痛型），近20天内频繁发作。再结合患者突发胸痛、胸闷，劳累则出现疼痛加重的症状，判定患者为急性冠脉综合征发作，且严重程度为重度。患者随身携带着药物硝酸甘油，但因病情严重无法自行用药和就医

续表

实施救护	让患者停止活动，就地休息，保持周围环境安静，缓解紧张情绪 让患者保持舒适体位，松开衣物，保持气道通畅。如有条件可给予吸氧 取出患者携带的药物硝酸甘油，立刻舌下含服。具体做法：首先根据患者服药医嘱，一般取出硝酸甘油1片。其次，再让患者张嘴抬舌，将药片放至舌下，必要时，嘱患者嚼碎含在舌下。注意不能吞服，含服药片期间，不能喝水。若3～5分钟后仍有胸痛症状，可以舌下含服第二片硝酸甘油 密切关注患者病情变化情况，并积极联系患者家属或将患者送至就近医院进一步诊治 对急性冠脉综合征患者进行疾病知识科普，并开展健康生活方式教育，通过积极引导增强患者战胜病情的信心

▓▓▓▓ 任务评价 ▓▓▓▓

急性冠脉综合征救护实操考核表

学员姓名：　　　　　　　　身份证号：　　　　　　　　班级：

考核项目	考核内容	分值	考核标准	得分
观察现场	观察环境	0.5	观察并报告环境情况	
	自我防护	0.5	戴手套或口述已做好自我防护	
积极沟通	表明身份和来意	1	表明救护员身份和帮助患者的来意	
	沟通交流，安慰患者	1	积极沟通病情情况，并安慰患者	
评估病情	评估患者病情	1	判定患者为急性冠状动脉综合征发作，且严重程度为重度	
实施救护	立即停止活动，安静休息	1	嘱患者立即停止活动，安静休息，保持周围空气流通	
	将患者置于适当体位	1	让患者保持平卧位或半卧位，保持呼吸道通畅	
	协助患者使用药物	2	取出患者携带的药物硝酸甘油，得1分；准确协助患者正确使用随身携带的药物硝酸甘油，得1分	
	观察病情变化，送医救治	1	密切关注患者病情变化情况，并积极联系患者家属或将患者送至就近医院进一步诊治	
	开展疾病知识科普和健康教育	1	对急性冠脉综合征患者进行疾病知识科普，并开展健康生活方式教育，通过积极引导增强患者战胜病情的信心	
合计得分			10	

备注：得分项目6分以上（含6分），本次考核为"合格"，否则为"不合格"。

得分项目：　　分　　　　　　　　考核结果：

考核老师（签名）：　　　　　　　　考核日期：

▓▓▓▓ 任务训练 ▓▓▓▓

答案解析

1.心绞痛发作的典型部位是（　　）

　　A.心尖部　　　　　　　　B.心前区　　　　　　　　C.胸骨体中上段之后

　　D.胸骨体中下段之后　　　E.剑突处

2.心绞痛发作时，首要的处理是（　　）

　　A.就地休息　　　　　　　B.饮糖水少许　　　　　　C.含服硝酸甘油

　　D.口服止痛片　　　　　　E.除颤

3.冠心病典型心绞痛的持续时间通常不超过（　　）

　　A.30秒　　　　　　　　　B.1分钟　　　　　　　　C.3分钟

　　D.15分钟　　　　　　　　E.30分钟

4.属于典型心绞痛的特点是（　　）

    A.通常无诱因　　　　　　B.部位多为右中上腹　　　　C.疼痛性质为针刺样痛

    D.持续20～30分钟多可缓解　　E.去除诱因或含服硝酸甘油可缓解

5.下列不属于急性冠脉综合征常见临床表现的是（　　）

    A.胸痛　　　　　　　　　B.胸闷　　　　　　　　　C.血压升高

    D.面色苍白　　　　　　　E.大汗

任务拓展

    医疗剧《问心》中，一位60多岁的老人买菜时突发胸痛，呼吸不畅，被送至医院后，老人因为症状缓解，未曾设想这些症状是心肌梗死前兆，自行离开，次日突发心肌梗死离世。假设此刻你就在现场，基于你对急性冠脉综合征的了解，你会如何对老人开展应急救护处理及健康教育呢？

项目三　脑卒中

1.通过本项目的学习，掌握脑卒中发病的救护原则和操作注意事项；熟悉脑卒中发病时主要表现；了解脑卒中的类型。

2.能依据患者症状正确判定病情，对脑卒中患者采取相应的应急救护措施。

3.树立"争分夺秒、挽救脑细胞"的时效理念，培养"人文关怀、身心并重"的服务素质。

任务导入

患者，男性，65岁，既往有动脉粥样硬化病史，未按医嘱规律服药。某日晨醒后突发言语不清、口角歪斜、单侧肢体无力，伴有口角流涎。请在救护车到达前为患者实施准确的应急救护措施。

任务分析

脑卒中，俗称中风，可分为缺血性脑卒中和出血性脑卒中，是一种突然发作的脑血液循环障碍性疾病，中老年患者多见，是成人首要的致残性疾病。其中缺血性脑卒中又称脑梗死，是卒中最常见类型，约占所有卒中的80%。

一、脑卒中常见临床表现

脑卒中往往起病急骤，表现为突然发生的言语不清，单侧肢体无力，以及突发的意识障碍，以上表现提示患者很有可能发生脑卒中，施救者可通过"脑卒中120"口诀来快速识别患者是否发生脑卒中。早识别、早治疗，效果越好，能大大降低脑卒中患者的死亡率和致残率。

> **"脑卒中120"口诀**
>
> "1"：看一张脸，看是否有突然出现的一侧口眼歪斜、流涎、面瘫等症状。
> "2"：查两只胳膊，检查是否存在肢体麻木、双上肢平行举起单侧无力或无法抬起的情况。
> "0"：聆听语言，与患者交流，观察其说话是否困难、含糊或不能言语。
> 有上述任何突发症状，立即拨打"120"急救电话。

脑梗死与脑出血的现场鉴别

鉴别要点	脑梗死	脑出血
发病年龄	多为60岁以上	多为60岁以下
起病状态	安静或睡眠中	活动中或情绪激动时
全脑症状	轻或无	头痛、呕吐、嗜睡、打哈欠等
意识障碍	无或较轻	多见且较重
偏瘫	有	有
脑膜刺激征	无	少见

二、脑卒中应急救护原则

（1）评估环境，保证周围处境安全。

（2）嘱患者停止任何活动，平躺，头偏向一侧防止窒息，不要随意搬动患者，以免加重病情。

（3）立即拨打"120"急救电话，记录患者发病时间和基本情况。

（4）注意给患者保暖，保持室内空气流通。

（5）避免随意给患者口服药物或进食、进水。

（6）若患者清醒，安抚患者情绪，减轻患者的心理压力。

（7）若患者昏迷，可解开患者衣领，取出假牙并清理呕吐物，防止误吸窒息。若患者抽搐，施救者不要将任何物品或自己的手指放到患者口中，不要强行按压肢体，保持患者头偏向一侧及呼吸道通畅，有利于分泌物的排出，等待抽搐停止。

（8）守护在患者身边，密切观察病情变化，直到"120"急救人员到来。

（9）若患者发生呼吸心搏骤停，立即给予心肺复苏。

三、脑卒中应急救护注意事项

1.快速识别，尽早施救 通过患者既往病史、服药情况等，结合"脑卒中120"口诀来快速识别患者是否发生脑卒中。若高度怀疑患者发生脑卒中，立即按脑卒中应急救护原则施救并尽早送医，第一时间正确救治，直接关系到患者的存活和预后。

2.合理施救，避免二次损伤 不要贸然从地上把患者扶起或坐起，让患者平躺或由2～3人同时把患者平托到床上，解开患者衣领、取出假牙，保持呼吸道通畅以及环境安静，避免对患者造成二次损伤。

3.接受专业培训，掌握急救技能 救护人员需接受专项培训，掌握快速识别脑卒中的能力，并熟知应急救护原则，以确保在紧急情况下能够迅速、有效地提供援助。

4.开展脑卒中知识普及与健康管理 向脑卒中患者和高危人群普及疾病知识，针对其危险因素积极进行早期干预，降低发病率。倡导患者：①积极治疗高危原发疾病，如高血压、高血脂、糖尿病、心房颤动等；②合理膳食：控盐控糖控油、多食蔬菜水果等；③良好生活习惯：适量运动、戒烟限酒、控制体重等，保持良好心态；④自我监测身体状况，定期体检。

▎▎▎任务实施▎▎▎

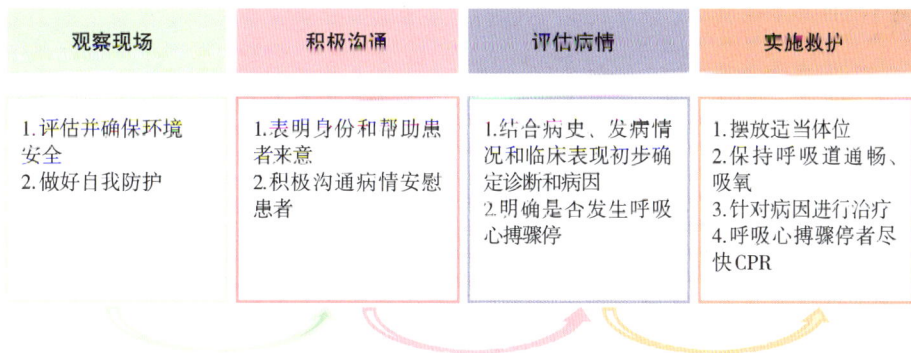

观察现场	现场环境安全。一老年男性某日晨醒后突发言语不清、口角歪斜、单侧肢体无力，需要救护，做好个人防护
积极沟通	患者伴有焦虑情绪，言语含糊不清，在实施救护之前，耐心细致地与患者进行沟通，说明自己的身份和来意，询问患者家属或同伴之前是否有相关疾病史和用药史，缓解患者焦虑情绪，并取得信任
评估病情	患者为65岁男性患者，既往有动脉粥样硬化病史，未按医嘱规律服药。某日晨醒后突发言语不清、口角歪斜、单侧肢体无力，伴有口角流涎，结合患者病史、发病情况和临床表现初步判断为缺血性脑卒中
实施救护	安抚患者，嘱患者平躺，解开衣领，头偏向一侧防止呕吐窒息。给患者保暖，保持室内空气流通，有条件的可给予吸氧。立即拨打"120"急救电话，并记录患者发病时间和基本情况。密切观察病情变化，直到"120"急救人员到来 对脑卒中患者进行疾病知识科普，并开展健康生活方式教育，通过积极引导增强患者战胜病情的信心

::::: 任务评价 :::::

脑卒中救护实操考核表

学员姓名：　　　　　　　　　　身份证号：　　　　　　　　　　　　　　班级：

考核项目	考核内容	分值	考核标准	得分
观察现场	观察环境	0.5	观察并报告环境情况	
	自我防护	0.5	戴手套或口述已做好自我防护	
积极沟通	表明身份和呼救	1	表明救护员身份，拨打"120"	
	沟通交流，安慰患者	2	询问既往病史、饮食、用药情况和发病情况，并安慰患者	
评估病情	评估患者病情	1	初步判定患者为缺血性脑卒中，生命体征平稳	
实施救护	摆放体位	1	将患者置于平卧位	
	保持呼吸道通畅	1	松开患者衣领，头偏向一侧，取出假牙并清理呕吐物	
	保暖、通风	1	给患者保暖，保持室内空气流通	
	观察病情变化，送医救治	1	密切关注患者病情变化，将患者送至就近医院进一步诊治	
	开展疾病知识科普和健康教育	1	对脑卒中患者进行疾病知识科普，并开展健康生活方式教育，通过积极引导增强患者战胜病情的信心	
合计得分			10	

备注：得分项目6分以上（含6分），本次考核为"合格"，否则为"不合格"。

得分项目：　　分　　　　　　　　　　　考核结果：

考核老师（签名）：　　　　　　　　　　考核日期：

答案解析

::::: 任务训练 :::::

1.脑卒中包括缺血性卒中和（　　）

　　A.昏迷性卒中　　　　　　　　B.癫痫性卒中　　　　　　　　C.出血性卒中

　　D.抽搐性卒中　　　　　　　　E.以上都不对

2.快速识别脑卒中的"脑卒中120"口诀中"0"指的是（　　）

　　A.看一张脸，看是否有突然出现的一侧口眼歪斜、流涎、面瘫等

　　B.检查两只胳膊，检查是否存在肢体麻木、单侧肢体无力或无法抬起

　　C.聆听患者语言，观察其说话是否困难、含糊或不能言语

　　D.检查患者是否有心跳、呼吸

　　E.以上都不对

3.对于脑卒中患者的应急救护，不恰当的是（　　）

A.强行按压抽搐患者的肢体　　　　　　B.取出假牙并清理呕吐物

C.松开衣领，保持呼吸道通畅　　　　　D.保持室内空气流通并吸氧

E.将患者置于平卧位

4.对于疑似脑卒中患者伴有呕吐时，应采取的体位是（　　）

A.平卧，头稍抬高　　　　　　　　　　B.俯卧，头稍抬高

C.坐着，头前倾　　　　　　　　　　　D.平卧，头偏向一侧

E.以上都不对

5.关于脑卒中患者健康生活方式，描述错误的是（　　）

A.积极治疗高危原发疾病　　　　　　　B.戒烟限酒，控制体重

C.适当锻炼，保持良好心态　　　　　　D.自我监测身体状况，定期体检

E.高钠饮食，少食瓜果蔬菜

任务拓展

2006年5月20日，世界卫生组织总干事在执行公务时突发脑血栓（最常见的卒中类型），于22日凌晨去世，终年61岁。当日上午，第59届世界卫生大会在日内瓦开幕，大会全场默哀1分钟并休会半小时以表哀悼。

时隔多年，至2024年10月29日，我们迎来了第19个世界卒中日，主题为"体医融合，战胜卒中"。借此倡导大众提高卒中早期识别意识与技能，了解其预防、急救和康复知识，树立"运动是良医"的理念，践行科学运动和健康生活方式。

同学们学习完常见急症——脑卒中后，如何预防脑卒中，如何快速识别脑卒中？

项目四　糖尿病急症

学习目标

1.通过本项目的学习，掌握糖尿病急症发作的救护原则和注意事项；熟悉糖尿病急症的分类和发作时症状特点；了解糖尿病急症的危害。

2.能依据患者情况对不同类型糖尿病急症进行准确鉴别，具备对不同糖尿病急症患者开展合理应急救护的能力。

3.养成临危不乱、有条不紊的心理素质，培养大爱无疆、无私奉献的精神。

任务导入

患者，男性，48岁，销售经理，患糖尿病1年，近日远赴外地出差，随身携带药物胰岛素和血糖仪，于中午12：30在飞机上皮下注射普通胰岛素20单位，计划半小时下机后在机场就餐，却因遭遇突发情况飞机延误落地而未及时进餐，于是逐渐出现饥饿感、面色苍白、软弱无力、头晕、心悸、多汗、四肢发冷等表现。若此时，你刚好和患者乘坐同一航班，请为患者采取准确的应急救护措施。

任务分析

糖尿病是因胰岛素分泌绝对或相对不足以及靶组织对胰岛素敏感性降低，引起糖、蛋白质、脂肪、水和电解质代谢等一系列紊乱为主的全身性疾病，主要表现为多饮、多尿、多食和消瘦等"三多一少"症状。糖尿病已成为继心血管病、恶性肿瘤之后威胁人类健康的第三大慢性非传染性疾病，其高发病率，给社会和经济发展带来了沉重的负担。糖尿病急症主要包括糖尿病酮症酸中毒、高血糖高渗综合征、糖尿病乳酸酸中毒和低血糖症等。

一、糖尿病急症特点

1.**糖尿病酮症酸中毒**　糖尿病患者在治疗不当或饮食不规律、受到创伤或感染、合并心肌缺血或梗死等诱因的情况下容易发生，具有发病急、进展快的特点，其症状表现如下。

（1）糖尿病症状加重　如烦渴、尿量增多、疲倦乏力等，但无明显多食表现。

（2）呼吸系统症状　如因酸中毒使呼吸深而快，严重者呈快而深大的Kussmaul呼吸，呼出气体有丙酮味（烂苹果味）。

（3）消化系统症状　如食欲不振、恶心、呕吐、广泛剧烈腹痛，腹肌紧张，偶有反跳痛，常被误诊为急腹症。

（4）神经系统症状　可表现为头晕、头痛、烦躁，病情严重时可有反应迟钝、腱反射减退或消失、嗜睡和昏迷。

（5）其他症状　表现为皮肤弹性减退、黏膜干燥、眼球下陷，严重脱水可出现心率增快、血压下降、四肢厥冷等。

2.**高血糖高渗综合征**　是糖尿病急性代谢紊乱的一个临床类型，起病隐匿，病情进展相对缓慢，其发生与血钠明显增高、升糖激素和胰岛素抵抗、失水与脑细胞脱水等因素密切相关。在起病前数天表现为烦渴、多饮、多尿、疲倦乏力、头痛、嗜睡，持续数日，逐渐出现神经系统症状如局灶性抽搐、上肢拍击样震颤、偏盲和锥体束征阳性等，最终导致意识障碍，甚至昏迷。严重高血糖、高血浆渗透性和明显脱水为本症重要特征，患者由于严重失水可表现为口唇及口腔黏膜干燥、眼球凹陷、体重减轻、皮肤弹性差、脉搏细速、血压下降等。

3.糖尿病乳酸酸中毒 是糖尿病的急性并发症之一，死亡率较高，预后较差，与不合理应用双胍类降糖药、机体感染、患者心肾功能减退等因素有关。该急症的特点：起病较急，有深大呼吸、意识模糊、嗜睡、木僵、昏迷等症状，可伴有恶心、呕吐、腹痛。当血中乳酸≥5mmol/L，动脉血pH≤7.35可确诊为乳酸酸中毒，尤其对于口服双胍类药物的糖尿病患者，若出现严重酸中毒而血酮体无明显升高，应考虑本病的可能。

4.低血糖症 是糖尿病患者临床诊疗过程中的常见并发症，主要分为反应性低血糖和药物性低血糖，前者多发生在2型糖尿病早期或发病前，与胰岛素分泌高峰延迟有关，而后者则与降糖药物使用不当、饮食不规律等因素有关。低血糖症的临床表现缺乏特异性，个体间差异很大，特点如下。

（1）自主神经兴奋表现 如出汗、颤抖、心悸、焦虑、紧张、饥饿感、软弱无力、面色苍白、四肢发冷、脉搏快而饱满等。

（2）脑功能障碍表现 初期表现为精神不集中，思维和言语迟钝、头晕、嗜睡、视物不清、步态不稳，可有幻觉、躁动、易怒、行为怪异等精神症状，严重时有强直性惊厥、锥体束征阳性及昏迷表现等。

二、糖尿病急症应急救护原则

1.准确评估患者情况 置患者于安静平卧位，注意观察患者意识、体温和呼吸等情况，保持气道通畅。若患者为意识清醒状态，可询问患者有何不适症状，并详细记录患者情况。

2.检测患者血糖水平 对有糖尿病病史的患者出现糖尿病急症时，应该测试血糖水平，受过培训的救护员可以为患者进行血糖水平测定。

3.视情况协助患者补液或摄入糖类物质 补液治疗在糖尿病酮症酸中毒、高血糖高渗综合征、糖尿病乳酸酸中毒的急救治疗中十分重要，对于意识清醒患者，应鼓励主动饮水，协助饮用生理盐水，在没有生理盐水的情况下可以使用白开水代替，而昏迷患者，应用鼻饲补充温白开水，每次量200~300ml。对于低血糖症患者，鼓励或协助患者进食含糖食物或糖水。

4.及时送医救治 对于病情严重的糖尿病急症患者，应及时拨打急救电话，迅速护送患者至医院进一步救治。

三、糖尿病急症应急救护注意事项

1.注意鉴别不同类型糖尿病急症 糖尿病虽是一种慢性病，但其并发的急症具有起病急、进展快、危害性大的特点，且首诊误诊率较高，因此，对其进行临床救治时，尽早鉴别诊断和治疗干预是改善糖尿病急症预后的关键环节。

2.接受专业培训，掌握急救技能 救护员应掌握检测血糖和对糖尿病急症患者开展急救的专业技能，有意识的患者在救护员帮助下开展合理的自我治疗，若患者开始出现烦躁不安或意识障碍状态，进食或补液时应注意防止吸入性肺炎的发生。

3.开展糖尿病急症知识普及与健康管理 向糖尿病患者普及疾病知识，强调通过长期规范治疗可有效控制急症的发生，倡导患者：①定期监测血糖和检查糖化血红蛋白水平，掌握糖尿病急症的自我治疗技巧；②合理使用降糖药物，注意药物种类、服用剂量、使用频率，积极防范低血糖等不良反应发生；③均衡饮食，避免过多糖类、脂类物质摄入，控制体重，及时进餐，维持血糖平稳；④平时积极锻炼，保证充足的睡眠时间，保持良好心态。

▌▌▌ 任务实施 ▌▌▌

观察现场	积极沟通	评估病情	实施救护
1.观察并报告现场环境情况 2.实施救护时保障患者和自身安全	1.表明救护员身份 2.积极沟通病情并取得患者信任	结合患者描述和症状表现，准确评估患者病情	1.将患者置于适当体位 2.协助患者测定血糖 3.帮助患者进食糖类 4.开展送医救治和疾病知识科普教育

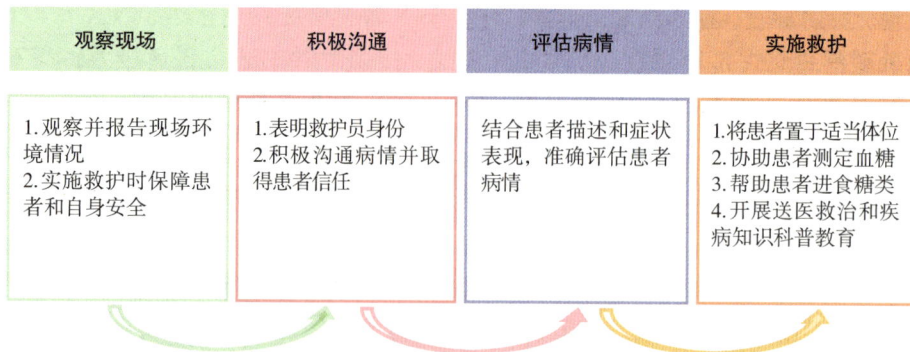

观察现场	有一名乘客在行驶的飞机上突发疾病，意识清醒，可进行简单交流，但开展急救处理的条件受限，不能迅速送医院进一步救治
积极沟通	在实施救护之前，应该耐心细致地与患者进行沟通，如说明自己的身份和来意，询问患者之前是否有相关疾病史和用药史，现在有何不适症状，有没有携带治疗药物，缓解患者焦虑情绪，并取得信任
评估病情	患者为一中年男性，患糖尿病1年，使用过胰岛素而未及时进餐，再结合患者逐渐出现饥饿感、面色苍白、软弱无力、头晕、心悸、多汗、四肢发冷等表现，判断患者为低血糖症
实施救护	将患者置于安静平卧位，注意观察患者意识、体温和呼吸等情况，保持气道通畅，并持续留意患者病情有无持续进展 鉴于患者随身携带了血糖仪，可协助患者进行血糖水平测定，进一步明确下一步的急救处理措施 鼓励或协助患者进食甜食或糖水，缓解患者因低血糖出现的不适症状 密切关注患者病情变化情况，若患者病情未好转应积极联系机组人员，待下机后将患者送至就近医院进一步诊治，若病情好转，可对该患者进行糖尿病急症知识科普，并开展健康生活方式教育，通过积极引导增强患者战胜病情的信心，并积极防治糖尿病急症发生

▌▌▌ 任务评价 ▌▌▌

糖尿病急症救护实操考核表

学员姓名：　　　　　　　　　　　身份证号：　　　　　　　　　　　班级：

考核项目	考核内容	分值	考核标准	得分
观察现场	观察评估现场环境	1	观察并评估现场环境情况	
积极沟通	表明身份和来意	1	表明救护员身份和帮助患者的来意	
	沟通交流，取得患者信任	1	积极沟通病情情况，并安慰患者	
评估病情	评估患者病情	1	结合患者疾病史和病情情况，判定患者为低血糖症	
实施救护	将患者置于适当体位	1	将患者置于安静平卧位，保持气道通畅	
	协助患者测定血糖	2	协助患者取出随身携带的血糖仪，得1分；帮助患者按照正确步骤进行血糖水平测定，得1分	
	帮助患者进食糖类物质，缓解低血糖症	2	鼓励或协助患者进食甜食或糖水，缓解患者因低血糖出现的不适症状	
	结合病情变化，进一步开展送医救治或疾病知识科普教育	1	密切关注患者病情变化情况，若患者病情未好转应积极联系机组人员，待下机后将患者送至就近医院进一步诊治，若病情好转，可对该患者进行糖尿病急症知识科普和健康教育	
合计得分		10		

备注：得分项目6分以上（含6分），本次考核为"合格"，否则为"不合格"。

得分项目：　　　分　　　　　　　　　　　考核结果：

考核老师（签名）：　　　　　　　　　　考核日期：

任务训练

1.下列不属于糖尿病典型症状的是（　　）

　　A.多食　　　　　　　　　B.多尿　　　　　　　　　C.消瘦

　　D.心悸　　　　　　　　　E.多饮

2.糖尿病急症不包括（　　）

　　A.高血糖高渗综合征　　　B.糖尿病乳酸酸中毒　　　C.糖尿病肾病

　　D.糖尿病酮症酸中毒　　　E.低血糖症

3.关于低血糖的急救处理措施，不正确的是（　　）

　　A.若患者为意识清醒状态，可询问患者有何不适症状，并详细记录患者情况

　　B.对于病情严重的低血糖症患者，应及时拨打急救电话送医救治

　　C.将患者置于安静平卧位，注意观察患者意识、体温和呼吸等情况，保持气道通畅

　　D.若患者随身携带了血糖仪，可协助患者进行血糖水平测定

　　E.对于轻度的低血糖症患者，应鼓励或协助患者服用随身携带的降糖药物

4.患者，男性，70岁，因"口齿不清1周，意识障碍2天"收治入院，有糖尿病史10年，入院后检查，血糖为34.7mmol/L，血浆渗透压为341mOsm/kg，尿酮结果阴性，患者最有可能被诊断为（　　）

　　A.低血糖症　　　　　　　B.糖尿病酮症酸中毒　　　C.高血糖高渗综合征

　　D.糖尿病脑病　　　　　　E.糖尿病乳酸酸中毒

5.患者，女性，45岁，身高156cm，体重75kg，多食、多尿2个月，检查发现尿糖（+++），随机血糖13.5mmol/L，被诊断为糖尿病，一直服用二甲双胍治疗，而近日出现呼吸加深加快、神志模糊、嗜睡症状，伴有恶心、呕吐、腹痛表现，该患者出现上述症状最可能的原因是（　　）

　　A.糖尿病乳酸酸中毒　　　B.糖尿病足　　　　　　　C.低血糖症

　　D.高血糖高渗综合征　　　E.糖尿病酮症酸中毒

任务拓展

　　患者，女性，39岁，有糖尿病史3年。近日并发肺炎，呼吸32次/分，心率108次/分，血压87/61mmHg，出现烦渴、尿量增多、疲倦乏力等症状，伴有恶心、呕吐表现，呼出气体有丙酮味（烂苹果味），意识模糊，尿酮呈强阳性。假设此刻你就在现场，基于你对糖尿病急症的了解，你会如何对该患者开展应急救护处理呢？

项目五　支气管哮喘

微课 3-5-1

学习目标

1.通过本项目的学习，掌握支气管哮喘发作的救护原则和操作注意事项；熟悉支气管哮喘急症发作时症状特点；了解治疗支气管哮喘的常用药物。

2.能依据患者症状正确判定病情，对支气管哮喘患者采取相应的应急救护措施。

3.能与患者有效沟通，尊重关心哮喘患者，具有护佑生命健康的责任意识。

任务导入

患者，男性，56岁，既往被诊断为支气管哮喘，随身携带药物沙丁胺醇气雾剂。近日在进行墙面油漆涂刷时突发胸闷、咳嗽、呼吸困难症状，稍有活动则出现喘息加重表现，伴有焦虑情绪，只能发单字表达。在患者去医院就诊前，请为患者采取准确的应急救护措施。

任务分析

支气管哮喘，简称哮喘，是一种由免疫性与非免疫性多重因素交织引发的慢性疾病，其主要特征为呼吸道炎症与气道高反应，同时具有可变的气流受限表现，随病程延长可导致气道重塑。

一、支气管哮喘急性发作常见临床表现

支气管哮喘急性发作时主要症状是伴有哮鸣音的喘息或呼气性呼吸困难，有些患者可能会合并胸闷、咳嗽、说话困难、大汗淋漓、焦虑不安等症状，具有反复发作性。哮鸣音是支气管哮喘发作的特征之一，一般情况下越响亮提示哮喘越严重，但危重患者反而会出现哮鸣音和双侧呼吸音消失的情况。

二、支气管哮喘应急救护原则

1.立即脱离过敏原　首要任务是确保患者身处通风良好的环境。帮助患者采取半卧位或坐位，身体略微前倾，以促进呼吸。松解紧身衣物，确保呼吸道畅通无阻。

2.给予氧气支持　在条件允许的情况下，立即采用鼻导管提供氧气，迅速纠正低氧状态。

3.使用缓解性药物（急救药物）　此类药物能够快速舒张支气管，缓解哮喘症状，应在必要时使用。常用药物包括沙丁胺醇吸入气雾剂、特布他林吸入剂等。使用方法：①深呼气至无法再呼出；②将吸入器置于口中，含住咬嘴，开始缓慢深吸气的同时按下药物释放按钮，持续吸入直至最大限度；③屏息至少10秒，如无不适可适当延长；④若需额外剂量，至少等待1分钟后重复上述步骤。

4.规律使用控制性药物　控制性药物通过抑制炎症反应来长期控制哮喘病情，需遵医嘱持续使用。药物种类涵盖吸入性糖皮质激素、长效 β_2 受体激动剂、缓释茶碱、白三烯受体阻断剂以及色甘酸钠等。

5.积极预防支气管哮喘急性发作　过敏原是诱发哮喘的重要原因之一，常见的过敏原包括花粉、油漆、尘螨以及特定食物（如鱼、虾、蛋、奶）和药物（如阿司匹林、某些抗生素）等。因此，采取积极措施，如识别并避免接触已知过敏原，结合预防性药物治疗，是有效控制和减少支气管哮喘发作

90

的关键策略。

三、支气管哮喘应急救护注意事项

1.**遵守安全转运原则** 在哮喘急性发作期间，切勿采用背送方式转移患者，此举可能限制患者胸廓运动，导致其呼吸困难急剧加重，乃至威胁生命安全。

2.**鉴别心源性哮喘与支气管哮喘** 心源性哮喘源于急性左心功能不全，表现为夜间喘息，常伴咳粉红色泡沫痰；而支气管哮喘则以呼气时间延长、广泛哮鸣音为特征，痰液多呈白色泡沫状。两者症状相似，但病因与治疗策略迥异，需仔细甄别。

3.**接受专业培训，掌握急救技能** 救护人员需接受专项培训，掌握识别支气管哮喘症状的能力，并熟练使用哮喘吸入器，以确保在紧急情况下能够迅速、有效地提供援助。

4.**开展哮喘知识普及与健康管理** 向哮喘患者普及疾病知识，强调通过长期规范治疗可有效控制病情，改善生活质量，倡导患者：①减少过敏原接触，尤其在春季和冬季，限制户外活动；②避免使用可能诱发哮喘的药物；③积极锻炼，均衡饮食，避免辛辣刺激食品，保持良好心态；④学会自我监测病情，掌握基础的紧急自我处理技巧。

5.**采取吸入治疗后的清洁措施** 使用吸入性糖皮质激素后，务必彻底漱口，以清除口腔及咽喉部位可能残留的药物，预防声音嘶哑及白假丝酵母菌感染等不良反应的发生。

任务实施

观察现场	积极沟通	评估病情	实施救护
1.观察并报告现场环境情况 2.实施救护时保障患者和自身安全	1.表明救护员身份 2.积极沟通病情并安慰患者	结合患者描述和症状表现，准确评估患者病情	1.转移患者，使其保持适当体位 2.协助患者正确使用药物 3.观察病情变化，及时送医救治 4.开展疾病知识科普和健康教育

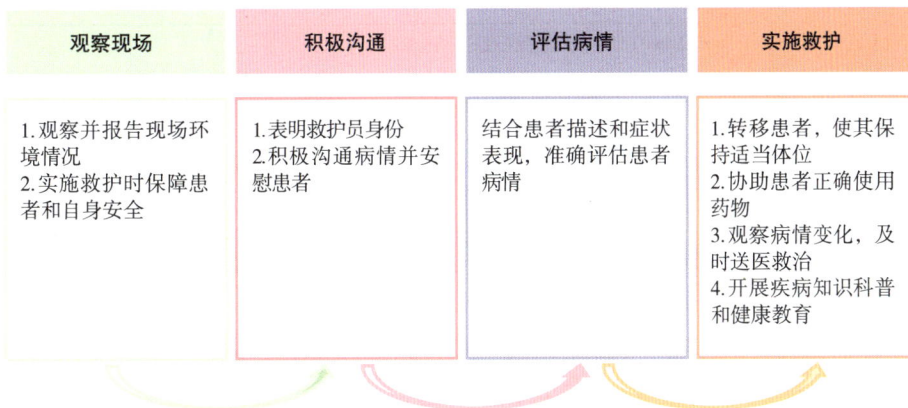

观察现场	有一名患者突发疾病，面容痛苦，需要帮助。现场为患者工作环境，有油漆等过敏原存在，存在一定的安全隐患，积极做好自我防护
积极沟通	患者伴有焦虑情绪，只能发单字表达，在实施救护之前，应该耐心细致地与患者进行沟通，如说明自己的身份和求意，询问患者之前是否有相关疾病及相用药史，有没有携带治疗药物，缓解患者焦虑情绪，以取得信任
评估病情	患者为一中年男性，既往被诊断为支气管哮喘，无用药史。再结合患者突发胸闷、咳嗽、呼吸困难，稍有活动则出现喘息加重的症状，判定患者为支气管哮喘急性发作，且严重程度为重度。患者随身携带着药物沙丁胺醇气雾剂吸入剂，但因病情严重无法自行用药和就医
实施救护	将患者移至空气流通的环境，远离有油漆的工作环境，减少和过敏原的接触，防止病情恶化 让患者保持半卧位或者坐位，身体略向前倾，松开衣物，保持气道通畅。如有条件可给予吸氧 取出患者携带的药物沙丁胺醇气雾剂，并熟读药物使用说明书，协助患者正确使用随身携带的药物沙丁胺醇气雾剂。具体做法：首先打开吸入剂外盖，轻推滑动杆后听到"咔嚓"声音，代表一吸药物的量已经准备好，其次让患者在吸药前缓慢呼气至最大量后将喷口放入口内，双唇含住喷口，经口慢慢吸气，吸气至最大量。然后让患者再屏气10秒钟左右，再缓慢呼气。若患者随身携带或环境中有饮用水或自来水时，让患者用水漱口2～3次 密切关注患者病情变化情况，并积极联系患者家属或将患者送至就近医院进一步诊治 对哮喘患者进行疾病知识科普，并开展健康生活方式教育，通过积极引导增强患者战胜病情的信心

任务评价

支气管哮喘急性发作救护实操考核表

学员姓名：   身份证号：   班级：

考核项目	考核内容	分值	考核标准	得分
观察现场	观察环境	0.5	观察并报告环境情况	
	自我防护	0.5	戴手套或口述已做好自我防护	
积极沟通	表明身份和来意	1	表明救护员身份和帮助患者的来意	
	沟通交流，安慰患者	1	积极沟通病情情况，并安慰患者	
评估病情	评估患者病情	1	判定患者为支气管哮喘急性发作，且严重程度为重度	
实施救护	转移患者	1	将患者移至空气流通的环境，远离油漆	
	将患者置于适当体位	1	让患者保持半卧位或者坐位，保持呼吸道通畅	
	协助患者使用药物	2	取出患者携带的药物沙丁胺醇气雾剂，并熟读药物使用说明书，得1分；准确协助患者正确使用随身携带的药物沙丁胺醇气雾剂，得1分	
	观察病情变化，送医救治	1	密切关注患者病情变化情况，并积极联系患者家属或将患者送至就近医院进一步诊治	
	开展疾病知识科普和健康教育	1	对哮喘患者进行疾病知识科普，并开展健康生活方式教育，通过积极引导增强患者战胜病情的信心	
合计得分		10		

备注：得分项目6分以上（含6分），本次考核为"合格"，否则为"不合格"。

得分项目：   分   考核结果：

考核老师（签名）：   考核日期：

任务训练

1.下列不属于支气管哮喘急性发作时主要症状的是（   ）
  A.咳嗽   B.胸闷   C.伴有哮鸣音的喘息
  D.咳粉红色泡沫痰   E.呼气性呼吸困难

2.治疗支气管哮喘的药物不包括（   ）
  A.β₂受体激动剂   B.色甘酸钠   C.白三烯受体阻断剂
  D.吸入性糖皮质激素 E.组胺受体阻断剂

3.下列不属于引起支气管哮喘发作时常见过敏原的是（   ）
  A.鱼虾   B.油漆   C.大米
  D.花粉   E.尘螨

4.支气管哮喘急性发作时适合选择的治疗药物是（   ）
  A.麻黄碱   B.孟鲁司特   C.阿托品
  D.特布他林   E.色甘酸钠

5.关于哮喘知识普及与健康管理，描述错误的是（   ）
  A.避免使用可能诱发哮喘的药物
  B.减少过敏原接触，尤其在夏季和秋季，限制户外活动
  C.积极锻炼，保持良好心态
  D.均衡饮食，避免辛辣刺激食品
  E.学会自我监测病情，掌握基础的紧急自我处理技巧

答案解析

任务拓展

在国产悬疑剧《隐秘的角落》中，角色"普普"是一位饱受支气管哮喘困扰的小女孩，她长期生活在不稳定的状态下，辗转于风餐露宿之中，未曾接受过正规的哮喘治疗，导致病情日渐恶化。剧情转折点发生在她被安置于一间养有小猫的居所，在一次偶然的追逐猫咪的过程中，她的气道因外界刺激而急性发作，随即陷入严重的呼吸困难。假设此刻你就在现场，基于你对支气管哮喘的了解，你会如何对普普开展应急救护处理呢？

项目六　癫　痫

学习目标

　　1.通过本项目的学习，掌握癫痫发作的救护原则和操作注意事项；熟悉癫痫急症发作时的症状特点和常用治疗药物；了解癫痫的分类和主要发作类型。

　　2.能依据患者症状正确判定病情，具备对癫痫急性发作患者开展应急救护的能力。

　　3.养成临危不乱、反应迅速的心理素质，培养关爱患者、乐于助人的精神。

任务导入

　　患者，女性，37岁，5年前被诊断为癫痫。今日早晨在去菜市场买菜的路上，突然尖叫一声，意识丧失，跌倒在地，面部朝下，四肢抽搐，口吐白沫，发作已持续半分钟。若此时，你刚好就在患者旁边，目击了患者疾病发作，在患者被送医救治前，请为患者采取准确的应急救护措施。

任务分析

　　癫痫俗称为"羊角风""羊癫疯"，是由脑组织局部病灶神经元异常高频放电，并向周围扩散，导致大脑功能短暂失调的综合征。癫痫主要特征为突发性、反复性和短暂性的运动、感觉、意识或精神障碍。按病因不同，可将其分为原发性癫痫和继发性癫痫两种，前者与遗传等因素有一定关系，后者常因脑部外伤、感染、肿瘤、发育异常、中毒、脑血管疾病或代谢异常等引起。

一、癫痫发作类型和常用治疗药物

　　癫痫可分为部分性发作和全身性发作，目前防治癫痫发作的主要方法是长期服用抗癫痫药，不同类型癫痫发作特征和常用治疗药物见表6-1。

表 6-1　不同类型癫痫发作特征和常用治疗药物

分类	主要发作类型	临床发作特征	临床常用药物
部分性发作	单纯部分性发作	一侧肢体或某肌群痉挛、抽搐或特定部位感觉异常，无意识障碍，持续20～60秒	苯妥英钠、卡马西平、苯巴比妥等
	复杂部分性发作	以精神症状为主，出现无意识运动，如摇动、唇抽动，持续0.5～2分钟	卡马西平、苯妥英钠、丙戊酸钠、扑米酮等
全身性发作	强直-阵挛性发作（大发作）	突然意识丧失、倒地、全身强直-阵挛性抽搐、面色青紫、口吐白沫，持续数分钟	苯妥英钠、卡马西平、苯巴比妥、丙戊酸钠等
	失神性发作（小发作）	多见于儿童，表现为短暂而突发的意识丧失、知觉丧失、动作和语言中断、不倒地、无抽搐，一般持续5～30秒后迅速恢复	氯硝西泮、丙戊酸钠、拉莫三嗪等
	肌阵挛性发作	表现为部分肌群短暂休克样抽动（约1秒）	糖皮质激素、丙戊酸钠、氯硝西泮等
	癫痫持续状态	通常指大发作持续状态，患者反复抽搐、持续昏迷	地西泮、劳拉西泮、苯妥英钠、苯巴比妥等

二、癫痫发作应急救护原则

1.观察患者发作症状，准确评估患者病情 发现有患者癫痫发作时，应保持镇定、理清思路，对患者意识、生命体征、四肢状态、瞳孔大小等情况进行仔细观察，依据患者症状表现，准确判定患者癫痫发作的类型，做好患者病情评估。

2.带患者脱离危险环境，远离刺激因素 观察环境情况，若患者癫痫发作时处在车内、马路、水源、火源边等危险环境中，会进一步影响患者的生命安全，应迅速结合病情和环境情况，将患者转移至安全地带，搬运过程中注意保护好患者。若患者癫痫大发作期出现全身僵直、痉挛表现，应避免强行搬运，以免造成骨折，症状稍有缓解后再小心移至安全地带继续施救。有些患者在某种特定条件或遇到某些刺激时开始发作，如闪光、外耳道刺激、情绪激动等，应明确发作诱因，并尽快远离，以后要尽量避免再次接触。

3.让患者处于合适体位，保持呼吸道通畅 发现患者癫痫发作时，应立即抱住或扶住患者以免摔伤，随后慢慢放平，将患者放到地板或平面上有依靠的位置。对于已摔倒在地的患者，应检查有无外伤，如有外伤，应根据具体情况进行处理。对于已经摔倒且面部着地的患者，应立即将患者翻身。将患者置于平地后，有条件者可在其头底下放置软物，防止患者因强烈的抽搐撞伤头部。让患者处于侧卧位或仰卧位，头偏向一侧，清除口腔内的分泌物，尽快解开衣领、袖口、腰带，保持呼吸道通畅，如有条件予以吸氧。当癫痫发作刚开始，若患者还未出现牙关紧闭的情况时，应尽快利用身边可用之物在患者的上、下牙之间垫上阻挡物，如软的毛巾或纱布，可在一定程度上避免患者因出现短暂性意识丧失而咬伤舌部。若患者发作时处于牙关紧闭状态，则不应强行撬开或在患者牙齿之间放置任何物品。

4.评估患者气道情况，给予相应心理支持 当患者癫痫发作结束后，再次对患者的呼吸状态、瞳孔、脉搏等进行检查，抽去牙齿之间的垫塞物，保持头偏向一侧或侧卧，使唾液和呕吐物流出，避免窒息，并给予相应心理支持，譬如尽心陪伴患者、注意给患者保暖、保持周围环境安静等。患者醒后，常感到头痛和全身酸软，除先兆症状外对发病过程没有记忆，不要描述患者倒地抽搐时的具体情节，以免增加患者思想压力。

5.及时拨打急救电话，将患者就近送医诊治 密切关注患者病情变化情况，若出现病情加重等紧急状况，应及时拨打急救电话，将患者送往就近医院诊治，将患者情况详细告知急救人员，以帮助急救人员作出准确判断，积极治疗，防止复发。

三、癫痫发作应急救护注意事项

1.保持冷静，注意观察患者症状 发现有人突发急症时，切勿惊慌失措，注意观察患者是否有以下症状：异常感觉或感受，如幻视（癫痫发作先兆）；呼吸不规则或无呼吸；流口水；两眼上翻；肢体僵硬；突发、不可控制、节律性肌肉收缩（抽搐）；反应迟钝；大小便失禁等，详细记录以便准确评估患者病情。

2.接受专业培训，掌握急救技能 癫痫发作中，为避免使患者再受刺激，不应采取指掐人中穴、用凉水冲浇患者等方法救治。对于牙关紧闭患者，不应强行撬开，否则造成患者的牙齿松动脱落。患者抽搐时，肌张力增高，不可强行用力按压肢体，以免造成骨折及脱臼，更不要强行给其喂水、喂食、灌药，以免发生呛咳或窒息，加重病情。

3.若遇紧急情况，立即呼叫急救医疗服务系统 如果出现以下紧急情况，立即呼叫急救医疗服务系统：疾病发作时间超过5分钟或反复发作；疾病发作期间导致外伤；发作患者为特殊人群如孕妇或高龄老人；患者没有恢复知觉；患者在此之前从未发作过；发现任何危及生命的情况。

4.积极宣教，开展癫痫知识普及与健康管理　向癫痫患者及家属普及疾病知识，强调通过长期规范治疗可有效控制病情，改善生活质量，倡导患者：①掌握预防癫痫发作的基本常识，如保持情绪稳定，生活有规律，避免暴怒暴喜、不良的精神刺激、过度劳累、过度换气、暴饮暴食以及受凉感冒等，同时，还要避免从事一些危险行业，如高空作业、驾驶行业、水面和炉火旁工作，以免癫痫发作时出现意外；②按医嘱规律性地服用抗癫痫药物，切忌擅自减量或停服，还应了解抗癫痫药物的常见不良反应，如丙戊酸钠可导致嗜睡、肥胖等；卡马西平可导致头晕、皮疹等；苯妥英钠可导致牙龈增生、面容粗糙；应注意定期复查血常规和肝、肾功能；③告知患者应随身携带个人身份信息卡，注明本人的一些相关信息，包括姓名、住址、家属联系电话、所患疾病及急救护理方法，以便在癫痫发作时给予正确的救助和联系家属；④学会自我识别癫痫先兆，掌握基础的紧急自我处理技巧。某些患者在癫痫发作前可能出现幻觉、错觉、自动症或局部肌肉痉挛等先兆症状，在预感癫痫发作时，应在确保环境安全的前提下躺下或坐下，尽快避开公路、明火、高空等危险境地，防止发生意外。

▎▎▎▎▎**任务实施**▎▎▎

观察现场	评估病情	实施救护	关注患者
1.观察并报告环境情况 2.实施救护时保障患者和自身安全	结合患者描述和症状表现，准确评估患者病情	1.转移患者置于安全地带 2.防止患者撞伤头部 3.将患者置于适当体位 4.保持呼吸道通畅 5.防止患者咬伤舌部	1.评估患者气道情况 2.给予患者心理支持 3.关注病情变化，及时送医救治

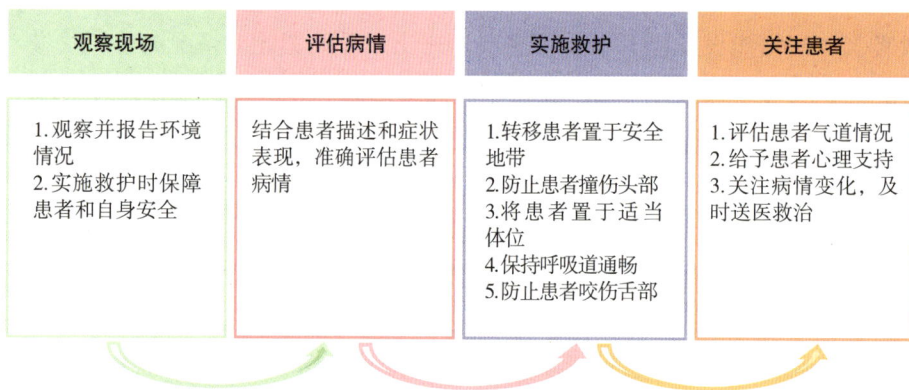

观察现场	有一名患者晕倒在地，需要帮助。现场为去往菜市场的大马路上，有大量车辆经过，存在一定的安全隐患，实施救护时保障患者和自身安全
评估病情	患者为一中年女性，有癫痫病史。再结合患者意识丧失，跌倒在地，面部朝下，四肢抽搐，口吐白沫，发作已持续半分钟，判定患者为癫痫大发作，并密切患者后续病情情况，排除是否为癫痫持续状态
实施救护	结合患者病情和环境情况冷静处理，鉴于患者已经跌倒在地且面部朝下，立即将患者翻身，并检查有无外伤，如有外伤，应根据具体情况进行处理，若无外伤可连同其他救护人员将患者转移至环境安全地带，搬运过程中注意保护好患者，以免跌落再次受伤 将患者置于平地后，有条件者可在其头底下放置软物，可防止患者因强烈的抽搐撞伤头部 让患者处于侧卧位或仰卧位，头偏向一侧，清除口腔内的分泌物，尽快解开衣领、袖口、腰带，保持呼吸道通畅，如有条件予以吸氧 判断患者是否出现牙关紧闭情况，若患者发作时处于牙关紧闭状态，则不应强行撬开或在患者牙齿之间放置任何东西；若还未出现牙关紧闭情况，应尽快利用身边可用之物在患者的上、下牙之间垫上阻挡物，如软的毛巾或纱布，可在一定程度上避免患者因出现短暂性意识丧失而咬伤舌部
关注患者	当患者癫痫发作结束后，再次对患者的呼吸状态、瞳孔、脉搏等进行检查，抽去牙齿之间的垫塞物，保持头偏向一侧或侧卧，使唾液和呕吐物流出，避免窒息 尽心陪伴患者，注意给患者保暖，并保持周围环境安静 密切关注患者病情变化情况，及时拨打急救电话，将患者送往就近医院诊治，将患者情况详细告知急救人员，以帮助其作出准确判断，积极治疗，防止复发

任务评价

癫痫发作救护实操考核表

学员姓名：　　　　　　　　　　身份证号：　　　　　　　　　　班级：

考核项目	考核内容	分值	考核标准	得分
观察现场	观察环境	0.5	观察并报告环境情况	
	保障安全	0.5	实施救护时保障患者和自身安全	
评估病情	评估患者病情	1	判定患者为癫痫大发作，得0.5分；密切患者后续病情情况，排除是否为癫痫持续状态，得0.5分	
实施救护	转移患者置安全地带	2	将患者翻身，并检查有无外伤，如有外伤，应根据具体情况进行处理，得1分；若无外伤可连同其他救护人员将患者转移至环境安全地带，搬运过程中注意保护好患者，以免跌落再次受伤，得1分	
	防止患者撞伤头部	0.5	在其头底下放置软物，防止患者因强烈的抽搐撞伤头部	
	将患者置于适当体位	0.5	让患者处于侧卧位或仰卧位	
	保持呼吸道通畅	1	头偏向一侧，清除口腔内的分泌物，得0.5分；尽快解开衣领、袖口、腰带，保持呼吸道通畅，得0.5分	
	防止患者咬伤舌部	1	在患者未出现牙关紧闭时，利用身边可用之物，在的上、下牙之间垫上阻挡	
关注患者	评估患者气道情况	1	当患者癫痫发作结束后，抽去牙齿之间的垫塞物，保持头偏向一侧或侧卧，使唾液和呕吐物流出，避免窒息	
	给予患者心理支持	1	尽心陪伴患者，注意给患者保暖，并保持周围环境安静	
	关注病情变化并送医救治	1	密切关注患者病情变化情况，及时拨打急救电话，将患者送往就近医院诊治	
合计得分			10	

备注：得分项目6分以上（含6分），本次考核为"合格"，否则为"不合格"。

得分项目：　　分　　　　　　　　　　　　考核结果：

考核老师（签名）：　　　　　　　　　　　考核日期：

答案解析

任务训练

1. 下列不属于癫痫全身性发作类型的是（　　）

　A. 肌阵挛性发作　　　　　B. 复杂部分性发作　　　　　C. 强直-阵挛性发作

　D. 失神性发作　　　　　　E. 癫痫持续状态

2. 可用于治疗癫痫持续状态的药物是（　　）

　A. 水合氯醛　　　　　　　B. 卡马西平　　　　　　　C. 丙戊酸钠

　D. 扑米酮　　　　　　　　E. 地西泮

3. 下列不属于癫痫急症应急救护原则的是（　　）

　A. 带患者脱离危险环境，远离刺激因素

　B. 观察患者发作症状，准确评估患者病情

　C. 让患者处于俯卧位，轻拍患者让其尽快苏醒

　D. 评估患者气道情况，给予相应心理支持

　E. 及时拨打急救电话，将患者就近送医诊治

4.关于癫痫急症应急救护时的注意事项，描述正确的是（　　）

A.癫痫急性发作时，按压患者肢体，减轻患者抽搐症状

B.采取指掐人中穴方式让患者尽快恢复意识

C.患者癫痫急性发作时给患者及时喂药，以缓解患者发作症状

D.在患者头底下放置软物，防止其因强烈的抽搐撞伤头部

E.对于牙关紧闭患者，为防止其咬伤舌头，应撬开患者牙齿后垫上阻挡物

5.关于癫痫知识普及与健康管理，描述错误的是（　　）

A.癫痫发作时服用抗癫痫药物，病情好转后及时停用药物

B.保持情绪稳定，生活有规律，避免暴怒暴喜、不良的精神刺激

C.学会自我识别癫痫先兆，掌握基础的紧急自我处理技巧

D.避免从事一些危险行业如高空作业、驾驶行业，以免癫痫发作时出现意外

E.随身携带个人身份信息卡，以便于癫痫发作时给予正确的救助和联系家属

▌▌▌任务拓展▌▌▌

　　新闻报道有考生在高考过程中癫痫发病，浑身抽搐，口吐白沫。为了防止意识不清的学生咬伤自己，监考老师来不及找东西，赶紧将双手塞进了他嘴里，被咬了近3分钟，双手几乎没了知觉，满手鲜血。约5分钟后，考生恢复意识，又继续考试。老师将手指塞入癫痫发作者口内的急救方式是否正确呢？假设此刻你就在现场，基于你对癫痫的了解，你会如何对该考生开展应急救护处理呢？

项目七　意识障碍

PPT

微课 3-7-1

学习目标

1.通过本项目的学习，掌握意识障碍患者的应急救护原则及操作规范；熟悉意识障碍的临床表现及病因，了解意识障碍分级标准。

2.具有快速评估意识障碍程度并分级处置的能力。

3.树立"先救命、后辨因"的急救理念，培养"尊重生命、保护隐私"的人文素质。

任务导入

患者，男性，48岁，既往被诊断为肝性脑病。近日与家人在野外露营时被发现跌倒在河边上，意识障碍，呼之不应，患者皮肤黏膜出现黄染现象，呼出的气体有肝腥味。假设此刻你正路过，你会如何对患者采取准确的应急救护措施呢？

任务分析

意识障碍是日常生活中十分常见的急症之一。意识是机体对自己和外周环境的感知，并能对内外环境的刺激作出有意义的应答，这种应答能力减退或消失会产生不同程度的意识障碍。

一、意识障碍分级

意识障碍主要包括觉醒度改变和意识内容改变。

1.以觉醒度改变为主的意识障碍　可分为三级。

Ⅰ级为患者处于嗜睡状态：即持续的睡眠，但能被唤醒，并能作出语言和动作的反应，停止刺激后又继续入睡。

Ⅱ级为患者处于昏睡状态：需要较强的刺激才能唤醒，醒后反应迟钝，应答含糊且不完全，刺激停止后立即进入睡眠。

Ⅲ级为患者处于昏迷状态：是最严重的意识障碍，外界任何刺激均不能唤醒。

昏迷按照其严重程度又可分为轻度昏迷、中度昏迷和重度昏迷。

（1）轻度昏迷　意识完全丧失了，还有较少的无意识自发动作。对于周围事物和声音、光等刺激完全没有反应，对强烈刺激如疼痛等可以有回避动作和痛苦表情，但不能觉醒。吞咽反射、咳嗽反射、角膜反射和瞳孔对光反射仍存在；生命体征无明显改变，呼吸、心率、血压等生命体征平稳。

（2）中度昏迷　对外界正常刺激均无反应，自发运动较少。强烈刺激的防御反射、角膜反射、瞳孔对光反射减弱、大小便潴留或失禁。这时生命体征发生了变化。

（3）重度昏迷　患者对外界各种刺激均无反应，全身肌肉松弛，无自主运动。眼球固定，瞳孔散大，各种反射消失，大小便多出现失禁。生命体征发生了明显变化，可出现呼吸不规则、血压或有下降等症状。

2.以意识内容改变为主的意识障碍　包括意识模糊和谵妄状态。

（1）意识模糊　患者表现为注意力减退，定向障碍，情感淡漠，随意活动减少，言语不连贯，嗜睡，对声、光、疼痛等刺激能表现出简单的动作反应。

99

（2）谵妄状态　患者表现为意识模糊，定向力丧失，感觉错乱（幻觉、错觉），躁动不安，言语错乱。

二、意识障碍急症发作症状及病因

患者在出现意识障碍时，常常伴随一系列症状，这些伴随症状为判断病因及应急救护提供重要线索。

1.**剧烈头痛**　常见于高血压急症、脑出血、蛛网膜下腔出血、颅内感染、颅脑外伤等，尤其以蛛网膜下腔出血时头痛最为严重。

2.**高热**　常见于感染性或炎症性疾病、中暑或中枢性高热（如脑干或下丘脑出血等病变）、化学中毒、甲状腺危象等。

3.**低温**　多见于低血糖、休克、冻伤或镇静药物中毒等。

4.**皮肤黏膜改变**　黄染现象可能是肝性脑病（肝性昏迷）或药物中毒的表现；皮肤发绀多为心肺疾病或其他情况如中毒、休克等引起的缺氧所导致的；瘀点或瘀斑多见于脓毒症、流行性脑脊髓膜炎、血液病等；皮肤潮红见于感染性疾病及酒精中毒；一氧化碳中毒皮肤呈樱桃红色。

5.**精神症状**　多出现于颅脑外伤、颅内感染和癫痫等疾病。

6.**抽搐**　需注意脑外伤、颅内疾病、癫痫、药物中毒、低血糖等，其中颅内疾病以脑血管意外较为多见。

7.**呕吐**　呕吐伴头痛多见于高血压急症、卒中（脑出血较为常见）等，药物中毒、中暑、糖尿病急症（高血糖、糖尿病酮症酸中毒）等也可致呕吐发生。

8.**特殊气味**　检查呼出的气体有无特殊气味：烂苹果味见于糖尿病酮症酸中毒，肝腥味见于肝性脑病，大蒜味见于有机磷农药中毒，氨味则考虑尿毒症。

三、意识障碍发作应急救护原则

（1）评估周围环境，及时将患者转移至安全环境，保证患者和自身的安全。

（2）确保患者呼吸道通畅，避免颈部或背部弯曲，清除口腔异物，如有呕吐要将头偏向一侧，以避免误吸或窒息。

（3）重点观察并评估患者的呼吸、体温、血压、脉搏等生命体征，对于无意识、无呼吸（或叹息样呼吸），要及时进行心肺复苏。

（4）积极处理合并症，如有外伤等引起出血，应早期采取止血措施。

（5）拨打急救电话，迅速将患者送达就近医院进行救治。

四、意识障碍发作应急救护注意事项

（1）突发意识丧失可因心搏骤停、休克、低血糖、头部损伤、电击伤等病因引起；意识丧失逐渐出现是由中毒、高血糖、卒中等原因引起。

（2）突发意识丧失可能导致跌倒受伤、昏迷和气道梗阻。在此种情况下，需将患者放置在复原体位，开放气道并保持通畅。

（3）现场对意识障碍的判断救护不可能做到面面俱到，要重点观察患者的呼吸、体温、血压、脉搏等生命体征，还要特别检查患者有无头颅外伤、皮肤黏膜改变及呼出的气体是否有特殊气味。

（4）对意识障碍患者的搬运要保持脊柱没有旋转或折弯，防止损伤加重，不要无目的地搬运患者，这对外伤引起意识障碍的患者尤为重要。

任务实施

观察现场	积极沟通	评估病情	实施救护
1.评估环境安全，做好自身防护 2.评估患者情况	表明身份和救助来意，积极沟通病情，安慰患者及家属	根据家属描述和患者症状，准确评估病情	1.转移患者至安全地点，并调整至适当体位 2.评估生命体征和可能的合并症，实施相应急救措施 3.持续观察病情变化，及时送医救治

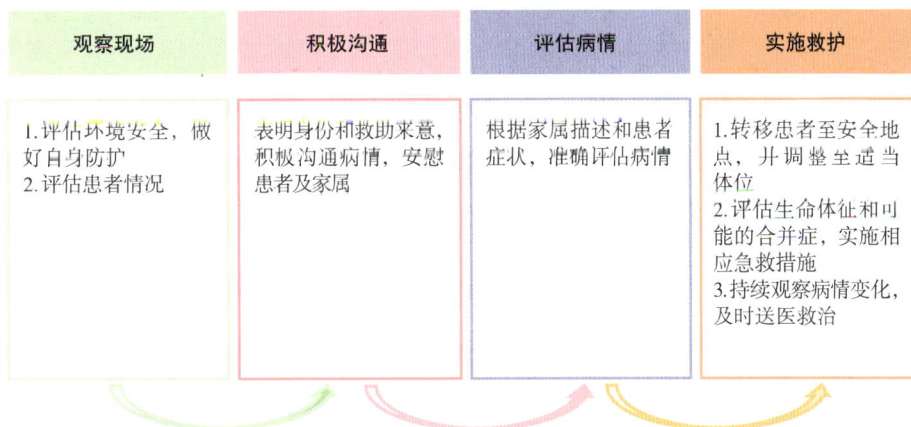

观察现场	有一名患者突发疾病，倒在河边，需要帮助。现场为患者处在野外河边，存在一定的安全隐患，需将患者转移至安全地方，积极做好防护
积极沟通	患者昏倒在河边，在实施救护之前，应该耐心细致地与患者家属进行沟通，如说明自己的身份和来意，询问患者家属之前是否有相关疾病史和用药史，有没有携带治疗药物，缓解患者家属焦虑情绪，并取得家属的信任
评估病情	患者为一中年男性，跌倒在河边，无明显的外伤，既往被诊断为肝性脑病。再结合患者突发意识障碍，呼之不应，皮肤黏膜出现黄染现象，呼出的气体有肝腥味，判定患者为肝性脑病急性发作。患者对于周围事物和声音完全没有反应，不能觉醒，若生命体征平稳，则为轻度昏迷；若生命体征发生变化，为中度昏迷；生命体征发生了明显变化，则为重度昏迷
实施救护	将患者移至安全的环境，远离河边环境，减少或避免不必要的安全隐患，搬运应保持脊柱没有旋转或折弯，避免颈部或背部弯曲 确保患者呼吸道通畅。让患者平卧头侧位或侧卧位，开放气道，如有呕吐要将头偏向一侧，清除口腔异物 检查患者的呼吸、体温、脉搏等生命体征，如果患者无呼吸（或叹息样呼吸），对患者进行心肺复苏 检查患者突发意识障碍跌倒时有无外伤，如有外伤等引起出血，迅速进行止血措施 积极寻求周围人帮助，拨打急救电话，迅速将患者送达就近医院进行急救

任务评价

意识障碍急症救护实操考核表

学员姓名：　　　　　　　　　　身份证号：　　　　　　　　　　班级：

考核项目	考核内容	分值	考核标准	得分
观察现场	观察环境	0.5	观察并报告环境情况	
	自我防护	0.5	戴手套或口述已做好自我防护	
积极沟通	表明身份和来意	1	表明救护员身份和帮助患者的来意	
	沟通交流，安慰患者及家属	1	积极沟通病情情况，并安慰患者及家属	
评估病情	评估患者病情	1	判定患者为肝性脑病引起的意识障碍急性发作，严重程度为轻度	
实施救护	转移患者	2	将患者移至安全的环境，减少避免不必要安全隐患，得1分；搬运应保持脊柱没有旋转或折弯，避免颈部或背部弯曲，得1分	
	将患者置于适当体位	1	让患者平卧头侧位或侧卧位，开放气道，检查口腔，如有呕吐要将头偏向一侧，清除口腔异物保持呼吸道通畅	
	评估生命体征，采取适宜措施	1	检查患者的呼吸、体温、脉搏等生命体征，如果患者无呼吸（或叹息样呼吸），对患者进行心肺复苏	

续表

考核项目	考核内容	分值	考核标准	得分
实施救护	检查合并症，采取适宜措施	1	检查患者突发意识障碍跌倒时有无外伤，如有外伤等引起出血，迅速进行止血措施	
	观察病情变化，送医救治	1	密切关注患者病情变化情况，将患者送至就近医院进一步诊治	
合计得分			10	

备注：得分项目6分以上（含6分），本次考核为"合格"，否则为"不合格"。

得分项目：　　分　　　　　　　　　　　考核结果：

考核老师（签名）：　　　　　　　　　　考核日期：

任务训练

1.属于最轻的意识障碍（　　）

    A.意识模糊 　　　　　　　B.嗜睡 　　　　　　　C.昏睡

    D.昏迷 　　　　　　　　　E.谵妄

2.患者意识活动丧失，对外界各种刺激或自身内部的需要不能感知，可有无意识的活动，任何刺激均不能唤醒，提示患者的意识状态为（　　）

    A.嗜睡 　　　　　　　　　B.昏睡 　　　　　　　C.昏迷

    D.意识模糊 　　　　　　　E.谵妄

3.意识障碍伴有皮肤黏膜黄染现象提示（　　）

    A.肝性脑病 　　　　　　　B.有机磷杀虫药中毒 　　C.一氧化碳中毒

    D.酒精中毒 　　　　　　　E.癫痫

4.内分泌与代谢障碍导致的意识障碍见于（　　）

    A.安眠药 　　　　　　　　B.糖尿病酮症酸中毒 　　C.脑出血

    D.颅骨骨折 　　　　　　　E.中暑

5.下列关于意识障碍应急救护的措施，错误的是（　　）

    A.搬运时脊柱可以旋转或折弯，避免颈部弯曲

    B.让患者平卧头侧位或侧卧位，开放气道

    C.如有呕吐，要将头偏向一侧，清除口腔异物，保持呼吸道通畅

    D.检查患者的呼吸、体温、脉搏等生命体征，如果患者叹息样呼吸，对患者进行心肺复苏

    E.有外伤等引起出血，迅速进行止血措施

任务拓展

    王大爷，78岁，患有2型糖尿病多年，长期服用降糖药，但不能规范性服用降糖药，且饮食不注意。某天晚饭后王大爷像往常一样散步，突然恶心、呕吐、腹痛、乏力等症状，伴有呼吸深快，呼气中有烂苹果味，出现意识障碍，昏倒在地上。如果此刻你就在现场，你会如何对王大爷进行应急救护处理呢？

答案解析

项目八　急性腹痛

学习目标

1.通过本项目的学习，掌握急性腹痛的急救核心步骤、患者体位摆放要求、禁食原则及止痛处理要点；熟悉急性腹痛的发病机制、常见病因及典型临床表现；了解不同类型腹痛的临床特点及其处理方案的差异性。

2.具备快速准确评估急性腹痛病情的能力，能够持续监测患者生命体征并及时调整救治措施。

3.树立"人文关怀、疼痛管理"的服务理念；培养"沟通安抚、心理支持"的职业素质。

任务导入

在一场家庭聚餐中，一位女子突然捂住腹部，表情痛苦，随即面色苍白、大汗淋漓，身体不自觉地蜷缩起来，脉搏也加快。从这些症状判断，她疑似处于急性腹痛状态。此时，在救护车赶来之前，现场人员急需迅速采取正确急救措施，以缓解患者痛苦，为挽救其生命争取宝贵时间。那么，现场人员究竟该如何行动呢？

任务分析

急性腹痛是指由于各种原因引起的腹部疼痛，起病急骤、病因复杂、病情严重程度不一。有些腹痛如果诊断不及时或处理不当将产生严重后果，甚至可能危及患者生命。

一、急性腹痛常见临床表现

急性腹痛患者通常表现出表情痛苦、呻吟不止，皮肤黏膜苍白、出汗较多，部分患者伴有恶心、呕吐、腹泻等症状，病情严重程度不同表现各异，且呈进行性变化趋势。

二、急性腹痛应急救护原则

1.**现场评估**　迅速扫视周边，排除如厨房刀具、电器漏电、尖锐物品等危险因素，确保施救环境安全；同时留意现场可利用资源，如保暖衣物、可用于垫高头部的物体等。

2.**调整体位**　立即帮患者取舒适体位，如卧位、半卧位或坐位，尽量放松全身，以缓解腹部肌肉紧张和疼痛。

3.**保持呼吸道通畅**　松解患者领口、腰带等束缚物，若患者有呕吐，应将头偏向一侧，防止呕吐物堵塞气道引起窒息，若患者有假牙也应及时取出。

4.**控制饮食**　在未明确病因之前，应禁止患者进食和饮水，避免加重病情。

5.**止痛处理（在专业人员指导下或等待救援时初步操作）**　若条件允许，可根据疼痛情况，在专业人员指导下适当使用解痉止痛药物，但注意避免盲目用药掩盖病情。

三、急性腹痛应急救护时注意事项

1.**避免随意搬动**　除非身处危险环境，一般不要频繁搬动患者，以免加重疼痛和病情，若要搬运需平稳、轻柔，使用担架最佳。

2. **准确判断病情**　除观察生命体征外，要留意患者细微反应，如腹痛的部位、性质、程度变化等，综合判断病情严重程度，为后续急救提供依据。

3. **持续监测**　施救过程中要持续关注患者呼吸、脉搏、血压、体温等关键指标变化，每5~10分钟评估一次，及时调整急救措施。

4. **心理安抚**　即使患者疼痛难忍，施救者也应轻声安抚，告知正在施救，让患者潜意识有安全感，缓解紧张，利于病情稳定。

5. **配合专业救援**　急救人员到达后，准确、迅速汇报已采取措施、患者当前状态等信息，协助专业救治快速、有序开展。

任务实施

观察现场	积极沟通	评估病情	实施救护
观察并报告环境情况；做好自我防护，确保自身和患者安全	救护员向患者表明身份与救助来意；询问患者症状并安抚患者	结合患者描述和症状表现，准确评估患者病情	帮助患者取适当体位保证呼吸顺畅；禁食禁水，避免加重病情；观察病情变化并及时送医；开展疾病知识科普和健康教育

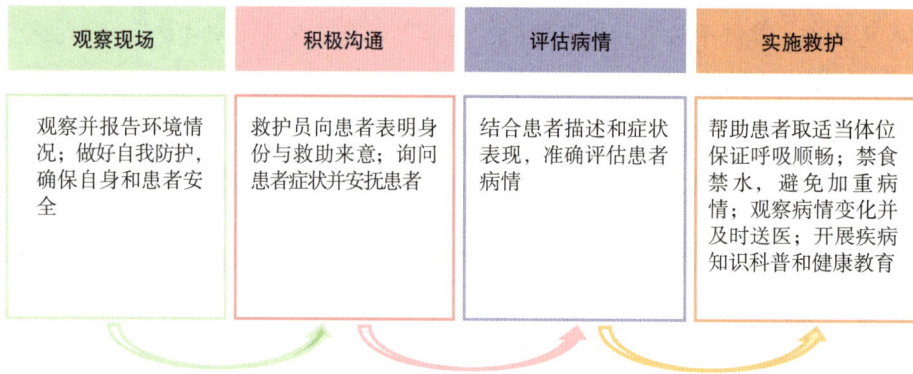

观察现场	有一名患者因突发腹痛而出现面色苍白、大汗淋漓等症状，现场存在一定的安全隐患，如餐具、桌椅等可能绊倒施救人员，施救人员需做好自我防护并清理现场
积极沟通	患者虽疼痛难忍，但仍有一定意识，可轻声与之沟通。表明自己的救护员身份和帮助意图。询问患者腹痛的具体部位、疼痛程度、有无其他不适等，虽然患者可能无法清晰回答，但可通过其微弱的反应获取一些信息。同时，安抚患者情绪，缓解其紧张和恐惧，取得其信任，以便后续施救能更好地配合
评估病情	患者为一成年女性，通过观察其面色苍白、大汗淋漓，触摸脉搏加快等症状，结合聚餐时突然发病的情况，判定患者处于急性腹痛状态，且病情较为严重。检查患者身体，未发现明显外伤，无皮疹等其他异常，未发现患者携带任何药物
实施救护	1.调整体位：将患者安置在舒适的体位，如卧位、半卧位或坐位，尽量让其放松全身，并松解领口、腰带等束缚物，保持呼吸通畅 2.禁食禁水：告知患者暂时不要进食和饮水，避免加重病情 3.保暖措施：用现场可获取的衣物、毛毯等覆盖患者身体，为其保暖，但注意不要覆盖腹部，以免影响观察患者情况 4.监测病情：密切关注患者的意识、呼吸、脉搏、血压、体温等生命体征变化，每隔3~5分钟检查一次，并记录下来，以便后续急救人员了解病情发展 5.密切观察并转运：在等待救护车的过程中，持续观察患者病情，若患者出现呼吸、心搏骤停等紧急情况，在确保现场安全的前提下，立即进行心肺复苏操作。救护车到达后，协助急救人员将患者平稳转运至救护车上，向急救人员详细汇报患者的病情、已采取的急救措施等信息，以便急救人员能快速准确地进行后续救治 6.健康宣教：待患者病情稳定后，对患者及其家属进行急性腹痛相关知识的科普，告知他们急性腹痛的常见原因、症状表现以及预防措施等。例如，提醒患者在日常生活中要注意饮食卫生，避免暴饮暴食；如果遇到类似情况，应如何初步判断和采取简单的急救措施，如调整体位、禁食禁水等，增强他们对疾病的认识和应对能力，提高自我保护意识

任务评价

急性腹痛救护实操考核表

学员姓名：　　　　　　　　身份证号：　　　　　　　　班级：

考核项目	考核内容	分值	考核标准	得分
观察现场	观察环境	0.5	观察并报告现场环境中可能对患者及施救者造成危险的因素	
	自我防护	0.5	戴手套或口述已做好自我防护措施，如避免接触患者呕吐物等	
积极沟通	表明身份和来意	1	清晰表明救护员身份以及前来帮助患者的目的	
	沟通交流，安慰患者	1	与患者进行有效沟通，询问患者感受、腹痛情况等（即使患者反应微弱），并给予安慰，缓解患者紧张情绪	
评估病情	评估患者病情	1	准确判定患者处于急性腹痛状态，并能大致评估病情严重程度	
实施救护	调整体位	1	将患者正确安置在舒适体位（如卧位、半卧位或坐位），并松解患者领口、腰带等束缚物，保持呼吸道通畅	
	禁食禁水	1	正确告知患者禁食禁水	
	保暖措施	1	使用现场可获取的物品（如衣物、毛毯等）为患者采取适当的保暖措施，且不影响患者腹部观察	
	监测病情	1	在等待救护车期间，能按照要求（如每隔3~5分钟）密切监测患者意识、呼吸、脉搏、血压、体温等生命体征，并记录相关情况	
	协助转运	1	救护车到达后，能协助急救人员平稳转运患者，并准确向急救人员汇报患者病情、已采取的急救措施等信息	
	开展疾病知识科普和健康教育	1	对急性腹痛患者及家属进行疾病知识科普，并开展健康生活方式教育，通过积极引导增强患者战胜病情的信心	
合计得分			10	

备注：得分项目6分以上（含6分），本次考核为"合格"，否则为"不合格"。

得分项目：　　　分　　　　　　　　　　考核结果：

考核老师（签名）：　　　　　　　　　　考核日期：

任务训练

答案解析

1.在家庭聚餐现场评估环境安全时，不需要考虑的因素是（　　）

　A.餐具是否摆放整齐　　　　　　　　B.有无漏电的电器

　C.周围是否有尖锐物品　　　　　　　D.是否存在滑倒的隐患

2.对于疑似急性腹痛患者，判断疼痛程度时，不正确的方法是（　　）

　A.询问患者疼痛的具体情况　　　　　B.观察患者的表情和反应

　C.轻触患者腹部询问疼痛变化　　　　D.让患者用简单的词语描述疼痛

3.发现患者有恶心、呕吐症状，应（　　）

　A.立即让患者进食缓解不适　　　　　B.让患者侧卧，防止呕吐物堵塞气道

　C.给患者服用止吐药物　　　　　　　D.等待专业人员处理，不做任何操作

4.测量患者体温时，通常选择的部位是（　　）

　A.口腔　　　　　　　　　　　　　　B.腋下

　C.直肠　　　　　　　　　　　　　　D.耳道

5.急性腹痛患者出现（　　）时，应首先考虑可能是外科急腹症

A.腹痛伴有恶心、呕吐

B.腹痛伴有腹泻

C.腹痛伴有发热

D.腹痛剧烈且呈持续性，伴有腹膜刺激征（如压痛、反跳痛、腹肌紧张）

任务拓展

在一次户外野餐中，一名男子吃了一些未清洗干净的水果后，突然出现了急性腹痛的症状，腹痛剧烈，面色苍白，大汗淋漓。假设此刻你就在现场，基于你对急性腹痛的了解，你会如何对该男子开展应急救护处理呢？

项目九　休　克

学习目标

1.通过本项目的学习，掌握休克急救的核心步骤及优先处理原则，休克患者的正确体位摆放与保暖措施，液体复苏的指征、方法及注意事项；熟悉休克的典型临床表现及早期识别要点；了解不同类型休克的病理生理特点及处理差异。

2.能够快速、准确地判断休克状态及严重程度，具备正确使用氧气瓶、担架等急救设备辅助救治的能力。

3.树立"时间就是生命"的急救理念；培养"快速识别、早期干预"的预警素质。

任务导入

在一场交通事故现场，一名男子腿部受伤严重，因大量失血而面色苍白、神志淡漠、皮肤湿冷，脉搏微弱，血压下降，疑似处于休克状态。在救护车抵达前，现场人员必须争分夺秒，迅速采取正确急救措施，为挽救其生命赢得宝贵时间。那么，现场人员具体该怎么做呢？

任务分析

休克是机体遭受强烈的致病因素侵袭后，有效循环血量锐减，组织血流灌注广泛、持续、显著减少，致全身微循环功能不良，生命重要器官严重受损的综合征候群。

一、休克常见类型及常用治疗药物

常见类型	常见病因	临床表现	常用治疗药物
低血容量性休克	外伤大出血、上消化道出血、严重烧伤等导致大量出血或体液丢失，或液体积存于第三间隙	皮肤苍白、湿冷、脉搏细速、尿量减少、神志改变等有效循环血量降低表现	血管活性药物（多巴胺、去甲肾上腺素等）、液体复苏等
感染性休克	肺炎、急性化脓性胆管炎、腹膜炎等病原微生物及其毒素引起的脓毒血症伴休克	发热或体温不升、寒战、血压下降、皮肤花斑、尿量减少等	血管活性药物、糖皮质激素（氢化可的松、地塞米松等）、抗胆碱能药物（山莨菪碱）、抗生素
心源性休克	大面积心肌梗死、严重心律失常等导致心脏功能极度减退	呼吸困难、胸痛、血压降低、心音低钝、脉搏细弱等	正性肌力药物（洋地黄类药物）、血管活性药物
过敏性休克	药物、食物、昆虫叮咬等外界抗原性物质进入已致敏机体引发严重全身性过敏反应	皮肤瘙痒、皮疹、喉头水肿、呼吸困难、血压急剧下降等	糖皮质激素、血管活性药物

二、休克的应急救护原则

1.**现场安全评估，环境安全确认**　快速识别并排除环境危险因素（移动车辆、明火、漏电等）；评估现场可用急救资源（保暖物品、体位支撑物等）。

2.**初步识别评估，休克指征判断**　主要指标：意识状态改变+面色苍白+脉搏>100次/分。次要指标：收缩压<90mmHg+呼吸频率>20次/分。典型三联征：低血压+心动过速+末梢灌注不足。

3.基础生命支持

（1）体位管理　标准休克体位：头胸部抬高20°～30°＋下肢抬高15°～20°。禁忌证：可疑脊柱损伤者保持轴线翻身。

（2）气道维护　立即解除颈部/胸部束缚；清除口鼻腔分泌物及异物；必要时采用托颌法开放气道。

4.出血控制，外出血处理　直接压迫止血法（持续加压＞5分钟）；止血带使用规范（标注使用时间，每小时松解1次）；异物处理原则（固定异物，环形加压包扎）。

5.容量支持，液体管理　清醒患者：少量多次口服补液（每次＜200ml）。禁忌证：颅脑损伤、腹部创伤、呕吐患者禁食水。

6.持续监测，生命体征观察　每5分钟评估意识、脉搏、呼吸；记录休克指数（脉率、收缩压）。

三、休克应急救护注意事项

1.避免随意搬动　除非身处危险环境，一般不要频繁搬动患者，以免加重休克，若要搬运需平稳、轻柔，使用担架最佳。

2.准确判断病情　除观察生命体征外，要留意患者细微反应，如肢体的自主活动、眼神变化等，综合判断休克程度，为后续急救提供依据。

3.持续监测　施救过程中要持续关注患者呼吸、脉搏、血压、尿量等关键指标变化，每5～10分钟评估一次，及时调整急救措施。

4.心理安抚　即使患者意识不清，施救者也应轻声安抚，告知正在施救，让患者潜意识有安全感，缓解紧张，利于病情稳定。

5.配合专业救援　急救人员到达后，准确、迅速汇报已采取措施、患者当前状态等信息，协助专业救治快速、有序开展。

任务实施

观察现场	积极沟通	评估病情	实施救护
1. 快速识别并报告现场危险因素 2. 确保施救者与患者处于安全环境	1. 亮身份："我是急救人员" 2. 表意图："我来帮您" 3. 问症状："哪里最不舒服？" 4. 稳情绪："放心，有我在"	根据患者主诉及休克体征，快速判断病情严重程度	1. 体位管理：安置休克体位，解除衣物束缚，清理气道 2. 对症处理：控制外出血，维持体液平衡 3. 健康宣教：简明讲解病情及注意事项

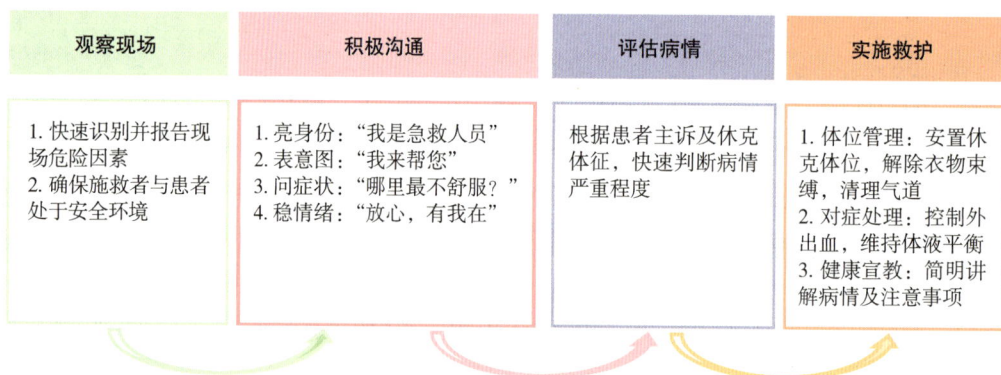

观察现场	有一名男子在交通事故中大量失血而出现面色苍白、神志淡漠、皮肤湿冷等症状，现场存在一定的安全隐患，施救人员需做好自我防护
积极沟通	患者神志淡漠，但仍有一定意识，可轻声与之沟通。表明自己的救护员身份和帮助意图。询问患者是否有明显疼痛部位、受伤过程等，虽然患者可能无法清晰回答，但可通过其微弱的反应获取一些信息。同时，安抚患者情绪，缓解其紧张和恐惧，取得其信任，以便后续施救能更好地配合
评估病情	患者为一成年男性，通过观察其面色苍白、神志淡漠、皮肤湿冷，触摸脉搏微弱，测量血压下降等症状，结合交通事故导致大量失血的情况，判定患者处于休克状态，且病情较为严重。检查患者身体，发现其腿部有一处较深的伤口，仍在持续出血，无明显骨折等其他严重外伤，未发现患者携带任何药物

续表

实施救护	1.止血处理：立即用干净的布料或衣物，用力按压患者腿部伤口止血。若布料被血液浸透，不要移除，在上面继续叠加新的布料继续按压。 2.调整体位：将患者平卧，头部和躯干抬高20°～30°，下肢抬高15°～20°，形成休克体位，以增加回心血量，改善脑部及重要脏器供血。同时，松解患者领口、腰带等束缚物，保持呼吸通畅 3.保暖措施：用现场可获取的衣物、毛毯等覆盖患者身体，为其保暖，但注意不要覆盖头部，以免影响呼吸和观察患者情况 4.监测病情：密切关注患者的意识、呼吸、脉搏、血压等生命体征变化，每隔3～5分钟检查一次，并记录下来，以便后续急救人员了解病情发展 5.密切观察并转运：在等待救护车的过程中，持续观察患者病情，若患者出现呼吸、心搏骤停等紧急情况，在确保现场安全的前提下，立即进行心肺复苏操作。救护车到达后，协助急救人员将患者平稳转运至救护车上，向急救人员详细汇报患者的病情、已采取的急救措施等信息，以便急救人员能快速准确地进行后续救治 6.健康宣教（后续）：待患者病情稳定后，对患者及其家属进行休克相关知识的科普，告知他们休克的常见原因、症状表现以及预防措施等。例如，提醒患者在日常生活中要注意安全，避免受伤导致失血；如果遇到类似情况，应如何初步判断和采取简单的急救措施，如压迫止血、调整体位等，增强他们对疾病的认识和应对能力，提高自我保护意识

任务评价

休克患者救护实操考核表

学员姓名：　　　　　　身份证号：　　　　　　班级：

考核项目	考核内容	分值	考核标准	得分
观察现场	观察环境	0.5	观察并报告现场环境情况	
	自我防护	0.5	戴手套或口述已做好自我防护措施，以避免接触患者血液等	
积极沟通	表明身份和帮助用意	1	清晰表明救护员身份以及前来帮助患者的目的	
	沟通交流，安慰患者	1	与患者进行有效沟通，询问患者感受、受伤情况等（即使患者反应微弱），并给予安慰，缓解患者紧张情绪	
评估病情	评估患者病情	1	准确判定患者处于休克状态，并能大致评估病情严重程度	
实施救护	止血处理	1	针对患者伤口（如案例中腿部伤口），采取正确的止血方法	
	将患者置于适当体位	1	将患者正确摆放为休克体位（平卧，头部和躯干抬高20°～30°，下肢抬高15°～20°），并松解患者领口、腰带等束缚物，保持呼吸道通畅	
	保暖措施	1	使用现场可获取的物品（如衣物、毛毯等）为患者采取适当的保暖措施，且不影响患者呼吸和观察	
	监测病情	1	在等待救护车期间，能按照要求（如每隔3～5分钟）密切监测患者意识、呼吸、脉搏、血压等生命体征，并记录相关情况	
	协助转运	1	救护车到达后，能协助急救人员平稳转运患者，并准确向急救人员汇报患者病情、已采取的急救措施等信息	
	开展疾病知识科普和健康教育	1	对休克患者及家属进行疾病知识科普，并开展健康生活方式教育，通过积极引导增强患者战胜病情的信心	
合计得分		10		

备注：得分项目6分以上（含6分），本次考核为"合格"，否则为"不合格"。

得分项目：　　分　　　　　　考核结果：

考核老师（签名）：　　　　　　考核日期：

任务训练

1.在交通事故现场评估环境安全时，不需要考虑的因素是（　　）

A.车辆是否稳定　　　　　　　　B.有无人员围观

C.周围是否有漏电隐患　　　　　　D.是否存在燃油泄漏

答案解析

2.对于疑似休克患者，判断意识状态时，以下方法不正确的是（　）

A.大声呼喊其名字　　　　　　　B.用力摇晃患者身体

C.轻拍患者肩膀　　　　　　　　D.观察患者眼睛是否有反应

3.发现患者有明显外出血伤口且有异物嵌入，应（　）

A.立即拔除异物后按压止血　　　B.不拔除异物，在异物周围压迫止血

C.用清水冲洗伤口后再止血　　　D.等待专业人员处理，不做任何操作

4.测量患者脉搏时，通常选择的部位是（　）

A.颈动脉或桡动脉　　　　　　　B.股动脉

C.肱动脉　　　　　　　　　　　D.足背动脉

5.在进行心肺复苏时，胸外心脏按压频率与人工呼吸的比例是（　）

A.15∶1　　　　　　　　　　　B.30∶2

C.20∶2　　　　　　　　　　　D.5∶1

任务拓展

在国产影片《前任3》中，女主林佳明知自己对芒果严重过敏，但为了兑现和前任的承诺，毅然决然地啃了两大块芒果，边吃边出现过敏症状，最后发生了严重的过敏性休克。假设此刻你就在现场，基于你对休克的了解，你会如何对林佳开展应急救护处理呢？

项目十　紧急分娩

1.通过本项目的学习，掌握紧急分娩的关键操作流程，分娩过程中的无菌操作原则；熟悉正常分娩的产程分期及临床表现；了解紧急分娩的注意事项及产后初步护理要点。

2.具备准确评估产程进展并判断分娩阶段，规范执行紧急分娩的标准化操作的能力。

3.树立"母婴安全、生命至上"的急救理念；培养"快速评估、果断处置"的应急素质。

任务导入

一辆长途行驶的大巴车上，一名孕妇突然羊水破裂，伴随着有规律的宫缩，表情十分痛苦，显然即将临盆。周围乘客顿时一阵慌乱，而此时距离最近的医院还有较长车程。情况万分紧急，车上人员必须迅速采取正确措施，为孕妇安全分娩和新生儿顺利诞生创造条件。那么，在这危急时刻，车上人员究竟该如何行动呢？

任务分析

分娩是指胎儿脱离母体成为独立存在个体的过程，主要包括宫口扩张期、胎儿娩出期和胎盘娩出期。在紧急情况下，需要确保环境相对安全卫生，以保障产妇和胎儿顺利度过分娩过程。

一、紧急分娩常见表现

1.**规律性宫缩**　产妇腹部出现有规律的疼痛，且间隔时间逐渐缩短，疼痛持续时间延长。

2.**羊水破裂**　孕妇会感觉到有大量液体从阴道流出，不受控制。

3.**胎儿下降感**　产妇自觉上腹部较前舒适，呼吸轻快，食量增加，同时伴有尿频症状。

4.**见红**　分娩发动前24～48小时内，因宫颈内口附近的胎膜与该处的子宫壁分离，毛细血管破裂有少量出血，与宫颈管内黏液栓相混并排出。

二、紧急分娩应对原则

1.**环境准备**　迅速清理出一块相对宽敞、平坦且安静的空间，用干净的衣物或毯子铺在地面，为产妇提供舒适的分娩环境。同时，尽量保持空气流通，但避免产妇直接吹风受凉。

2.**产妇体位调整**　帮助产妇采取舒适且利于分娩的体位，一般为半卧位或仰卧位，双腿屈曲分开，以充分暴露会阴部。若产妇有便意，应告知其这是正常现象，不要用力屏气，配合宫缩用力。

3.**消毒与防护**　在条件允许的情况下，用酒精、碘伏等对产妇会阴部及周围皮肤进行消毒。若没有专业消毒剂，可使用干净的温水清洗。接生人员应尽量保持双手清洁，如有手套，需先戴上手套；若没有手套，可用干净的塑料袋或保鲜膜包裹双手，以减少感染风险。

4.**分娩协助**　当胎儿头部露出时，叮嘱产妇不要过度用力，以免造成会阴撕裂。接生人员用双手托住胎儿头部，随着宫缩轻轻向外牵引，同时注意保护会阴。当胎儿头部娩出后，轻轻挤压胎儿口鼻，清除口鼻内的黏液和羊水，以保持呼吸道通畅。随后，协助胎儿肩部和身体顺利娩出。在整个过程中，要不断给予产妇鼓励和指导，让其配合宫缩用力。

5.脐带处理 胎儿娩出后，用干净的线或绳子在距离胎儿肚脐1～2cm处进行结扎，然后用干净的剪刀或刀片在结扎线外1cm处剪断脐带。注意操作过程中要保持清洁，避免脐带感染。

三、紧急分娩注意事项

1.避免不必要的干预 除非出现危及产妇和胎儿生命的紧急情况，否则不要随意进行不必要的操作，以免引发感染或其他并发症。

2.密切观察产妇和胎儿状况 在分娩过程中，要持续观察产妇的宫缩情况、阴道出血量、精神状态以及胎儿的心率、胎动等。若发现异常，应立即采取相应措施。

3.安抚产妇情绪 产妇在分娩过程中可能会感到极度恐惧和紧张，这会影响分娩的顺利进行。因此，要不断给予产妇心理上的支持和安慰，让其保持冷静和信心。

4.等待专业救援 在完成紧急分娩后，要尽快联系专业的医疗人员，将产妇和新生儿送往医院进行进一步的检查和护理。在等待救援的过程中，要密切观察产妇和新生儿的身体状况，确保他们的安全。

▓▓▓ 任务实施 ▓▓▓

观察现场	积极沟通	评估病情	实施救护
观察并报告环境情况；做好自我防护，确保自身和产妇安全	救护员向患者表明身份与救助来意；询问产妇症状并安抚患者	结合产妇描述和症状表现，准确评估产妇病情	帮助产妇取适当体位；协助产妇分娩；脐带处理及产后护理；观察产妇变化并及时送医；开展紧急分娩知识科普和健康教育

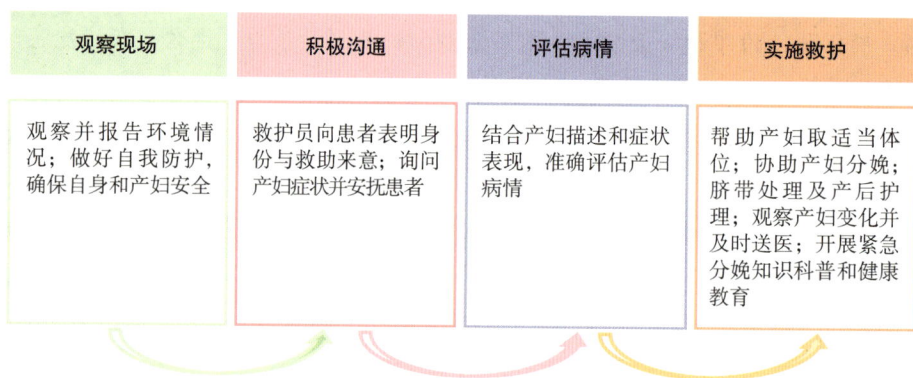

观察现场	有一名即将分娩的产妇，现场环境简陋且存在一定的安全隐患，如地面湿滑、空间狭窄等，施救人员需确保现场安全，做好自我防护，同时准备好干净的毛巾、剪刀、消毒用品等急救物品
积极沟通	产妇可能因分娩疼痛和紧张而情绪不稳定，但意识清晰，可正常与之沟通。表明自己的救护员身份和帮助意图，询问产妇是否有破水、见红、宫缩频率等情况。同时，安抚产妇情绪，缓解其紧张和恐惧，取得其信任，以便后续施救能更好地配合
评估病情	产妇为成年女性，通过观察其面色潮红、大汗淋漓、呼吸急促等症状，结合产妇有规律宫缩、羊水破裂等情况，判定产妇即将分娩，且产程进展较快。检查产妇身体，未发现明显的外伤和其他异常情况，未发现产妇携带任何分娩相关物品
实施救护	1.分娩准备：让产妇取利于分娩的体位躺在干净的卧具上，如床单、毛巾等，采取胸式浅呼吸，以减轻阵痛 2.接产协助：当胎儿的头、肩部露出时，用双手轻轻托住，使其慢慢分娩出，避免过度用力牵拉胎儿，防止产道撕裂 3.新生儿处理：胎儿落地后应啼哭，如不啼哭，多因嘴里有羊水，应当吸出。待脐带不搏动时，在距婴儿腹部数厘米处用消毒线结扎，最好等医生来切断脐带，如医生不能来，可用消毒后的剪刀或刀片切断脐带 4.保暖措施：用干净的毛巾或衣物包裹新生儿，为其保暖，避免新生儿受寒 5.胎盘娩出：胎盘多在胎儿娩出后15-30分钟内娩出，可轻轻按压产妇腹部，帮助胎盘娩出，若长时间仍未娩出，应引起注意 6.产后护理：密切关注产妇的子宫收缩情况、阴道出血量等，如有大量出血，可按摩子宫或用干净的纱布压迫止血。同时，注意观察产妇的生命体征变化，每隔3～5分钟检查一次，并记录下来，以便后续急救人员了解病情发展 7.健康宣教：待产妇和新生儿情况稳定后，对产妇及其家属进行分娩相关知识的科普，告知他们分娩的常见过程、产后护理方法以及新生儿护理要点等。例如，提醒产妇在产后要注意休息，避免劳累；保持会阴部清洁，预防感染；注意观察恶露情况等。同时，指导家属如何照顾新生儿，如喂养、保暖、换尿布等，增强他们对分娩和新生儿护理的认识和应对能力

任务评价

分娩患者救护实操考核表

学员姓名：　　　　　　　　身份证号：　　　　　　　　　　班级：

考核项目	考核内容	分值	考核标准	得分
观察现场	观察环境	0.5	准确清理出安全、合适的分娩空间，排查潜在危险	
	自我防护	0.5	戴手套或口述已做好自我防护措施，如避免接触患者血液等	
积极沟通	表明身份和帮助意图	1	向产妇清晰表明身份及帮助意图	
	沟通交流，安慰患者	1	与产妇有效沟通，给予安慰，缓解其紧张情绪	
评估病情	评估患者病情	1	准确判定产妇状态，并能确定产程	
实施救护	体位调整	1	将产妇正确调整为利于分娩的体位	
	协助分娩	1	正确按照分娩流程，配合宫缩进行娩出操作	
	产后护理	1	正确进行脐带结扎和剪断，操作规范，且用干净物品妥善包裹新生儿，做好保暖	
	监测病情	1	密切观察产妇阴道出血情况，发现异常及时处理	
	协助转运	1	协助医护人员平稳转运产妇和新生儿，准确交接分娩信息	
	开展疾病知识科普和健康教育	1	对分娩患者及家属进行分娩知识科普，并开展健康生活方式教育，通过积极引导增强患者战胜病情的信心	
合计得分		10		

备注：得分项目6分以上（含6分），本次考核为"合格"，否则为"不合格"。

得分项目：　　分　　　　　　　　考核结果：

考核老师（签名）：　　　　　　　　考核日期：

任务训练

答案解析

1.以下不属于分娩即将开始迹象的是（　　）

　A.不规律的腹部疼痛，间隔时间较长

　B.羊水破裂，有大量液体流出

　C.出现规律性宫缩，且间隔时间逐渐缩短

　D.产妇有强烈的便意感

2.在紧急分娩时，以下关于产妇体位的说法，正确的是（　　）

　A.应让产妇保持站立位，便于胎儿娩出

　B.半卧位或仰卧位，双腿屈曲分开是合适的体位

　C.侧卧位能有效减轻产妇的疼痛

　D.产妇可以随意选择自己觉得舒适的体位，无需特别调整

3.当胎儿头部娩出后，接下来的正确操作是（　　）

　A.立即用力拉扯胎儿身体，帮助其快速娩出

　B.等待胎儿自然娩出，不进行任何操作

　C.轻轻挤压胎儿口鼻，清除黏液和羊水

　D.用手托住胎儿头部，左右摇晃以促进肩部娩出

4.关于脐带处理，以下说法正确的是（　　）

　A.用普通的绳子随意结扎脐带即可

　B.在距离胎儿肚脐5cm处结扎脐带

C.结扎脐带后，在结扎线外1cm处剪断

D.不需要对脐带进行特殊处理，等待自然脱落

5.在等待医疗救援的过程中，以下不属于需要重点观察内容的是（　　）

    A.产妇的阴道出血量　　　　　　　　　　B.新生儿的肤色和呼吸情况

    C.周围环境的温度和湿度　　　　　　　　D.产妇的精神状态和宫缩情况

任务拓展

    假如你在一个偏远的山区旅行，遇到一名孕妇在路边即将分娩，周围没有任何专业的医疗设备和人员，只有一些简单的生活用品，如毛巾、衣物、绳子等。请结合所学的紧急分娩知识，详细描述你会如何利用现有的条件，帮助这名孕妇顺利分娩，并确保产妇和新生儿的安全。

模块四 意外伤害

意外伤害涵盖多种情况，包括但不限于中暑、电击伤、淹溺、动物咬伤、中毒、失温以及冻伤等。为了有效防范这些风险，公众应当提高对各类意外伤害的认识，并采取适当措施以降低发生概率。一旦不幸遭遇意外伤害，关键在于迅速反应，将损害控制在最小范围内。

在处理意外伤害时，安全始终是首要考虑的原则。救护人员必须确保自身安全，避免在施救过程中造成二次伤害或使事态恶化。此外，急救过程中的连续性和时效性至关重要——从现场初步救助、到转运途中的护理，直至抵达医院接受专业治疗，每个环节都紧密相连，对于提升患者存活率和康复质量有着不可忽视的影响。

项目一 中 暑

学习目标

1.通过本项目的学习，掌握中暑的救护原则和救护注意事项；熟悉中暑的临床表现；了解中暑的病因与发病机制。

2.具有准确判断中暑患者病情，并对患者采取相应的现场应急救护措施的能力。

3.树立生命至上的理念，面对中暑患者迅速地响应，积极救治。培养敬业奉献精神。

任务导入

患者，男性，35岁，建筑工人。在高温环境下持续作业数小时后，面色潮红、意识模糊，T 40℃，P 135次/分，R 30次/分，BP 90/60mmHg，双下肢阵发性抽搐。在患者去医院就诊前，请为患者采取准确的应急救护措施。

任务分析

一、中暑特点及常见临床表现

中暑是指人体在高温环境下体温调节功能紊乱所致的一组临床综合征，以高热、皮肤干燥、无汗为特征，通常以中枢神经系统和心血管系统功能障碍为主要表现的热损伤性疾病。中暑分为先兆中暑、轻症中暑和重症中暑。先兆中暑患者会出现头晕、头痛、眼花、耳鸣、大汗、口渴、胸闷、心悸、四肢无力酸软等症状；轻症中暑患者除先兆中暑症状外还可出现大量出汗、血压下降、皮肤湿冷、脉搏细速等症状；重症中暑患者，病情危重，可出现肌肉痉挛、循环衰竭、四肢抽搐、脑水肿、心力衰竭等症状。

二、中暑应急救护原则

1.脱离高热环境　迅速转移至阴凉通风处，平卧休息，帮助患者松解或脱去外衣。

2.快速测量体温　测量直肠温度来反映患者的核心温度。降温目标为核心体温在30分钟内能降至39℃以下，2小时内降至38.5℃以下。

3.积极有效降温　现场可利用空调、电风扇降温，也可用冷敷、擦浴全身（除胸部），不断按摩其四肢及躯干，用冰袋冷敷双侧腋下、颈部、腹股沟等部位。

4.补充溶液　口服淡盐水或含盐清凉饮料，还可服用藿香正气水、十滴水、人丹等。

5.重症中暑

（1）现场迅速将患者转移到通风良好的低温环境，尽快送往医院救治。

1）热痉挛　可饮用果汁、牛奶等。有条件静脉补充5%葡萄糖或生理盐水。

2）热衰竭　及时补充液体容量，防止血压下降。

3）热射病　将患者转移到通风良好的低温环境，可予以吸氧；头部降温可采用冰帽，或用装冰块的塑料袋紧贴颈部两侧。

（2）经降温处理后及时启动急救系统，获得专业急救。

三、中暑应急救护时注意事项

1.随时观察和记录体温　待肛温降至38.5℃时，立即停止降温，将患者转移至室温在25℃以下的环境中继续密切观察。

2.特殊患者降温　老年、体弱和心血管疾病的患者常不能耐受4℃冷水浸浴，一般禁用。

3.防止冻伤　应用冰帽、冰毯、冰袋降温中，注意位置正确，及时更换，避免同一部位长时间接触皮肤。

4.用药观察　用药过程中要观察血压，血压下降时应减慢滴速或停药。

5.严密观察病情　包括生命体征、意识状态、面色、尿量、末梢循环等情况。

6.开展中暑知识普及与健康管理　①在高温天气不应等到口渴才喝水，应大量饮水，并补充盐分和矿物质。不饮用酒精或含大量糖分的饮料，以免失去更多液体。避免饮用过凉的水或饮料，防止胃痉挛；②高温天气尽量在室内活动，户外活动时最好选择清晨或者傍晚，避开中午时段；③中暑患者恢复后，数周内尽量避免在阳光下剧烈活动。

▦▦▦▦ **任务实施** ▦▦▦▦

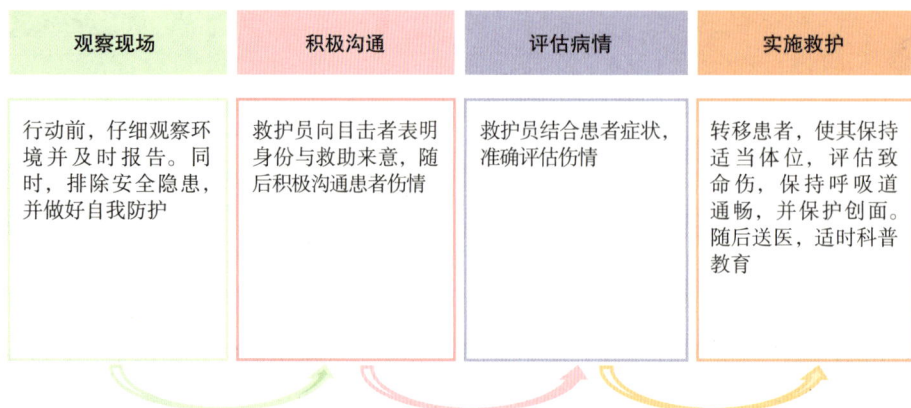

观察现场	积极沟通	评估病情	实施救护
行动前，仔细观察环境并及时报告。同时，排除安全隐患，并做好自我防护	救护员向目击者表明身份与救助来意，随后积极沟通患者伤情	救护员结合患者症状，准确评估伤情	转移患者，使其保持适当体位，评估致命伤，保持呼吸道通畅，并保护创面。随后送医，适时科普教育

观察现场	有一名患者中暑，需要帮助。现场为患者工作环境，存在一定的安全隐患，做好防晒措施，积极做好自我防护
积极沟通	在实施救护之前，应该耐心细致地与患者进行沟通，如说明自己的身份和来意，询问患者身体状况，缓解患者焦虑情绪，并取得信任
评估病情	患者为一中年男性，意识模糊、面色潮红、皮肤干燥、双下肢阵发性抽搐，判定患者已经中暑，且严重程度为重度。但因病情严重无法自行用药和就医
实施救护	将患者移至阴凉通风的环境，远离高温的工作环境，让患者保持平躺，头偏向一侧，清除口鼻分泌物，解开衣领、脱去外衣、卷起裤腿，防止病情恶化 快速测量肛温，争取在30分钟内能降至39℃以下，2小时内降至38.5℃以下。转移至空调房，打开空调，用冷水擦浴、浸浴、冰袋等方法进行局部或者全身降温 补充含盐饮料，将纱布放置于患者牙齿之间，防止咬伤舌头 继续监测体温，等待救援，直至救援团队到达。并密切关注患者病情变化情况，积极联系患者家属或将患者送至就近医院进一步诊治 对中暑患者进行疾病知识科普，并开展健康生活方式教育，防止出现中暑

任务评价

中暑救护实操考核表

学员姓名：　　　　　　　　　身份证号：　　　　　　　　　　班级：

考核项目	考核内容	分值	考核标准	得分
观察现场	观察环境	0.5	观察并报告环境情况	
	自我防护	0.5	口述已做好自我防护	
积极沟通	表明身份和来意	1	表明救护员身份和帮助患者的来意	
	沟通交流，安慰患者	1	积极沟通病情情况，并安慰患者	
评估病情	评估患者病情	1	判定患者为中暑，且严重程度为重度	
实施救护	转移患者	1	将患者移至空气流通的环境，远离高温环境，打开空调或者风扇	
	将伤者置于适当体位	1	让患者保持平卧，头偏向一侧，保持呼吸道通畅	
	帮助患者降温	2	解开衣领或脱去外衣，打开空调或风扇，得1分；用冷水擦浴、浸浴、冰袋等方法进行局部或者全身降温，得1分	
	观察病情变化，送医救治	1	密切关注患者病情变化情况，并积极联系患者家属或将患者送至就近医院进一步诊治	
	开展疾病知识科普和健康教育	1	对中暑患者进行疾病知识科普，并开展健康生活方式教育，通过积极引导增强患者战胜病情的信心	
合计得分			10	

备注：得分项目6分以上（含6分），本次考核为"合格"，否则为"不合格"。

得分项目：　　分　　　　　　　　　　　　　考核结果：

考核老师（签名）：　　　　　　　　　　　　考核日期：

任务训练

答案解析

1.中暑热衰竭患者的表现中最突出的表现为（　　）

　　A.体温升至40℃以上　　　　B.周围循环衰竭　　　　C.急性肝衰竭

　　D.肺水肿　　　　　　　　　E.心律失常

2.关于中暑患者的治疗首先采取的是（　　）

　　A.撤离高温环境　　　　　　B.立即静脉输液　　　　C.头部降温保护脑细胞

　　D.立即冰水浸浴　　　　　　E.氯丙嗪注射降温

3.中暑患者采取物理降温时应暂停降温的肛温是（　　）

    A. 38.0℃　　　　　　　　　　B. 37.0℃　　　　　　　　　　C. 37.5℃

    D. 36.0℃　　　　　　　　　　E. 36.5℃

4.中暑时发生肌肉痛性痉挛，最常见的是（　　）

    A.腹直肌　　　　　　　　　　B.胸大肌　　　　　　　　　　C.腓肠肌

    D.肛门括约肌　　　　　　　　E.肠平滑肌

5.患者，男性，38岁，主诉夏天在烈日下进行体力劳动6小时，突然出现头痛、头晕、恶心，继而出现口渴、胸闷、面色苍白、脉搏细数，血压下降，后晕倒在地，该患者最可能发生了（　　）

    A.急性心肌梗死　　　　　　　B.脑血管意外　　　　　　　　C.中暑

    D.低血糖休克　　　　　　　　E.农药中毒

▒▒▒ 任务拓展 ▒▒▒

患者，男性，18岁，大学生，正在参加军训，现高热、大汗、意识障碍2小时。查体：T 41℃，BP 100/60mmHg，P 74次/分，R 18次/分。患者同学代述患者平时体健。如果当时你在现场，根据你所学的中暑急救知识，请针对患者情况采取相应的急救措施。

项目二 触 电

学习目标

1.通过本项目的学习，掌握电击伤的救护原则和救护注意事项；熟悉电击伤的临床表现；了解电击伤的病因与发病机制。

2.能准确判断电击伤患者伤情，对患者采取正确有效的现场应急救护措施。

3.能与患者有效沟通，尊重、关心电击伤患者，具有护佑生命健康的责任意识。

任务导入

患者，男性，39岁，电工，在电路检修作业时不慎触电，被电烧伤下颌、右前臂、双手、双足、右小腿，在患者被送入医院急救之前。请为患者采取准确的应急救护措施。

任务分析

一、电击伤特点及临床表现

电击伤是指一定量的电流通过人体引起的机体损伤和功能障碍。电流对人致命的伤害是引起心室颤动、心搏骤停、呼吸肌麻痹，其中心搏骤停是电击伤后立即死亡的主要原因。因而及时有效的心肺复苏、心脏除颤是抢救成功的关键。雷击也是一种电击伤，其电压可达几千万伏，强大的电流可使人的呼吸心搏骤停并造成严重烧伤。

二、电击伤应急救护原则

1.**迅速切断电源** 根据触电现场情况，立即采用最安全、迅速的方法切断电源。穿胶鞋，站在木凳上，用干燥的绳子、围巾或者干衣服等拧成条状套在触电者身上拉开触电者。若远离电闸，以及存在电磁场效应的触电现场，救护者不能接触触电者，可用干燥绝缘的木柄刀、斧头或锄头等物将电线斩断，中断电流，并妥善处理残端。

2.**心肺复苏** 如发现患者呼吸心搏骤停，应立即行心肺复苏术，不要轻易放弃，直到专业医务人员到达现场。有条件应尽早使用AED进行心脏电除颤。

3.**保护烧伤创面** 可以用安尔碘初步消毒伤口，并用干净的毛巾、纱布初步包扎伤口，防止感染。

4.**呼救** 紧急呼救，启动急救系统。

三、电击伤应急救护注意事项

1.**遵守安全转运原则** 搬运患者过程中观察是否有合并伤，例如有无头部、颈部及其他严重创伤，颈部损伤要给予颈托保护，疑似脊柱损伤的注意保护脊柱，使用硬板床搬运。

2.**接受专业培训，掌握急救技能** 救护者必须严格保证与触电者绝缘，未断离电源前绝不能用手牵拉触电者。脚下可垫干燥的木块、厚塑料块等绝缘物品，使自己与地面绝缘。

3.**高处救护原则** 如触电者在高处时，应采取安全措施，防止脱离电源后，从高处坠下骨折或死亡。

4.专人看守漏电电源 电闸开关关闭后，需派专人看守，以免不知情者打开，造成再次伤害。

5.开展电击伤知识普及与健康管理 ①普及宣传安全用电常识，加强自我保护和相互保护的意识，掌握预防措施和安全抢救方法；②应经常对所用电器和线路进行检修；③雷雨天气应留在室内并关好门窗，不宜使用无防雷措施的电视、音响等电器。室外工作者切勿站在高处或在树下避雨；不能接触天线、水管或金属装置，不宜打伞，远离树木和桅杆。在空旷场地遇到雷电时，应立即卧倒。

●●● 任务实施 ●●●

观察现场	积极沟通	评估伤情	实施救护
行动前，仔细观察环境并及时报告。同时，排除安全隐患，并做好自我防护	表明身份与救助来意，随后积极沟通患者伤情	救护员结合患者症状，准确评估伤情	转移患者，使其保持适当体位，切断电源或关闭电闸，迅速采取绝缘措施并拉开触电者，随后送医，适时科普教育

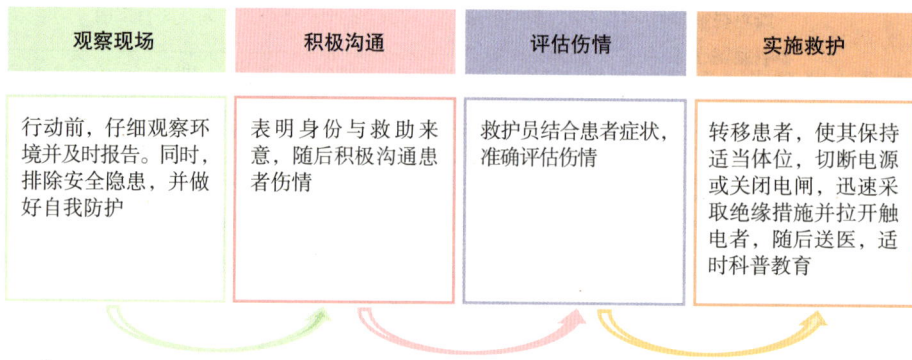

观察现场	有一名患者突发触电，面容痛苦，需要帮助。现场为患者工作环境，有高压电源存在，存在一定的安全隐患，积极做好自我防护
积极沟通	在实施救护之前，应该耐心细致地与患者进行沟通，如说明自己的身份和来意，缓解患者焦虑情绪，并取得信任
评估伤情	患者为一中年男性，既往体健，在家中维修电器时被电烧伤下颌、双手臂、双手掌、双腿、双足，因伤情严重需要尽快脱离危险环境并送往医院
实施救护	迅速切断电源，拔出电源插座或拉闸断电 施救者穿上胶鞋，站在木凳上，用干燥的绳子、围巾或者干衣服等拧成条状套在触电者身上拉开触电者 判断患者有无呼吸心搏骤停，若出现呼吸心搏骤停立即展开心肺复苏术，并进行电除颤，开放气道 在搬运过程中先观察患者头颈部、脊柱有没有受伤，如有受伤先用颈托固定头颈部，并用硬板床搬运 密切关注患者病情变化情况，并积极联系患者家属或将患者送至就近医院进一步诊治 对触电患者进行疾病知识科普，并开展健康生活方式教育，通过积极引导增强患者战胜病情的信心

●●● 任务评价 ●●●

电击伤救护实操考核表

学员姓名：　　　　　　　　　身份证号：　　　　　　　　　班级：

考核项目	考核内容	分值	考核标准	得分
观察现场	观察环境	0.5	观察并报告环境情况	
	自我防护	0.5	口述已做好自我防护	
积极沟通	表明身份和来意	1	表明救护员身份和帮助患者的来意	
	沟通交流，安慰患者	1	积极沟通病情情况，并安慰患者	
评估伤情	评估患者伤情	1	判定患者为电击伤，触电后情况严重	
实施救护	转移患者	1	拉断电闸，切断电源，将患者脱离危险的环境	
	将伤者置于适当体位	1	让患者保持半卧位或者坐位，保持呼吸道通畅	
	现场急救	2	迅速切断电源，拔出电源插座或拉闸断电，穿胶鞋，站在木凳上，用干燥的绳子、围巾或者干衣服等拧成条状套在触电者身上拉开触电者，得1分；若出现呼吸心搏骤停立即展开心肺复苏术，有条件者可进行电除颤，开放气道，得1分	

续表

考核项目	考核内容	分值	考核标准	得分
实施救护	观察病情变化，送医救治	1	密切关注患者病情变化情况，对于局部电热灼伤创面进行初步消毒、包扎、减少感染并积极联系患者家属或将患者送至就近医院进一步诊治	
	开展疾病知识科普和健康教育	1	对电击伤患者进行疾病知识科普，并开展健康生活方式教育，通过积极引导增强患者战胜病情的信心	
合计得分			10	

备注：得分项目6分以上（含6分），本次考核为"合格"，否则为"不合格"。

得分项目：　　　分　　　　　　　　　　　　考核结果：

考核老师（签名）：　　　　　　　　　　　　考核日期：

答案解析

任务训练

1.下列可能导致电击伤的情况有（　　）

A.触碰到漏电设备　　　　　B.遭受雷击　　　　　　　C.看到闪电

D.手指不小心碰到电源开关　E.意外摔落电源线

2.电击伤的急救原则是（　　）

A.立即切断电源　　　　　　B.现场救治　　　　　　　C.施救者自我保护

D.紧急送往医院　　　　　　E.以上都是

3.当你发现有人触电时，首先应该（　　）

A.立即拨打急救电话　　　　B.使用绝缘工具将电源断开　C.直接将触电者拉开

D.关闭电源开关　　　　　　E.直接向触电者泼水

4.在电击急救中，如果触电者已经失去意识，应该（　　）

A.立即心肺复苏

B.拔掉电源

C.用绝缘物体隔离触电者和带电物体

D.打电话叫救护车

E.继续观察

5.电击伤可导致的并发症和后遗症是（　　）

A.骨折　　　　　　　　　　B.肺水肿　　　　　　　　C.心律失常

D.白内障　　　　　　　　　E.以上都是

任务拓展

患者，中年男性，在家中维修电器时突发触电，被电烧伤头面颈部、双上肢、双前胸，当即昏迷。无呼吸，无心跳，无大小便失禁。如果当时你在现场，根据你所学的电击伤知识，你会如何对患者开展应急救护处理呢？

项目三　淹　溺

学习目标

1.通过本项目的学习，掌握淹溺病理机制与急救技术；熟悉高发人群及预防策略；了解特殊类型淹溺与国际救援前沿进展。

2.能依据患者症状正确判断患者伤情，以及对淹溺患者采取相应应急救护措施的能力。

3.树立"黄金救援、分秒必争"的急救理念；培养"快速反应、精准施救"的专业素质。

任务导入

一名26岁女性游客在海边游玩时不慎溺水。作为现场救护人员，您将如何进行急救？

任务分析

淹溺又称溺水，是人淹没于水或其他液体介质中并受到伤害的状况。水充满呼吸道和肺泡引起缺氧窒息；吸收到血液循环的水引起血液渗透压改变、电解质紊乱和组织损害；最后造成呼吸停止和心搏骤停而死亡。

一、淹溺的分类

（一）基于病理生理过程

根据国际复苏联盟（ILCOR）的定义，淹溺是指因液态介质侵入气道导致呼吸障碍的过程，按接触形式分为两类。

1.淹没（submersion）　面部完全没入水面以下，常引发误吸和喉痉挛，导致急性呼吸衰竭。

2.浸泡（immersion）　头部保持在水面以上，气道虽开放，但可能因长时间暴露引发低体温等继发损害。

（二）基于临床结局

根据世界淹溺医学会（WMS）2024年指南，按预后分类如下。

1.非致命性淹溺　溺水后存活时间超过24小时，可能遗留神经系统或呼吸系统并发症。

2.致命性淹溺　溺水后24小时内死亡，多因窒息、心搏骤停或不可逆脑损伤导致。

二、淹溺的常见原因

（一）高危人群

1.年龄相关风险

（1）1~4岁儿童　因监护不足，易在池塘、水桶等浅水区意外落水。

（2）青少年　在自然水域（如江河、湖泊）游泳或冒险活动时易遇险。

2.健康与行为风险

（1）癫痫、心脏病患者　游泳时疾病突发导致意识丧失或运动障碍。

（2）醉酒或药物影响者 因判断力下降、反应迟缓或镇静作用增加溺水风险。

（二）常见诱因

1.娱乐活动相关

（1）在江、河、湖、海或池塘边戏水时不慎滑落。

（2）游泳时体力耗尽、抽筋或被水草缠绕无法脱身。

（3）冬春季在薄冰上行走或玩耍，冰面破裂坠入冰洞。

2.健康与药物因素

（1）患有心脏病、癫痫等疾病者在游泳时突发症状导致淹溺。

（2）饮酒过量或服用镇静药物后入水，因意识模糊或行动障碍溺水。

3.灾害与意外事故

（1）洪水暴发导致人员被冲走。

（2）船只、车辆事故（如翻船、坠河）致乘客落水。

4.故意行为 自杀性投水。

三、淹溺的临床表现

淹溺的临床表现严重程度与缺氧持续时间、吸入水量直接相关，早期以缺氧为核心表现，继而引发多系统损害。典型体征包括面部青紫肿胀、结膜充血、四肢厥冷及寒战。各系统具体表现如下。

1.神经系统

（1）急性期 意识障碍（烦躁→昏迷）、强直性抽搐、肌张力增高、牙关紧闭、病理反射阳性。

（2）恢复期 神经功能后遗症（多梦、失眠、记忆力减退）。

（3）迟发损伤 复苏后24～48小时可能出现迟发性脑水肿（昏迷加深或抽搐）。

2.呼吸系统

（1）症状 呼吸浅快或不规则、剧烈咳嗽、胸痛、呼吸困难、发绀。

（2）体征 两肺湿啰音、叩诊浊音。

特征性表现如下。

1）淡水淹溺 粉红色泡沫痰（肺泡表面活性物质破坏）。

2）海水淹溺 肺水肿加重（高渗性损伤）。

3.循环系统

（1）早期 脉搏细速、心律失常、心音低钝、血压波动。

（2）终末期 心室颤动、心脏搏动停止、心力衰竭。

4.消化系统

（1）胃扩张 大量呛水致胃内积液。

（2）海水淹溺者显著口渴 高渗性脱水。

5.泌尿系统

（1）血红蛋白尿 尿液浑浊呈橘红色。

（2）急性肾损伤 少尿→无尿→肾功能不全。

6.其他并发症

（1）运动系统 合并外伤（如颈椎骨折、软组织损伤）。

（2）低体温 水温＜33℃时易导致代谢抑制、心律失常（需持续监测核心体温）。

四、淹溺的应急救护原则

（一）溺水自救

1.不熟悉水性者的自救方法

（1）保持冷静　切勿惊慌挣扎，避免加速下沉。

（2）调整体位　采取仰面位，头部后仰，口鼻尽量露出水面。呼吸时呼气要浅、吸气要深，以增加浮力，维持身体漂浮。

（3）避免错误动作　不要举手挣扎（易导致身体下沉）。双手不要乱抓（减少体力消耗，延缓下沉）。

（4）用漂浮物　若身边有空矿泉水瓶等可漂浮物品，可紧握以借助浮力，争取救援时间。

（5）配合救援　待救援人员靠近时，保持镇定，听从指挥，避免慌乱拖拽。

2.会游泳者的自救方法

（1）保持镇静　立即向岸上呼救，保存体力。

（2）维持漂浮　可采取蜷缩姿势（双手抱膝，减少热量流失）。或采用仰面漂浮，双脚轻轻蹬水，保持口鼻在水面以上（图4-3-1）。

（3）应对抽筋　若小腿抽筋，改为仰泳姿势，用手将抽筋腿的脚趾向背侧扳拉，缓解痉挛后缓慢游向岸边。

如何学会自救　　①保持冷静　②仰泳露鼻　③深吸浅呼

①保持冷静
不要因为
惊慌失措
而手脚乱蹬

②仰泳露鼻
屏住呼吸
放松肢体
让头向后仰
面部向上
使口鼻露出水面
*因此，请务必让孩子
和自己掌握仰泳技能

③深吸浅呼
吸气要深
吐气要浅
保持体力
然后呼救

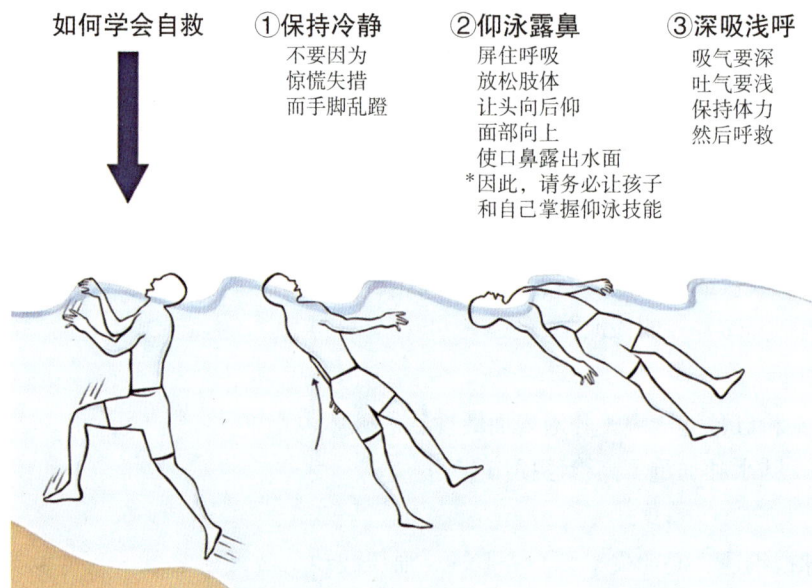

图4-3-1　溺水自救

（二）溺水互救

溺水抢救的关键在于迅速施救、恢复通气并维持生命体征。具体操作步骤如下。

1.迅速脱离水体　施救者需保持镇静，尽可能脱去厚重衣物及鞋靴，快速游至溺水者附近。从背后接近溺水者，一手托其头颈部使面部露出水面，或抓住腋窝采用仰泳姿势将其带离水体（图4-3-2）。注意避免被溺水者抱住，确保双方安全。

2.清理呼吸道　救出后立即清除口鼻腔内的污水、分泌物及异物（如有义齿需取出）。若牙关紧闭，可捏住两侧颊肌打开口腔，同时拉出舌头防止阻塞。松解领口、内衣及腰带，确保呼吸道通畅，并快速评估意识、呼吸及心跳。

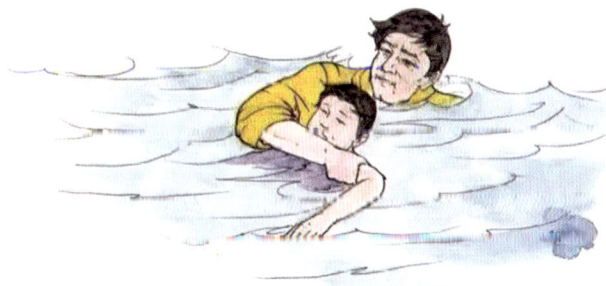

图4-3-2 溺水互救

3.心肺复苏（CPR） 对无意识、无呼吸者立即实施CPR，按以下顺序操作：①开放气道；②人工呼吸；③胸外心脏按压。

4.意识不清但有呼吸、心跳者的处理 将患者置于侧卧位，便于口鼻内液体流出。注意保暖，避免低体温。若为自杀溺水者，需保护隐私并心理疏导，同时安抚家属协同干预。

5.持续监测 密切观察生命体征、心律及意识状态变化。

6.转运与注意事项 迅速送医，途中持续救护。搬运时检查头颈部及其他部位是否损伤，疑似颈椎损伤者需使用颈托固定。

五、淹溺预防策略

为有效降低淹溺风险，需采取多层次的预防措施，包括高危人群管理、环境干预、技能培训及系统化的"三预方针"。具体策略如下。

1.高危人群管理 重点人群：儿童、老年人、饮酒者，应避免单独靠近水域活动。

慢性病患者（如癫痫、心脏病患者）需由医生评估水上活动风险，必要时避免涉水或在专人监护下进行。

2.环境干预

（1）水域安全设施 在开放水域（如湖泊、河流）周边设置护栏、警示牌，并配备救生圈、绳索等救援设备。

（2）泳池管理 游泳场所必须配备专业救生员，并确保救生设备（如救生杆、浮板）齐全可用。

3.技能培训 普及"淹溺生存链"（预防→识别→递物→离水→复苏），提高公众对溺水救援流程的认知。

推广游泳及自救课程，尤其针对儿童，教授基本游泳技能及自救方法（如仰漂、踩水）。

4.淹溺"三预方针"

（1）预防（prevention） 在危险水域（如深水区、急流区）设置护栏及醒目警示标识。游泳场所必须配备救生员及急救设备（如AED、救生圈）。开展防溺水宣传教育，提高公众安全意识。

（2）预知（recognition & response）

1）识别溺水早期表现 如剧烈咳嗽、呼吸困难、无法呼救、挣扎动作异常等。

2）掌握自救与互救技能

自救：如仰漂、踩水保持浮力。

互救：优先使用递物救援（如抛掷救生圈、绳索），避免盲目下水施救。

（3）预警（emergency preparedness）

1）高风险环境应对（如洪水、车辆落水） 提前制订逃生计划，熟悉逃生路线。

2）推广SWOC逃生法（适用于车辆落水）

S（seatbelt）：解开安全带。

W（window）：优先开窗（电动车窗可能失灵，可备破窗工具）。

O（out）：迅速逃生。

C（children first）：优先救出儿童。

六、淹溺应急救护常见误区及纠正

1.错误控水方法

误区：采用倒背溺水者奔跑的方式试图控水。

纠正：该方法不仅无法有效排出气管内积水，反而可能延误心肺复苏时机。

正确做法：立即检查呼吸和脉搏，若无反应则直接开始心肺复苏（CPR）。

2.急救流程混乱

误区：惊慌呼叫而忽略现场评估，等待专业救援导致错过黄金抢救时间（4～6分钟）。

纠正：应首先判断溺水者意识、呼吸和脉搏：若无呼吸、心搏，立即给予2～5次人工呼吸，然后开始实施CPR；若有呼吸但意识不清，侧卧体位防止误吸。同步呼叫救援，但不可中断急救措施。

3.错误使用除颤仪

误区：对心搏骤停溺水者优先除颤。

纠正：淹溺相关心搏骤停多由缺氧导致，表现为无脉性心电活动，心室颤动罕见。

关键救治顺序：开放气道→人工通气→胸外按压，而非早期除颤。

▪▪▪ 任务实施 ▪▪▪

观察现场	积极沟通	评估伤情	实施救护
1.环境安全确认 2.现场情况判断	1.应急系统启动 2.现场人员组织	1.初步快速评估 2.重点体征检查	1.基础生命支持 2.专业救护措施 3.持续监护管理 4.后续处置

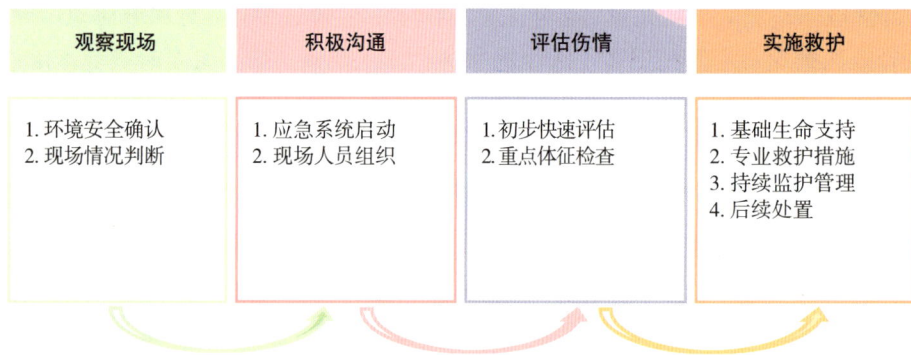

观察现场	1.环境安全确认：快速观察水域及周边环境，评估潜在危险因素（如水流、天气等）确保施救者自身安全 2.现场情况判断：确认溺水持续时间，识别是否有外伤迹象
积极沟通	1.应急系统启动：立即呼叫"120"和联系专业救援，明确报告事发地点和情况 2.现场人员组织：指定专人维持现场秩序，分配协助人员具体任务
评估伤情	1.初步快速评估：判断意识状态，检查呼吸、脉搏 2.重点体征检查：观察胸廓运动，检查口腔异物，评估皮肤颜色温度
实施救护	1.基础生命支持：实施高质量CPR，使用AED 2.专业救护措施：保护颈椎（怀疑外伤时），处理低体温情况，准备转运事宜 3.持续监护管理：动态监测，每2分钟评估生命体征，记录病情变化 4.后续处置：维持救护措施不间断，准备与专业团队交接

任务评价

淹溺救护实操考核表

学员姓名：　　　　　　　　　　身份证号：　　　　　　　　　　班级：

考核项目	考核内容	分值	考核标准	得分
观察现场	观察环境 做好自我防护	0.4	张开双臂，扫视现场环境，大声说出："现场环境安全，我已做好自我防护"（评估环境0.2分，自我防护0.2分）	
积极沟通	紧急呼叫 表明身份	0.4	①快来人啊，这里有人溺水了！ ②我是红十字救护员 ③指定某人拨打"120"（拨通与否请告知），指定另一人就近取回AED ④现场有懂救护的请一起来协助我	
评估伤情	判断意识	0.4	双手拍打患者双肩（0.2分）；同时在患者左右耳边大声呼喊：先生（女士）你怎么了？你醒醒？（0.2分）	
	判断呼吸	0.4	用"听、看、感觉"判断有无呼吸或叹息样呼吸，检查约10秒，大声数数1001、1002……1009（1010）	
实施救护	★人工呼吸 胸外按压 给予高质量的CPR （5个循环）	0.4	清理口腔异物，义齿松动应取下（手法不对不得分）	
		0.4	使用仰头举颏法打开气道（一手掌小鱼际放在前额，一手示指、中指并拢，横指放在下颌骨处）（手法不对不得分）	
		0.4	口对口给予5次吹气（吹气时间1秒，观察胸廓是否隆起，避免过度通气，通气过量或未见胸廓隆起不得分）	
		0.8	按压时双手位置正确（双手交叉正确，掌根置于胸部中央、胸骨的下半部（0.2分），肘部垂直符合节力原则（0.4分），掌根按压（0.2分）	
		0.4	定位方法：连线定位法（两乳头连线中点）	
		0.4	按压时持续观察患者面部	
		0.4	★足够的按压频率：100~120次/分（用时15~18秒，超时或不足15秒均不得分）	
		0.4	★足够的按压深度：5~6cm（过深或过浅均不得分）	
		0.4	★保证胸部完全回弹（按压间歇手掌不离开患者胸部，回弹不足不得分）	
		0.4	★尽量减少中断，按压中断不超过10秒钟	
		0.4	★大声数数：01、02、03……30（音量不足或中断不得分）	
	★AED操作	0.8	提示"AED到达现场"，救护员立即打开AED电源（0.3分），贴好电极片（左侧贴于左腋前线之后第五肋间处，右侧贴于胸骨右缘、锁骨之下）（0.3分），连接电极片插头（0.1分），动作连贯（0.1分）	
		0.4	分析心律（双臂张开遣散周围人群，大声说："请大家离开"）	
		0.8	★AED提示"建议除颤"时，救护员再次张开双臂遣散周围人群，并再次大声说："请大家离开"（0.4分）；快速按下按钮进行电击（0.4分）	
		0.4	除颤后立即开始胸外按压（高质量的CPR 5个循环约2分钟后，再分析心律）	
	复苏成功后处理	0.4	检查复苏情况：一只手小鱼际压住伤病员额头，另一只手示指、中指并拢，在气管与颈侧肌肉之间沟内触摸其颈动脉搏动，同时用"听、看、感觉"判断患者呼吸，时间约10秒钟，大声数数1001、1002……1009（1010）	
		0.4	口述"患者呼吸、心跳已恢复，复苏成功"。救护员为患者整理衣服，同时说出："摆复原体位（侧卧位），随时观察患者生命体征，等待专业救援"	

续表

考核项目	考核内容	分值	考核标准	得分
实施救护	操作熟练度	0.4	整体操作流程熟练度	
合计得分			10分	

备注：★代表重点项目，重点项目必须全部合格，且得分项目7分以上（含7分），本次考核为"合格"，否则为"不合格"。

重点项目全部合格：是□ 否□ 　　　　得分项目：　　分 　　　　考核结果：

考核老师（签名）：　　　　　　　　考核日期：

任务训练

1.淹溺发生时，最关键的危害是（　　）

　　A.皮肤接触冷水导致血管收缩 　　　　　B.因惊慌引起肌肉痉挛

　　C.水进入呼吸道和肺泡导致窒息 　　　　D.身体散热过快导致低体温

　　E.溺水时肢体碰撞受伤

2.发现有人在浅水区溺水，在保证自身安全的前提下，最适宜的救援方式是（　　）

　　A.立即跳入水中，采用侧泳将其带回岸边

　　B.迅速跑向岸边，找来长竹竿伸向溺水者，让其抓住拉回

　　C.沿着岸边浅水区域快速蹚水过去营救

　　D.大声呼喊，等待专业救生人员前来救援

　　E.向溺水者扔石头，试图让其清醒并引起注意

3.对淹溺患者进行急救时，错误的做法是（　　）

　　A.迅速清除口鼻内的泥沙、水草等异物 　　B.对于呼吸心搏骤停者，立即进行心肺复苏

　　C.控水时将患者头低脚高，按压腹部 　　　D.急救同时呼叫专业急救人员

　　E.为恢复体温，让患者大量饮用热水

4.以下不属于淹溺的高危人群的是（　　）

　　A.儿童在无成人陪同下靠近水域 　　　　B.青少年在不熟悉的野外水域游泳

　　C.成年人在配备救生员的正规游泳馆游泳 　D.老年人在河边独自垂钓

　　E.酒后在水边行走的人

5.为预防淹溺事故，以下做法错误的是（　　）

　　A.对开放性水域设置明显的警示标识

　　B.家长教育孩子不要独自去水边玩耍

　　C.游泳爱好者下水前充分热身，并了解水域情况

　　D.不会游泳的人在浅水区可以不用佩戴救生设备

　　E.水上作业人员按规定穿戴救生衣

任务拓展

　　2024年8月12日下午，阳光炽热，某大型游泳馆内人潮涌动。14时左右，泳池浅水区突然传来一阵惊呼。一名10岁左右小男孩在游泳时腿部突发抽筋，瞬间失去平衡，整个人没入水中。因事发突然，周围人一时未能反应过来。尽管泳池救生员迅速跳入水中施救，但小男孩被救上岸时，已面色苍白、意识模糊、口鼻不断呛水。现场人员立刻拨打了"120"急救电话。

　　假设你是"120"急救中心调度员，接到报警后需即刻展开一系列工作。请详细说明你将如何与现场人员沟通，指导他们在等待救护车期间实施初步急救措施，以最大限度挽救小男孩的生命健康。

项目四　动物咬伤

学习目标

1.通过本项目的学习，掌握动物咬伤的救治原则；熟悉动物咬伤的临床表现及伤情判定标准；了解常见致伤动物的特性及危害。

2.具备对动物咬伤进行伤情评估和紧急处理的能力。

3.树立"疫苗防护、预防为主"的健康理念；培养"免疫知识、宣教普及"的预防素质。

PPT

任务一　狂犬病处理

任务导入

19岁的大二学生王某，用手去驱赶一只流浪狗时，大拇指划到了狗的牙齿，肉皮虽破但没有出血。在他看来，没出血应该就不严重，所以王某没有紧急处理伤口，未去医疗机构注射狂犬疫苗，也未告知他人。一个月后，尽管医生尽力抢救，王某还是因狂犬病离开人世。遇到类似情况，我们应该如何处置呢？

任务分析

狂犬病是由狂犬病病毒引起的一种以侵犯中枢神经系统为主的烈性人兽共患传染病。狂犬病毒通常由病兽以咬伤、抓伤或者舔舐伤口方式传人，一旦发病，因无特效药物治疗，病死率达100%。临床表现有狂躁型和麻痹型，狂躁型症状为特有的恐水、怕风、恐惧不安、咽肌痉挛、进行性瘫痪等，故名恐水症。1885年，法国巴斯德发明了狂犬病减毒活疫苗并应用于该病的预防。

一、传染源

带狂犬病病毒的动物是本病传染源，我国主要传染源是病犬，其次为猫、猪、牛、马等家畜；欧美国家是蝙蝠、浣熊、臭鼬、狐狸等野生动物。

二、临床表现

被携带狂犬病病毒的动物咬伤、抓伤或舔舐伤口后到发病可有10天到数月的潜伏期，一般为30～60天。具有诊断意义的早期症状是在愈合的伤口及其神经支配区有痒、痛、麻及蚁走等异样感觉；随后逐渐扩散到整个肢体；继之出现发热、烦躁、易兴奋、乏力、吞咽困难、恐水、怕风、咽喉痉挛、进行性瘫痪，伴流涎、多汗、心率快；最后因呼吸、循环衰竭死亡。

三、判定暴露等级

根据接触方式和暴露程度将狂犬病暴露分为三级。

Ⅰ级暴露：接触或者喂饲动物，或者完好的皮肤被舔舐。

Ⅱ级暴露：裸露的皮肤被轻咬，或者无明显出血的轻微抓伤、擦伤。

Ⅲ级暴露：单处或者多处贯穿性皮肤咬伤或者抓伤，或者破损皮肤被舔舐，或者开放性伤口、黏膜被唾液或者组织污染，或者直接接触皮肤。

四、急救处理

（一）伤口处置

伤口处置应越早越好。

1.伤口冲洗　用肥皂水和一定压力的流动清水交替彻底冲洗所有咬伤和抓伤处约15分钟，然后用生理盐水将伤口洗净，最后用无菌脱脂棉将伤口处残留液吸尽，避免在伤口处残留肥皂水或者清洁剂。较深伤口冲洗时，可用注射器或专用冲洗设备对伤口内部进行灌注冲洗，做到全面彻底。

2.消毒处理　伤口冲洗后用稀释碘伏或其他具有病毒灭活效果的皮肤黏膜消毒剂（如季铵盐类消毒剂等）涂擦伤口。如伤口碎烂组织较多，应首先予以清创。

3.预防其他感染　根据伤口污染或感染情况，合理使用抗生素，减少狂犬病病毒以外的其他感染。尤其注意结合伤口性质与既往免疫史等综合判断是否使用破伤风疫苗及其被动免疫制剂。

（二）送医处理

1.及时到动物咬伤门诊进行暴露后医学处置

Ⅰ级暴露者一般无感染风险，清洗暴露部位即可，无需进行医学处置。

Ⅱ级暴露者存在轻度感染风险，应处置伤口并接种狂犬病疫苗。

Ⅲ级暴露者存在重度感染风险，应处置伤口并注射狂犬病被动免疫制剂和接种狂犬病疫苗。

注意：确认为Ⅱ级暴露且严重免疫功能低下者，或者Ⅱ级暴露者其伤口位于头面部且不能确定致伤动物健康状况时，按照Ⅲ级暴露者处置。

2.首次暴露后的狂犬病疫苗接种程序

（1）5针免疫程序　如图4-4-1所示。

（2）"2-1-1"免疫程序　如图4-4-2所示。

5针免疫程序：于0（注射当天）、3、7、14和28天各注射狂犬病疫苗1剂次，共注射5剂次。

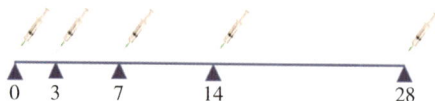

图4-4-1　5针免疫程序

"2-1-1"免疫程序：于0天（注射当天）注射2剂次（左、右上臂三角肌各注射1剂次），第7、21天各注射1剂次，共注射4剂次。

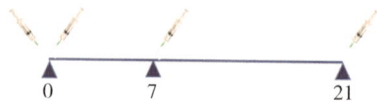

图4-4-2　"2-1-1"免疫程序

在疫苗接种过程中，应尽量使用同一品牌狂犬病疫苗完成全程接种。若无法实现，可用不同品牌的狂犬病疫苗替换。接种狂犬病疫苗后，少数人可能出现轻微不良反应，一般无需特殊处理。如发现接种者对正在使用的狂犬病疫苗有严重不良反应时，重新评估暴露风险并签署知情同意书后，可更换不同种类的狂犬病疫苗，按照替换疫苗的免疫程序继续完成剩余剂次。

任务实施

观察现场	积极沟通	评估伤情	实施救护
观察伤者伤口并报告环境情况，做好自我防护	救护员向伤者表明身份与救助来意，安慰伤者	结合伤者描述和症状表现，准确评估伤者伤情	1.协助伤者正确进行紧急处理 2.观察病情变化，送医救治 3.开展疾病知识科普和健康教育

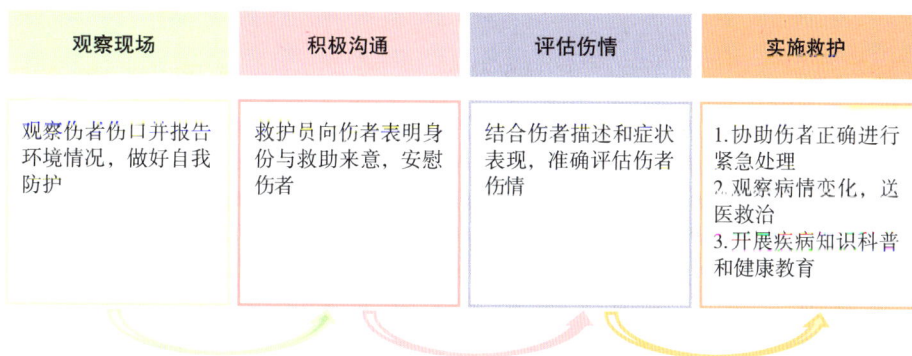

观察现场	19岁的大二学生王某，用手去驱赶一只流浪狗时，大拇指划到了狗的牙齿，肉皮虽破但没有出血
积极沟通	在他看来，没出血应该就不严重，所以王某没有紧急处理伤口，未去医疗机构注射狂犬疫苗，也未告知他人 应耐心细致地与王某进行沟通，表明身份与救助来意，告知其伤口为"Ⅱ级暴露"，解释自己有相关学习和处理经验，取得信任
评估伤情	王某被流浪狗咬伤，伤口为"Ⅱ级暴露"，存在轻度感染风险，应处置伤口并接种狂犬病疫苗
实施救护	用肥皂水和一定压力的流动清水交替彻底冲洗所有咬伤和抓伤处约15分钟，然后用生理盐水将伤口洗净，最后用无菌脱脂棉将伤口处残留液吸尽，避免在伤口处残留肥皂水或者清洁剂 冲洗后立刻送附近医院或疾病预防控制中心动物咬伤门诊注射狂犬病疫苗 联系学校保卫科，告知咬人流浪狗外貌特征，请求保卫科抓捕此狗，以免继续伤人；同时建议保卫科采取专项行动对校内流浪动物进行合适处理

任务评价

狂犬病救护实操考核表

学员姓名：　　　　　　　　　　身份证号：　　　　　　　　　　　　班级：

考核项目	考核内容	分值	考核标准	得分
观察现场	观察伤口和环境	0.5	观察伤口和环境并报告情况	
	自我防护	0.5	做好自我防护，避免被流浪狗伤害	
积极沟通	表明身份和来意	0.5	表明救护员身份和帮助患者的来意	
	沟通交流，安慰患者、保持镇静	0.5	积极沟通病情情况，安慰患者，保持镇定	
评估伤情	评估患者伤情	2	判定患者为狗咬伤，伤口为"Ⅱ级暴露"，有狂犬病风险	
实施救护	协助患者正确进行紧急处理	3	用肥皂水和一定压力的流动清水交替彻底冲洗所有咬伤和抓伤处约15分钟，然后用生理盐水将伤口洗净，最后用无菌脱脂棉将伤口处残留液吸尽，避免在伤口处残留肥皂水或者清洁剂	
	观察病情变化，送医救治	2	冲洗后立刻送附近医院或疾病预防控制中心动物咬伤门诊注射狂犬病疫苗	
	开展疾病知识科普和健康教育	1	联系学校保卫科，告知咬人流浪犬外貌特征，请求保卫科抓捕犬只，以免继续伤人；同时建议保卫科采取专项行动对校内流浪动物进行合适处理	
合计得分			10	

备注：得分项目6分以上（含6分），本次考核为"合格"，否则为"不合格"。

得分项目：　　分　　　　　　　　　　考核结果：

考核老师（签名）：　　　　　　　　　考核日期：

任务训练

1.狂犬病的传播途径主要是（ ）

  A.空气传播   B.接触传播   C.食物传播

  D.唾液传播   E.体液传播

2.狂犬病的潜伏期通常为（ ）

  A.1～3小时   B.1～3天   C.1～3周

  D.1～3月   E.1～3年

3.狂犬病具有特征性的临床表现是（ ）

  A.兴奋狂躁   B.恐水怕风   C.畏光惧声

  D.进行性瘫痪   E.呼吸困难

4.狂犬病毒病死率为（ ）

  A.10%   B.30%   C.50%

  D.70%   E.100%

5.狂犬病暴露伤口冲洗时间至少是（ ）

  A.1分钟   B.3分钟   C.5分钟

  D.10分钟   E.15分钟

任务拓展

你和好友一起逗弄她家养的小猫时，好友被猫咬伤右手示指，伤口轻微渗血。你该如何处置呢？

任务二　蛇咬伤处理

PPT

任务导入

今年7月某天，管先生在山头清理杂草时被一条灰白色相间、40cm左右长、手指般粗细的蛇袭击了左手虎口处，伤口呈".."。他第一时间用右手抓紧左手腕，下山求助同事。如果你是管先生的同事，遇到类似情况，应如何处置呢？

任务分析

一、分类及临床表现

蛇分为无毒蛇与毒蛇两大类，蛇咬伤多发生在4～10月。

无毒蛇咬伤时，局部可有成排细小齿痕，一般无全身反应。

毒蛇咬伤时，局部常见一对较大而深呈".."的齿痕（图4-4-3），蛇毒注入体内，引起严重中毒。

根据蛇毒对机体的效应，毒蛇分为神经毒类、血液毒类、细胞毒类和混合毒类蛇。

1.神经毒类　金环蛇、银环蛇等。局部症状表现轻微，仅有微痒和轻微麻木，无明显红肿、疼痛和出血，故咬伤后不易引起重视，一旦出现全身中毒症状，则病情进展迅速和危重。全身症状一般在1～3小时后出现，主要为眼睑下垂、吞咽困难，继而呼吸肌麻痹、呼吸衰竭，甚至呼吸停止。

2.**血液毒类**　竹叶青、蝰蛇、烙铁头等，湖南地区多见。局部明显肿胀，伤口剧痛，伴有水疱、出血和局部组织坏死（图4-4-4）。肿胀迅速向肢体近端蔓延，并引起淋巴管炎或淋巴结炎、局部淋巴结肿痛，伤口不易愈合。全身症状一般在2～3小时后出现，常表现为出血。轻者皮下出血、鼻出血、牙龈出血，严重时可引起血液失凝状态、伤口流血不止、血尿、消化道出血，甚至脑出血。

图4-4-3　齿痕

3.**细胞毒类**　眼镜蛇等。局部剧痛、红肿、水疱，轻者皮肤软组织坏死，严重者出现大片坏死，可深达肌肉筋膜和骨膜，导致患肢残废（图4-4-5）。还可直接引起心肌损害，甚至心肌细胞变性坏死。

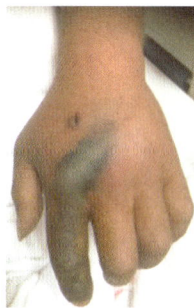

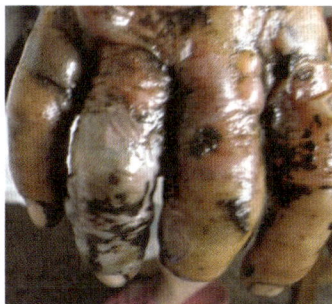

图4-4-4　血液毒类症状

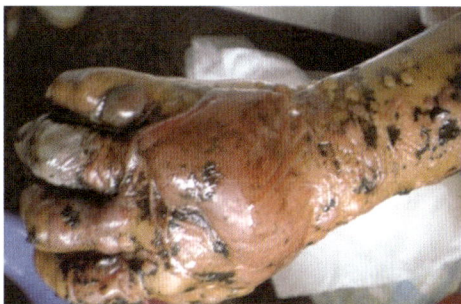

图4-4-5　细胞毒类症状

4.**混合毒类**　眼镜王蛇、蝮蛇、五步蛇（尖吻蝮）等。兼具神经毒和血液毒特性，发病急，局部和全身症状均较明显。

二、急救处理

急救处理措施如图4-4-6所示。

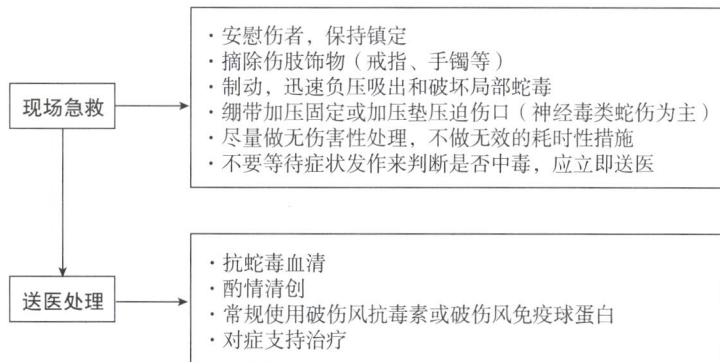

```
现场急救 ──→  ·安慰伤者，保持镇定
              ·摘除伤肢饰物（戒指、手镯等）
              ·制动，迅速负压吸出和破坏局部蛇毒
              ·绷带加压固定或加压垫压迫伤口（神经毒类蛇伤为主）
              ·尽量做无伤害性处理，不做无效的耗时性措施
              ·不要等待症状发作来判断是否中毒，应立即送医

送医处理 ──→  ·抗蛇毒血清
              ·酌情清创
              ·常规使用破伤风抗毒素或破伤风免疫球蛋白
              ·对症支持治疗
```

图4-4-6　急救处理

（一）现场急救

原则：迅速清除和破坏局部毒液，减缓毒液吸收，尽快送达医院。

1.**脱离**　立刻远离被蛇咬的地方。

2.**认蛇**　尽量记住蛇的基本特征，如蛇形、蛇头、蛇体和颜色，有条件最好拍摄致伤蛇的照片，以便专业人员更好地开展特效救治。现场最好不要企图去捕捉或追打蛇，以免二次被咬。

3.**解压**　去除受伤部位的各种受限物品，如戒指、手镯/脚链、手表、较紧的衣/裤袖、鞋子等，以免因后续的肿胀导致无法取出，加重局部伤害。

4.**镇定**　尽量保持冷静，避免慌张、激动。

5.**制动**　尽量全身完全制动，尤其受伤肢体制动，伤口应置于相对低位（保持在心脏水平以下）。

6.冲洗　冲洗伤口可以起到破坏、中和、减少蛇毒的目的。可选用1∶5000高锰酸钾溶液、3%过氧化氢、生理盐水、肥皂水或1∶5000呋喃西林溶液，冲洗后可行局部温敷。冲洗时可用负压吸引。

7.包扎　绷带加压固定是唯一推荐的被神经蛇毒咬伤的急救方法，这种方法不会引起局部肿胀。其余类型毒蛇咬伤部位可使用加压垫法，操作简单、有效（详见模块二项目二包扎）。

8.送医　尽快呼叫"120"，将伤者抬送至医疗机构。

（二）送医处理

1.抗蛇毒血清　根据蛇外形和临床表现等选择特效抗蛇毒血清是治疗毒蛇咬伤唯一切实有效的方法。抗蛇毒血清的使用主要遵守早期用药、同种专一、异种联合三项基本原则。

2.伤口处理　应在使用抗蛇毒血清后及早进行。清创主要目的是发现和清除可能残留的断牙、局部坏死组织、创面污染或感染灶。

3.预防破伤风　毒蛇口腔及毒牙可能带有破伤风梭菌，毒蛇和无毒蛇咬伤均应常规使用破伤风抗毒素（TAT）或破伤风免疫球蛋白。

4.对症支持治疗

▌任务实施▐

观察现场	积极沟通	评估伤情	实施救护
观察伤口并报告环境情况，做好自我防护	救护员向伤者表明身份与救助来意，积极沟通病情安慰伤者、保持镇静	结合伤者描述和症状表现，准确评估患者伤情	协助伤者正确进行紧急处理，观察病情变化，送医救治，开展疾病知识科普和健康教育

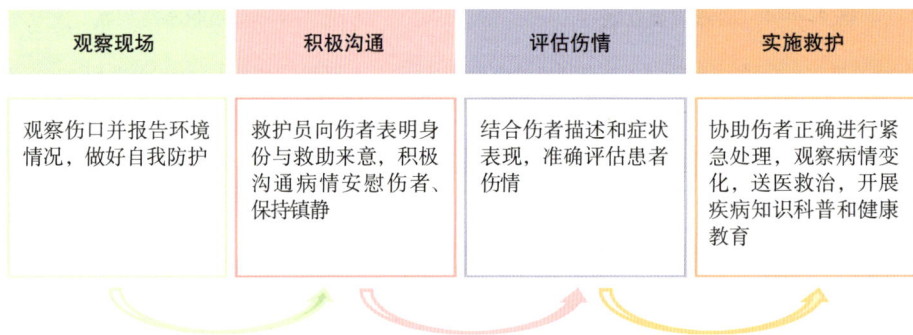

观察现场	管先生在山头清理杂草时被一条灰白色相间、长40cm左右、手指般粗细的蛇袭击了左手虎口处，伤口呈 "..."，他第一时间用右手抓紧左手腕，寻求帮助
积极沟通	认真检查伤口，耐心细致地与管先生进行沟通，表明身份与来意，告知其很大可能被毒蛇咬伤，解释自己有相关学习和处理经验，取得信任，安慰伤者，保持镇定
评估伤情	通过管先生描述、伤口局部及全身症状等判断毒蛇种类；拨打"120"电话
实施救护	摘除伤肢饰物（戒指、手镯等） 制动，迅速负压吸出和破坏局部蛇毒 绷带加压固定或加压垫压迫伤口 尽量做无伤害性处理，不做无效的耗时性措施 不要等待症状发作来判断是否中毒，应立即送医

▌任务评价▐

蛇咬伤救护实操考核表

学员姓名：　　　　　　　　身份证号：　　　　　　　　　　　班级：

考核项目	考核内容	分值	考核标准	得分
观察现场	观察伤口和环境	0.5	观察伤口和环境并报告情况	
	自我防护	0.5	做好自我防护，避免被蛇伤害	

续表

考核项目	考核内容	分值	考核标准	得分
积极沟通	认真检查伤口，表明身份和来意	2	认真检查伤口，判断毒蛇咬伤可能性大得1分；表明救护员身份和帮助患者的来意，得1分	
	沟通交流，安慰患者，保持镇定	1	积极沟通病情情况，安慰患者，保持镇定，得1分，否则不得分	
评估伤情	评估患者伤情	2	通过伤者描述、伤口局部及全身症状等判断毒蛇种类	
实施救护	摘除伤肢饰物（戒指、手镯等）	1	去除受伤部位的各种受限物品，如戒指、手镯/脚链、手表、较紧的衣/裤袖、鞋子等	
	制动，迅速负压吸出和破坏局部蛇毒	1	尽量全身完全制动，尤其受伤肢体制动，伤口应置于相对低位（保持在心脏水平以下），迅速负压吸出和破坏局部蛇毒	
	绷带加压固定或加压垫压迫伤口	1	绷带加压固定或加压垫法压迫伤口	
	立即送医	1	尽快呼叫"120"，将伤者抬送至医疗机构	
合计得分			10	

备注：得分项目6分以上（含6分），本次考核为"合格"，否则为"不合格"。

得分项目：　　分　　　　　　　　　　考核结果：

考核老师（签名）：　　　　　　　　　考核日期：

任务训练

1. 毒蛇咬伤后的急救措施不包括（　　）

　　A. 清洗伤口　　　　　　　B. 伤肢制动　　　　　　　C. 保持伤口低于心脏位置

　　D. 尽快送往医院　　　　　E. 伤口擦拭酒精

2. 被神经型毒蛇咬伤后（　　）开始出现全身中毒症状

　　A. 0.5 ~ 1 小时　　　　　B. 1 ~ 3 小时　　　　　　C. 3 ~ 5 小时

　　D. 0.5 小时内　　　　　　E. 6 ~ 8 小时

3. 毒蛇咬伤治疗原则不包括（　　）

　　A. 尽快排出毒素　　　　　B. 迅速阻止蛇毒的吸收和扩散　　　C. 抗蛇毒治疗

　　D. 加强对症及支持治疗　　E. 第一时间用嘴吸吮

4. 被毒蛇咬伤后的急救处理不正确的是（　　）

　　A. 保持安静和镇定　　　　B. 伤口抬高，有利于消肿

　　C. 除去紧束的衣服、鞋、手表等　　D. 患者和受伤的肢体应该限制活动

　　E. 尽可能及早用流水冲洗

5. 中和蛇毒的特效解毒药是（　　）

　　A. 输血　　　　　　　　　B. 补液　　　　　　　　　C. 血液净化治疗

　　D. 蛇药的局部应用　　　　E. 抗蛇毒血清

答案解析

任务拓展

　　你和母亲傍晚在菜地摘菜时，她不慎被蛇咬伤了右足外侧足跟，足跟部可见两个点状蛇咬伤牙痕，还有少量出血。随后，伤处疼痛不止，足背及小腿也肿胀了起来，蛇钻入菜地不见踪影。请问你该如何处置？

项目五　急性中毒

1.通过本项目的学习，掌握急性中毒的救治原则；熟悉急性中毒及中毒途径判定；了解各类毒物所致系统损害及临床表现。

2.具有判断急性中毒类型、程度，并进行紧急处理的能力。

3.树立护佑生命健康理念，培养人文关怀素质。

任务导入

一名24岁的女子，本想喝咳嗽糖浆，不料误食喝下了一瓶盖的"敌草快"，大概10ml。遇到类似情况，我们应该如何处置呢？

任务分析

中毒是指有毒化学物质进入人体达到中毒量而产生的全身性损害，分为急性中毒和慢性中毒两大类。慢性中毒是长时间吸收少量毒物的结果，一般起病缓慢，病程较长，缺乏特异性诊断指标，容易误诊漏诊，多不属于急诊范畴。故本项目只讲述急性中毒。

一、病因

1.职业性中毒　由于生产和使用过程中不注意劳动保护，密切接触有毒原料、中间产物或成品而发生的中毒。

2.生活性中毒　由于误食或意外接触有毒物质、用药过量、自杀或故意投毒谋害等原因使过量毒物进入人体内而引起中毒。

二、毒物的吸收、代谢及排出

1.吸收　毒物可通过消化道、呼吸道及皮肤黏膜等途径进入人体引起中毒，产生毒性作用的快慢、强度和表现与毒物侵入途径和吸收速度有关。

（1）消化道　是生活中毒的常见途径，例如有毒食物、OPI（有机磷杀虫药）和镇静催眠药等经口摄入中毒。

（2）呼吸道　因肺泡表面积较大和肺毛细血管丰富，经呼吸道吸入的毒物能迅速进入血液循环发生中毒。因此，患者中毒症状严重，病情发展快。

（3）皮肤黏膜　健康皮肤表面有一层类脂质层，能防止水溶性毒物侵入机体。皮肤多汗或有损伤时，都可加速毒物吸收。有的毒物也可经球结膜吸收中毒。毒蛇咬伤时，毒液可经伤口入血中毒。

2.代谢　毒物吸收后经血液分布于全身，主要在肝脏代谢。多数毒物代谢后毒性降低（解毒）。

3.排出　体内毒物主要由肾脏排出，气体和易挥发毒物可以原型经呼吸道排出，重金属如铅、汞、锰、砷等可由消化道和乳汁排出。

三、临床特点

不同化学物质急性中毒表现不尽相同，严重中毒时共同表现有发绀、昏迷、惊厥、呼吸困难、休克和少尿等。详见表4-5-1。

表 4-5-1　各类毒物所致系统损害及临床表现

累及系统	临床表现	毒物
皮肤黏膜	皮肤及口腔黏膜灼伤	强酸、强碱、甲醛、苯酚、百草枯等腐蚀性毒物
	发绀	麻醉药、有机溶剂、刺激性气体、亚硝酸盐和苯胺、硝基苯等
	黄疸	毒蕈、鱼胆、四氯化碳、百草枯等
	颜面潮红	阿托品、颠茄、乙醇、硝酸甘油
	皮肤潮湿	有机磷、水杨酸、拟胆碱药、吗啡类
	樱桃红色	一氧化碳、氰化物
眼	瞳孔缩小	有机磷类、阿片类、镇静催眠药及氨基甲酸酯类
	瞳孔扩大	阿托品、莨菪碱、甲醇、乙醇、大麻、苯、氰化物等
	视神经炎	甲醇、一氧化碳等
神经系统	昏迷	麻醉药、镇静催眠药、有机溶剂、一氧化碳、硫化氢、氰化物等
	谵妄	有机汞、抗胆碱药、醇、苯、铅等
	肌纤维颤动	有机磷、有机汞、有机氯、汽油、乙醇、硫化氢等
	惊厥	毒鼠强、窒息性毒物、有机氯杀虫剂、拟除虫菊酯类杀虫剂等
	瘫痪	可溶性钡盐、一氧化碳、三氧化二砷、蛇毒、河豚毒素、箭毒等
	精神异常	二氧化碳、一氧化碳、有机溶剂、乙醇、阿托品、抗组胺药等
呼吸系统	呼吸气味	氰化物有苦杏仁味；有机磷杀虫剂、黄磷、铊等有大蒜味
	呼吸加快或深大	二氧化碳、呼吸兴奋剂、水杨酸类、抗胆碱药
	呼吸减慢	睡眠药、吗啡、海洛因
	肺水肿	刺激性气味、磷化锌、有机磷杀虫剂、百草枯等
消化系统	中毒性肝损害	磷、硝基苯、毒蕈、氰化物、蛇毒
	中毒性胃肠炎	铅、锑、砷、强酸、强碱、磷化锌
循环系统	心律失常	
	心动过速	阿托品、颠茄、氯丙嗪、拟肾上腺素药
	心动过缓	洋地黄类、毒蕈、拟胆碱药、钙离子拮抗剂、β受体阻滞剂
	心脏骤停	
	直接作用于心肌	洋地黄、奎尼丁、氨茶碱、依米丁
	缺氧	窒息性毒物
	低钾血症	可溶性钡盐、棉酚、排钾性利尿剂
泌尿系统	肾小管坏死	毒蕈、蛇毒、生鱼胆、斑蝥、氨基糖苷类抗生素
	肾小管堵塞	砷化氢中毒、蛇毒、磺胺结晶等
血液系统	溶血性贫血	砷化氢、苯胺、硝基苯等
	再生障碍性贫血	氯霉素、抗肿瘤药、苯等
	出血	阿司匹林、氯霉素、氢氯噻嗪、抗肿瘤药
	血液凝固障碍	肝素、香豆素类、水杨酸类、敌鼠、蛇毒等

四、诊断

主要依据接触史和临床表现，同时还应进行相应的实验室及辅助检查或环境调查，以证实人体内或周围环境中存在毒物，与其他症状相似疾病鉴别后诊断。

对生活中毒，如怀疑服毒时，要了解患者发病前的生活情况、精神状态、长期用药种类，有无遗留药瓶、药袋，家中药物有无缺少等以判断服药时间和剂量。对一氧化碳中毒要了解室内炉火、烟囱、煤气及同室其他人员情况。食物中毒时，常为集体发病；散发病例，应调查同餐者有无相同症状。水源或食物污染可造成地区流行性中毒，必要时应进行流行病学调查。对职业中毒应询问职业史，包括工种、工龄、接触毒物种类和时间、环境条件、防护措施及工作中是否有过类似情况等。总之，对任何中毒都要了解发病现场情况，查明接触毒物的证据。

注意：临床没有"抽血查毒物"一说，一般是根据病史和临床表现，怀疑是某类"毒物"中毒，再通过患者胃液、血液、尿液或者毛发等检测该"毒物"在人体内的含量或水平情况。

五、治疗

（一）治疗原则

（1）立即脱离中毒现场，终止毒物接触。

（2）检查并稳定生命体征（先救命再治病）。

（3）清除体内尚未被吸收的毒物。

（4）促进已吸收毒物排出。

（5）及早应用特效解毒药。

（6）对症支持治疗。

> **特别提示**
>
> 因急性中毒有时很难在短时间内快速确诊，即使确诊，可能也并无特效解毒药。所以此治疗原则必须掌握，可以应对几乎所有的急性中毒情况。

（二）治疗措施

1.撤离中毒现场，终止毒物接触 立即将患者转到空气新鲜的地方；脱去污染衣物；用温水或肥皂水清洗掉皮肤和毛发上的毒物；用清水彻底冲洗清除眼内毒物；清除伤口上毒物等。

2.检查并稳定生命体征 若患者出现呼吸、循环功能不稳定，如休克、心搏骤停等，应立即进行心肺复苏，稳定生命体征。

3.清除体内尚未吸收的毒物 经口中毒者，早期清除胃肠道尚未吸收的毒物可明显改善病情，愈早、愈彻底愈好。

（1）催吐 适用于神志清楚并能配合的患者，昏迷、惊厥及吞服腐蚀性毒物者禁忌催吐。

（2）洗胃 一般在服毒后6小时内洗胃效果最好。但即使超过6小时，由于部分毒物仍残留于胃内，多数情况下仍需洗胃。吞服强腐蚀性毒物、食管静脉曲张、惊厥或昏迷患者，不宜进行洗胃。

（3）导泻 洗胃后灌入泻药，有利于清除肠道内毒物。

（4）全肠道灌洗。

4.促进已吸收毒物排出

（1）强化利尿 增加尿量促进毒物排出。

（2）高压氧治疗 对于一氧化碳中毒是一种特效抢救措施，可促使碳氧血红蛋白解离，加速一氧化碳排出，还能减少迟发性脑病的发生。

（3）血液净化 是指把患者血液引出体外，通过净化装置除去其中某些致病物质，达到净化血液、治疗疾病目的的一系列技术。

5.及早应用特效解毒药

（1）金属中毒解毒药 常用的有氨羧螯合剂和巯基螯合剂。依地酸钙钠是最常用的氨羧螯合剂，用于治疗铅中毒。二巯丙醇、二巯丙磺钠等为巯基螯合剂，主要治疗砷、汞、铜、锑、铅等中毒。

（2）高铁血红蛋白血症解毒药 常用亚甲蓝（美蓝）。小剂量亚甲蓝可使高铁血红蛋白还原为正常血红蛋白，用于治疗亚硝酸盐、苯胺或硝基苯等中毒引起的高铁血红蛋白血症。

（3）氰化物中毒解毒药 一般采用亚硝酸盐–硫代硫酸钠疗法。

（4）中枢神经抑制剂解毒药 纳洛酮是阿片类麻醉药的解毒药，对麻醉镇痛药引起的呼吸抑制有特异性拮抗作用。纳洛酮对急性酒精中毒有催醒作用，对各种镇静催眠药，如地西泮等中毒也有一定疗效。氟马西尼是苯二氮䓬类中毒的解毒药。

（5）有机磷杀虫药中毒解毒药 主要有阿托品、盐酸戊乙奎醚、碘解磷定等。

6.对症支持治疗 多数中毒并无特殊解毒疗法，只能通过积极的对症支持治疗，帮助危重症患者渡过难关，为重要器官功能恢复创造条件。

任务实施

观察现场	积极沟通	评估病情	实施救护
观察患者并报告环境情况，做好自我防护	救护员向患者表明身份与救助来意，积极沟通病情安慰患者、保持镇静	结合患者描述和症状表现，准确评估患者病情	1.协助患者正确进行紧急处理 2.观察病情变化，送医救治

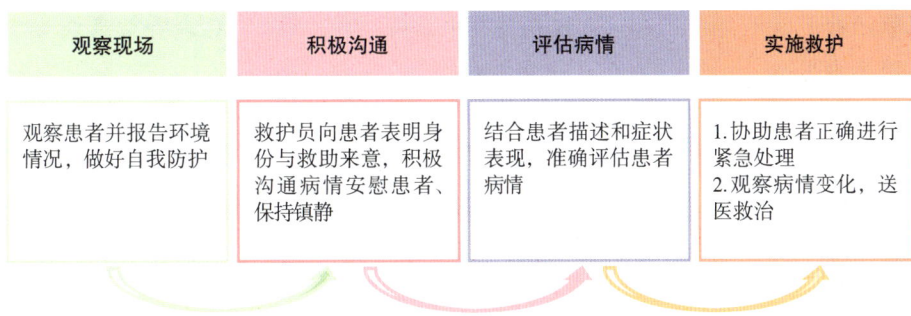

观察现场	一名24岁的女子，本想喝咳嗽糖浆，不料误食喝下了一瓶盖的"敌草快"，大概10ml
积极沟通	应耐心细致地与该女子进行沟通，网络查找"敌草快"相关信息，告知其可能中毒，解释自己有相关学习和处理经验，取得信任
评估病情	该女子为"敌草快"中毒，此物会引起人肾脏、心脏以及中枢神经系统的损伤，无特效解药
实施救护	立即漱口、催吐，并带上未喝完的药品（保留完整包装）送医院救治

任务评价

急性中毒救护实操考核表

学员姓名：　　　　　　　　身份证号：　　　　　　　　班级：

考核项目	考核内容	分值	考核标准	得分
观察现场	脱离现场，终止毒物接触	0.5	脱离现场，终止毒物接触	
	自我防护	0.5	做好自我防护，避免毒物进入体内	
积极沟通	表明身份和来意	0.5	表明救护员身份和帮助患者的来意	
	沟通交流，安慰患者、保持镇静	0.5	积极沟通病情情况，安慰患者，保持镇定	
评估病情	评估患者病情	4	该女子为敌草快中毒，此毒物会引起人肾脏、心脏以及中枢神经系统的损伤，无特效解药	
实施救护	协助患者正确进行紧急处理	2	立即漱口、催吐	
	观察病情变化，送医救治	2	并带上未喝完的药品（保留完整包装）送医院救治	
合计得分			10	

备注：得分项目6分以上（含6分），本次考核为"合格"，否则为"不合格"。

得分项目：　　分　　　　　　　　考核结果：

考核老师（签名）：　　　　　　　考核日期：

任务训练

答案解析

1.患者突然昏迷、抽搐、瞳孔缩小、皮肤湿冷、多汗、呼吸困难，应考虑（　　）
　　A.CO中毒　　　　　　　　　B.巴比妥类药物中毒　　　　C.中暑
　　D.阿托品中毒　　　　　　　E.有机磷农药中毒

2.为了及时治疗急性中毒，可作为中毒诊断主要依据的是（　　）
　　A.毒物接触史　　　　　　　B.临床表现　　　　　　　　C.毒物分析
　　D.毒物接触史和毒物分析　　E.毒物接触史和临床表现

3.急性吗啡类中毒的特效解毒药是（　　）
　　A.氟马西尼（安易醒）　　　B.乙酰胺　　　　　　　　　C.纳洛酮
　　D.硫代硫酸钠　　　　　　　E.亚硝酸异戊酯

4.CO中毒患者昏迷有条件的应尽早给予（　　）
　　A.高压氧治疗　　　　　　　B.高流量氧治疗　　　　　　C.鼻导管吸氧
　　D.脱水降颅内压　　　　　　E.糖皮质激素

5.急性中毒的首要处理措施是（　　）
　　A.立即拨打急救电话　　　　B.立即给予解毒药物　　　　C.立即进行人工呼吸
　　D.立即进行心肺复苏　　　　E.立即脱离中毒现场

任务拓展

　　暑假期间，你和好友一起在外面就餐，餐后不到半小时，两人几乎同时出现上吐下泻的情况。请问此时，你该如何处理？

项目六 失 温

学习目标

1.通过本项目的学习，掌握失温患者的救治原则和注意事项；熟悉失温的分度及其临床表现；了解失温的决定性因素和病因，风冷效应。

2.能快速识别失温，并迅速采取应急救护措施。

3.施救过程能与患者进行有效沟通，注意人文关怀，充分尊重患者隐私。

任务导入

《理想照耀中国》第八集"雪国的篝火"，讲述的是红三军团第六师十七团长征途中炊事班的故事，在翻越雪山时，为了让作战部队的战士们能喝上热水、烤烤火取暖，炊事班班长老钱用棉衣里的棉絮点燃潮湿的柴火，棉衣被撕得只剩下一层布料，最终不敌寒冷，冻死在雪山上。若你有幸带着充足的物资回到老钱班长牺牲之前，你将如何做来改变不幸的结局？

任务分析

失温是指人长期暴露在寒冷的环境下，机体产热和散热平衡被打破，热量流失大于热量补给，从而造成人体核心区温度降低，并产生寒战、动作协调性下降、言语功能障碍、出现幻觉和心肺功能衰竭等一系列症状，甚至出现呼吸心搏骤停和死亡的一种病症。

一、失温的分度和临床表现

1.**轻度失温** 核心温度在35.5~37℃。患者常表现为不能控制的发抖，不能做复杂的动作，尚能走路及说话。机体为减少热量散失，外周血管收缩。

2.**中度失温** 核心温度在33.8~35℃。患者开始出现意识改变、口齿含糊，肢体抖动症状加剧，并出现动作协调性下降，动作迟钝且费劲，走路磕绊，行为失常，部分患者甚至不觉寒冷，不受控制地松解衣物。此时，患者已出现外周血流量不足的情况。

3.**重度失温** 如果不及时进行处理，可能会危及患者生命。此时核心温度已降至30~33.88℃。表现为持续性的剧烈抖动，言语困难，思维迟钝并开始健忘，部分患者会出现幻视、幻听、幻嗅等一系列幻觉。活动能力明显减弱，双手不听使唤，走路也频繁绊倒。情绪也发生变化，表现为沮丧、低落。外观上来看裸露的皮肤呈蓝紫色，并且肿胀，蜷缩成一团以保存体温，肌肉逐渐僵硬。随后逐渐出现皮肤发白，瞳孔扩张，脉搏呼吸变慢，当体温降至31℃左右开始进入冬眠状态，甚至出现呼吸心搏骤停、死亡。

二、失温的常见病因

失温的发生与否取决于三个因素：机体的产热能力、保暖能力和热量散失的速度，在寒冷的环境中，年老体弱、处于饥饿/疲劳状态、穿着湿冷衣物的人更容易出现失温。

正常情况下，在我们身体皮肤附近有一层暖空气，这层暖空气大约1cm厚，温度在34~35℃，湿度在40%~60%，这层暖空气发生一点点微小的变化，也会使我们感到发冷和不舒服。当冷风吹进衣服，破坏了这层暖空气，导致热量迅速流失，体温下降，我们就会立刻感到丝丝寒意，这就是失温中涉及的风冷效应。基于风冷效应，湿冷的环境更容易引起失温。

三、失温的应急救护原则

1.减少热量散失

（1）安全转移　迅速转移患者，脱离寒冷环境，或原地扎营，注意对患者轻放平移，失温下的人体十分脆弱，外来刺激容易导致心室震颤。

（2）冷面隔离　安置患者时不可将患者直接放在冰冷的地面，可使用睡垫、衣物、干草等将患者与地面隔绝，防止患者的核心体温继续流失。

（3）干燥处理　若此前患者有大量出汗或淋雨，应立即脱下潮湿的衣物，擦干患者身体，换上干燥衣物，用睡袋、保温毯或厚衣物将患者全身包裹，减少热量的继续流失。

2.核心区域加温　可使用热水袋、发热贴，对患者脖子、腋窝、腹股沟等核心区进行加温；紧急情况下，也可在睡袋中以体对体的方式用自己的体温直接温暖患者。

3.能量摄入　清醒患者可进食流质热食，浓糖水、热巧克力等补充能量，意识障碍患者可静脉给予能量补充。

四、失温应急救护时的注意事项

1.防患于未然　户外运动时穿着速干排汗的衣服，预防由于大量出汗引起失温；出现气温变化时，及时增减衣物；遇上寒冷天气出行做好防寒防风；及时休息和补充能量，避免体力透支和饥饿。

2.快速反应，及时干预　一旦出现寒战、言语含糊、意识改变等失温表现，应立即进行干预，避免进一步发展，并拨打"120"取得AED，如出现呼吸心搏骤停，立即进行心肺复苏。

3.合理施救

（1）搬运患者时应动作轻柔，避免诱发心律失常。

（2）禁止给失温患者饮酒。

（3）禁止把辅助热源用于四肢，而导致外周血管扩张，加快散热速度。

（4）辅助热源温度不可过高，可能会导致局部组织损伤。

（5）严重失温患者进行复温时，速度不可过快。

▌任务实施▌

观察现场	积极沟通	评估病情	实施救护
1.评估并确保环境安全 2.做好自我防护	1.表明身份和帮助患者来意 2.积极沟通病情安慰患者	结合发病环境和临床表现明确诊断	1.减少热量进一步流失 2.积极进行核心区域复温 3.给予能量输入

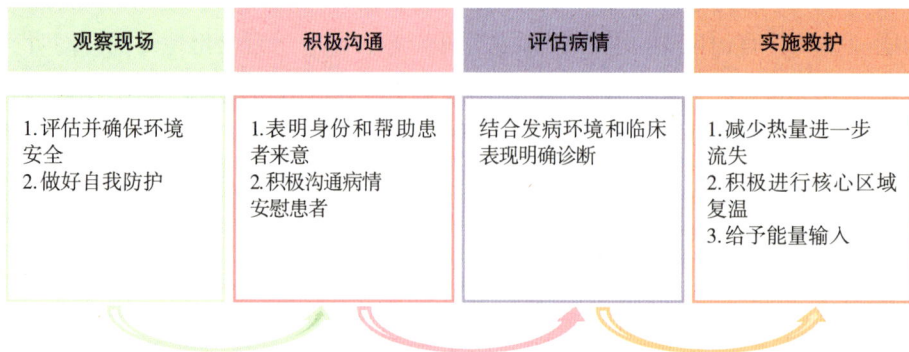

观察现场	现场环境安全。一个穿着单薄、光脚的小女孩蜷缩在墙角，需要救护，做好个人防护
积极沟通	患者意识淡漠、言语含糊、情绪低落，保持耐心与患者进行沟通，安抚患者，表明身份并告知来意，详细询问病情

续表

评估病情	患儿，女性，于寒冷冬夜，穿着单薄并光脚，未做好保暖，且处于饥饿状态，蜷缩成一团，尝试自行取暖，结合患者发病时的环境和临床表现初步判断为失温，应立即给予应急救护
实施救护	将患者转移至温暖的室内，将患者放在床或沙发上，若放在地面可用睡垫或衣物进行隔离，协助更换衣物后，用睡袋、毛毯或保暖毯包裹患者，减少热量流失。将热水袋/加热贴置于颈部、腋窝、大腿根部进行核心区域复温。若患者意识清醒可给予浓糖水、巧克力补充能量

任务评价

失温救护实操考核表

学员姓名：　　　　　　　　　　　身份证号：　　　　　　　　　　　班级：

考核项目	考核内容	分值	考核标准	得分
观察现场	观察环境	1	观察并报告环境情况	
	自我防护	1	戴手套或口述已做好自我防护	
积极沟通	表明身份和呼救	1	表明救护员身份，拨打"120"，并安慰患者，得1分，否则不得分	
	详细询问病情	1	耐心沟通并详细询问病情	
评估病情	结合发病环境和临床表现明确诊断	1	诊断正确得分	
实施救护	安全转移	1	转移至室内或原地扎营	
	冷面隔离	1	不得让患者接触冰冷表面	
	干燥处理	1	更换衣物，保持衣物干燥	
	核心区域复温	1	复温位置正确（颈部、腋窝、大腿根部）	
	能量摄入	1	根据患者意识状态选择合适的能量摄入方式	
合计得分			10	

备注：得分项目6分以上（含6分），本次考核为"合格"，否则为"不合格"。

得分项目：　　分　　　　　　　　　　　考核结果：
考核老师（签名）：　　　　　　　　　　考核日期：

答案解析

任务训练

1.下列关于失温的处理，不正确的是（　　）

A.原地扎营　　　　　　　　　　　　　B.将患者直接置于地面进行施救

C.脱掉潮湿衣物并进行保暖　　　　　　D.给予浓糖水或巧克力

E.用热水袋放入颈部、腋窝、大腿根部辅助恢复正常体温

2.以下不属于导致失温的因素的是（　　）

A.机体产热减少　　　　　　　　　　　B.能量摄入不足

C.保暖措施不到位　　　　　　　　　　D.适当的体力活动

E.机体散热增加

3.患者，男性，40岁，参加马拉松过程中出现严重失温表现，下列处置不当的是（　　）

A.搬运患者时应动作轻柔，避免诱发心律失常

B.禁止给失温患者饮酒

C.把辅助热源用于颈部、腋窝、大腿根部等核心位置

D.辅助热源温度越高越好，能让患者体温更快恢复正常

E.严重失温患者进行复温时，速度不可过快

4.预防失温的发生，下列做法不正确的是（　　）

    A.根据气温及时增减衣物　　　　　　　　B.运动要一鼓作气，不达终点不停止

    C.室外活动时穿排汗效果好的衣物　　　　D.及时补充能量

    E.寒冷天气出行做好防寒防风

5.关于失温下列说法正确的是（　　）

    A.失温是指热量流失小于热量补给时出现的系列病症

    B.失温患者的体温一定低于35℃

    C.-30℃的环境比-10℃的环境更容易引起失温

    D.患者四肢冰凉可诊断为失温

    E.一旦出现失温表现，应尽早进行干预

任务拓展

    在一个又冷又黑的圣诞夜，一个没戴帽子、没戴手套、没穿鞋子的小女孩，在街上缓缓走着，叫卖着火柴，她又冷又饿，直至在一座房子的墙角坐下来，蜷缩成一团，虽然她尝试划燃火柴获取温暖，但还是在旧年的大年夜冻死了。这是著名童话故事《卖火柴的小女孩》，相信大家都耳熟能详，那么如果在我们身边发生这种情况，要怎样施以援手呢？

项目七　冻　伤

学习目标

1.通过本项目的学习，掌握冻伤的救护原则和注意事项；熟悉冻伤的常见临床表现；了解冻伤的常见原因。

2.具有正确判断患者病情以及对冻伤患者采取相应的应急救护措施的能力。

3.树立"快速复温、科学救护"的急救理念；培养"分级评估、精准处置"的专业素质。

任务导入

患者，女性，26岁，既往体健，某日于-15℃攀爬海拔5276m的山峰，在山上逗留约12小时，下山后自觉脚趾冰冷，感觉缺失。洗澡时发现双脚趾皮肤呈紫色，立即用冻伤膏外涂，并搓揉双足约1小时，随即到医院寻求帮助。在患者去医院就诊前，请为患者采取准确的应急救护措施。

任务分析

冻伤是指由于寒冷潮湿作用引起机体的局部或全身引起的损伤。由于外界温度过低，人体缺乏相应的防寒措施，加上潮湿、风袭、饥饿、疲劳等因素，易发生冻伤。

冻伤分全身冻伤和局部冻伤两类，局部冻伤较多见。在身体的末端或表面血流缓慢，局部温度低，易引起冻伤，多见于肢体局部组织损伤，如手指、足趾、手背、耳廓、面颊等暴露部位；全身冻伤见于在登山中被雪埋盖或沉船落水，机体受到严重寒冷侵袭时引起的全身功能障碍和组织损伤，人体被冻成僵硬状态。

一、冻伤的常见临床表现

1.局部冻伤　根据冻肢融化复温后的表现程度进行分类。通常被分为四度。

（1）Ⅰ度冻伤　又称红斑性冻伤，伤及表皮层。局部皮肤苍白，有麻木感，进而皮肤充血水肿，痒、刺痛和感觉异常。

（2）Ⅱ度冻伤　又称水疱性冻伤，伤及真皮层。皮肤红肿，有大小不等的水疱，水疱破溃后流出黄色浆液，易感染。自觉皮肤发热，疼痛较重。

（3）Ⅲ度冻伤　又称腐蚀性冻伤。局部皮肤全层发生坏死，皮肤呈紫褐色或黑色，局部感觉完全消失。

（4）Ⅳ度冻伤　深达肌肉、骨骼，甚至导致肢体坏死，皮肤呈苍白或紫蓝色，水疱呈暗红色，严重者可无水疱，肢体剧烈疼痛。

国际野外医学会2024年发布《冻伤预防和治疗临床实践指南》，提出复温后现场分类可以2分法进行判断。即表层损伤是指无预期组织损失或损失极小，相当于Ⅰ度和Ⅱ度损伤，以及与Ⅲ度和Ⅳ度损伤相对应的深部预期组织损失。

2.全身冻伤　体温明显下降，全身肌肉僵硬，皮肤苍白水肿，呼吸、心跳微弱甚至停止，危及生命。

二、冻伤应急救护原则

迅速安全的转移后送是救治患者的最基本环节。

1.低体温救治 迅速把伤者转运到温暖避风的环境，全身冻伤肢体冻僵、意识丧失者，在搬运时要注意动作的轻巧柔和，否则会造成肢体扭伤、组织断裂或骨折。脱去伤者衣物，用干燥毛毯或被褥包裹患者，可将热水袋或热湿毛巾置于患者心前部，经鼻饲给伤者灌入加温饮料。有条件可利用保温毯进行保温。

2.快速复温 快速复温是冻结性损伤现场急救的有效方法，可以改善微循环，降低冻伤性休克发生率，降低致死率和致残率。温水快速复温是目前最有效的复温方法，水温应维持在38～42℃，浸泡冻伤部位，液面应高出冻伤部位2～3cm。

3.创面处理 对于Ⅱ度、Ⅲ度冻伤，应保持创面清洁干燥，肢体保温。

（1）伤肢肿胀较重或已有炎症时，则将健侧肢体放入温水中(若双上肢冻伤，则双下肢放入温水中)，改善冻伤部位的血液循环。

（2）局部有水疱，不要刺破，待其自行消退。

（3）在手指、足趾之间放置消毒敷料包扎，局部干燥，防止粘连，减少并发症。

4.液体复苏 适当补液，维持尿量，在冻伤治疗中十分必要。如果患者清醒，且没有恶心、呕吐或精神状态改变，可首先选择口服温水补液；有条件的情况下，可以通过静脉补充预热（最低37℃，最好是40～42℃）的0.9%氯化钠溶液，液体可小剂量推注，以保持预热温度。

5.心肺复苏 对心跳呼吸心搏骤停者，立即进行心肺复苏。拨打急救电话，启动急救系统，请求医生帮助，送到医疗机构。

三、冻伤应急救护时注意事项

1.避免外力或局部复温 严重冻伤部位切忌直接火烤，避免用力捶打冻伤部位或对肢体进行按摩，禁止用雪或冰块擦拭冻僵的肢体。

2.复温方式得当 对冻伤者进行施救时，禁止用温度过高的热水浸泡伤肢，不要用篝火、高温烘烤、汽车的发动机等干热方式来为肢体复温。不要用黏性敷料。

3.复温速度合理 复温速度要快，要求30分钟内完成复温，以免加重损害，但如有呼吸、心跳者，复温时不要太快、过急，否则易引起心律失常及室颤。

4.特殊情况，积极处理 如冻伤者出现昏迷或晕厥，应立即拨打急救电话，如果意识不清、呼吸及心跳停止，立即行心肺复苏，复苏过程中首先要维持呼吸道通畅、吸氧，必要时给予辅助呼吸。

任务实施

观察现场	积极沟通	评估病情	实施救护
观察患者并报告环境情况，做好自我防护	1.表明身份与救助来意 2.积极沟通病情安慰患者、保持镇静	结合患者描述和症状表现，准确评估患者病情	1.迅速脱离低温环境 2.自行复温 3.必要时，清创包扎，紧急送医 4.开展疾病知识科普和健康教育

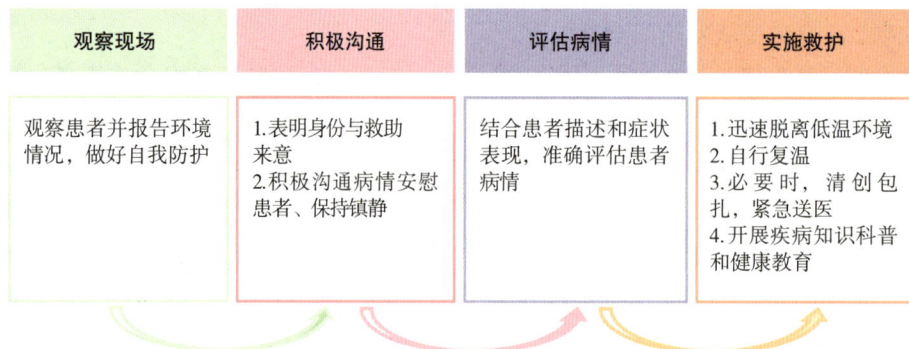

观察现场	患者长时间处于低温环境，脚趾冰冷，感觉缺失伴有皮肤发紫。评估现场为低温环境，脚趾皮肤冻伤，积极做好自我保护并积极处理与应对
积极沟通	患者长时间处于低温环境，脚趾冰冷，感觉缺失伴有皮肤发紫，在实施救护之前，应该耐心细致地与患者进行沟通，如说明自己的身份和来意，询问患者之前是否采取措施，缓解患者焦虑情绪，并取得信任

续表

评估病情	患者为一青年女性，由于长时间处于低温环境，脚趾冰冷，感觉缺失伴有皮肤发紫。判定患者为冻伤，且严重程度为重度。患者已用冻伤膏外涂，随即就医
实施救护	1.迅速脱离低温环境：一旦被冻伤，应立即用棉被、毛毯、厚衣服等覆盖受冻的部位，迅速离开低温环境或远离至冷因素，以免冻伤加重 2.快速复温：如为局部损伤，可温水复温，将冻伤部位浸泡在38～42℃的温水中快速复温，建议浸泡到皮肤略微发红，有温热感为止。如无复温条件，可将冻伤的部位放在救护者的前胸、腋下、腹部等较温暖的部位，利用体温复温 3.清创包扎：局部冻伤时，可用40～42℃的生理盐水冲洗患处进行简单的清创，并涂抹冻伤膏，为避免挤压、摩擦冻伤部位，应宽松包扎 4.紧急送医：如果为全身冻伤，应立即就医，到医院进行全身复温治疗。送医途中要监测患者的生命体征，一旦出现心搏骤停，需立即进行心肺复苏等急救措施 5.健康教育：向患者宣教预防冻伤的健康知识，不限于包括适当锻炼，改善外周血管功能，提高暴露部位对寒冷的抵抗能力；做好保暖措施，如保暖衣裤、鞋袜、手套等；避免冻伤风险因素，如疲劳、醉酒、饥饿、失血及创伤等；增加营养，保证机体足够的热量供应，增强抗寒能力

任务评价

冻伤救护实操考核表

学员姓名：　　　　　　　身份证号：　　　　　　　班级：

考核项目	考核内容	分值	考核标准	得分
观察现场	观察环境	0.5	观察并报告环境情况	
	自我防护	0.5	戴手套或口述已做好自我防护	
积极沟通	表明身份和来意	1	表明救护员身份和帮助患者的来意	
	沟通交流，安慰患者	1	积极沟通病情情况，并安慰患者	
评估病情	评估患者病情	1	判定患者为冻伤，且严重程度为重度	
实施救护	迅速脱离低温环境	1	立即用棉被、毛毯、厚衣服等覆盖受冻的部位，迅速离开低温环境或远离至冷因素	
	快速复温	1	使用恰当的方式快速复温	
	清创包扎	2	局部冻伤者用加温的生理盐水冲洗患处进行简单的清创，并涂抹冻伤膏	
	紧急送医	1	如全身冻伤，甚至呼吸心搏骤停，应紧急送医，密切关注患者病情变化情况	
	开展疾病知识科普和健康教育	1	对冻伤患者进行知识科普，并开展冻伤预防的知识宣教，通过积极引导增强患者战胜病情的信心	
合计得分			10	

备注：得分项目6分以上（含6分），本次考核为"合格"，否则为"不合格"。

得分项目：　　分　　　　　　　考核结果：

考核老师（签名）：　　　　　　考核日期：

答案解析

任务训练

1.关于 I 度冻伤，叙述错误的是（　　　）

A.损伤达真皮层　　　　B.局部红、肿、痛　　　　C.有水疱形成

D.愈合不会留瘢痕　　　E.处理不当可发生感染

2.关于冻伤，叙述错误的是（　　）

    A.Ⅰ度冻伤伤及表皮   B.Ⅰ度冻伤伤及真皮   C.浅Ⅱ度冻伤伤及真皮浅层

    D.Ⅲ度冻伤伤及皮肤全层或皮下组织   E.Ⅲ度冻伤伤及肌肉、骨骼

3.患者，女性，45岁，因"室外冻伤后2小时"来诊。查体：双足明显肿胀，满布水疱，水疱内有血性渗出，创面基底暗红，痛觉迟钝。患者冻伤累及的深度是（　　）

    A.真皮   B.皮肤全层   C.皮肤全层、部分皮下组织

    D.表皮   E.皮肤全层、皮下、肌肉、骨骼

4.患者，男性，45岁，因为去看冰雕，导致外露的皮肤冻伤，冻伤部位开始皮肤苍白发凉，转变为黑褐色，出现血性水疱，就诊医院。针对该患者病情目前属于（　　）度冻伤

    A.Ⅰ   B.Ⅱ   C.Ⅲ

    D.Ⅳ   E.Ⅴ

5.冻疮患者出现水疱、糜烂，可以选用的药物是（　　）

    A.肝素   B.咪康唑霜剂   C.氧化锌软膏

    D.红霉素软膏   E.克林霉素软膏

▓▓▓ 任务拓展 ▓▓▓

    患者，男性，33岁。因高原右足冻疮5个月来院疗养。患者5个月前在海拔5190m的喀喇昆仑高原哨卡执勤时，因工作繁忙及紧张，饮食减少，睡眠不足，体力消耗大，常有乏力、头晕、恶心、呕吐。当时地处高海拔地区，由于气温低（-200℃）、时间长、保温措施不到位等致右足冻伤。假设此刻你就在现场，基于你对冻伤的了解，你该如何处理呢？

灾难救护是指在面对自然灾害（例如火灾、地震、洪涝）或人为事故（如踩踏事件、爆炸）时，提供迅速而有效的医疗救援和生命支持服务。其核心目标是通过及时的干预措施减少人员伤亡，并尽可能地降低伤残率。

随着人类活动范围的不断扩展，我们面临的自然与人为灾难的风险也在增加。中国作为一个幅员辽阔且人口密集的国家，尤其容易受到各类灾难的影响。因此，理解和掌握灾难的发生规律及相应的急救技能对于减轻灾难带来的损失至关重要。

当灾难来袭时，高效的紧急救治能够显著提高生存概率并减少长期健康损害。为此，了解不同类型的灾难特性，学习正确的现场急救方法，以及提前做好准备，都是减灾防灾的重要组成部分。通过加强公众教育和培训，可以提升整个社会对灾难的响应能力，确保在关键时刻能够采取恰当行动，最大限度地保护生命财产安全。

PPT

项目一　火　灾

微课 5-1-1

学习目标

1.通过本项目的学习，掌握火灾避险原则、应急救护措施及安全注意事项；熟悉火灾现场的典型特征及危险因素；了解火灾的危害性及主要致死原因。

2.能够准确评估火灾现场风险并采取适当避险措施，具备在复杂火场环境下实施有效自救与互救的能力。

3.树立"生命至上、快速响应"的救援理念；培养"临危不惧、果断决策"的心理素质。

任务导入

某小区7号住宅楼，共有22层，总高66米。2020年11月22日，该栋住宅楼15层一名住户在家中使用电热毯时不慎导致电热毯发生故障引燃被褥及周边易燃物品，因住户不会使用灭火器材导致大火蔓延，引燃了多个住户的房屋。假设你是此栋住宅的住户，你会怎样避险逃生及帮助该栋楼的住户避险逃生？

任务分析

一、概述

在各类灾害中，火灾是不受时间、空间限制，发生频率较高的灾害，也是最经常、最普遍的能严重威胁公众生命财产安全和社会稳定发展的主要灾害之一。火灾多因闪电、雷击、风干物燥等气候原因导致森林大火或建筑物失火；也可由于生产、生活中不慎，战争或故意纵火等原因引起。现代社会中，火灾的原因及范畴逐步扩展，家庭使用的电器、天然气、电线等，石油化学工业中的大批危险品都可能引起火灾、爆炸。

火灾不仅造成严重的经济损失，还可致人死伤、残障和心理创伤。火情发生时，火场烟雾的蔓延速度是火的4~6倍，烟气流动的方向就是火势蔓延的途径，温度极高的浓烟在2分钟内可以形成烈火。浓烟烈火升腾，严重影响了人们的视线，使人看不清逃离的方向而陷入危险境地。

烟雾中毒窒息是火灾致死的主要原因。火灾中被浓烟熏呛窒息致死是直接被火烧死的数倍。在火灾中，被"烧死"的人实际上大多是先烟气中毒窒息死亡后遭火烧的。浓烟致人死亡的主要原因是一氧化碳中毒。人吸入一氧化碳的允许浓度为0.2%，当空气中一氧化碳浓度达1.3%时，人吸入两口就会失去知觉，呼吸1~3分钟就会导致死亡。

常用建筑材料燃烧时所产生的烟气，一氧化碳的含量高达2.5%。火灾中的烟气里还含有大量的二氧化碳。在正常的情况下，空气中的二氧化碳约占0.06%；当其浓度达到2%时，人会感到呼吸困难；达到6%~7%时，人会窒息死亡。聚氯乙烯、橡胶、尼龙、羊毛、丝绸等原料和物品燃烧时，能产生剧毒气体，对人的威胁更大。

救护人员应掌握火场烟雾的特点、火场烟雾中毒的表现、火灾的扑救措施、如何报警以及火灾的救护要点，以便及时、有效、科学地施救。

二、火灾的避险原则

火灾避险原则是报警、扑救、撤离。

（一）报警

不论何时何地，一旦发现严重火灾，立即向"119"报警。

报警内容：单位、地址、起火部位、燃烧物质、火势大小、有无人员被困、周围有无易燃易爆物品、进入火场路线以及联系人姓名、电话等，并派人到路口接应消防车进入火场。

（二）扑救

火灾起初阶段具有火势较弱、燃烧面积不大，烟气流动速度慢，火焰辐射热量小，周围物品和建筑结构温度上升不快等特点。这个阶段要及时组织力量，利用消防器材将火扑灭。争取"灭早、灭小、灭了"。据统计，70%以上的火灾都是现场人员扑灭的。如果不"扑救"，后果不堪设想。

1.电器着火 要立即切断电源，用干粉或气体灭火器灭火，不可泼水。

2.油锅着火 要迅速关闭燃气阀门，盖上锅盖或湿布，还可以把切好的蔬菜倒在锅里。

3.室内的沙发棉被等物品着火 可立刻用水浇灭。

4.液化气罐着火 应立即关闭阀门，可用浸湿的被褥、衣物等捂盖。

5.身上着火 切记不要奔跑，立即躺倒，翻滚灭火或跳入就近的水池，其他人也可用厚重衣物或被子覆盖着火部位灭火。

（三）撤离

如果火势较大，超过自己的扑救能力时，应想方设法尽早撤离。起火后，一氧化碳已经超过人体的允许浓度，空气中氧含量迅速下降，火场温度已接近400℃左右，此时人在火场是相当危险的，要迅速逃生。

1.保持镇静 选择正确的逃生路线和逃生方法。面对浓烟和烈火，要保持镇静，迅速判断，确定逃生的路线和办法，尽快撤离险地。一般建筑物都有两个以上逃生楼梯、通道或安全出口，这些是火灾发生时最重要的逃生之路。

2.**简易防护，低姿逃生**　用湿毛巾捂住口鼻，保护呼吸道，防止窒息。烟雾较空气轻，要贴近地面撤离。还可以将头部、身上浇冷水或用浸湿的棉被、毯子等将头、身裹好撤离。

3.**利用阳台、窗口逃生**　利用身边结实的绳索或用床单、窗帘、衣服等自制简易救生绳，用水打湿，一端拴在门窗栏杆或暖气上，另一端甩到楼下，沿绳索滑到安全楼层或地面。

4.**建立避难场所，等待救援**　室外着火，如果房门已烫手，切勿贸然开门。应紧关迎火的门窗，用湿毛巾塞堵门缝或用水浸湿棉被蒙上门窗，防止烟火渗入。固守在房内，直到救援人员到达。

5.**发出信号，寻求援助**　被烟火围困暂时无法逃离的人员，白天向窗外晃动鲜艳衣物，夜晚用手电筒或敲击东西的方法，及时发出求救信号。

6.**万不得已被迫跳楼时要缩小落差**　若楼层不高，被迫跳楼时，先扔下棉被、海绵床垫等物，然后爬出窗外，手扶窗台，身体自然下垂，尽量缩小落差。落地前要双手抱紧头部，身体蜷缩，以减少损伤。

三、火灾的应急救护要点

1.**做好自我保护**　救护人员要评估火灾现场环境，确保安全的前提下，救护伤员。

2.**迅速转移伤员**　迅速转移伤员，将伤员置于安全、通风处，解开衣领、腰带，适当保温。出入烟雾较重的地方，救护人员应采取有效的防护措施。

3.**立即抢救生命**　保持伤员呼吸道通畅，对呼吸心搏骤停者实施心肺复苏。检查面部、颈部、胸部周围有无烧伤，鼻毛是否烧焦，声音是否嘶哑，判断伤员是否有呼吸道烧伤。有骨折、出血及颅脑、胸腹部损伤者，给予相应处理。

4.**气体中毒的救治**　将中毒者转移到通风良好、空气新鲜的地方。呼叫急救机构或社区医生前来急救。较轻的中毒者注意保暖，并给其含糖盐等热饮，有条件可吸氧；丧失意识的中毒者要注意保持气道开放，需要时进行人工呼吸；对呼吸心搏骤停的中毒者立即心肺复苏。送到就近医院进行救治。

5.**保护烧伤创面**　立即用流动的清水冲洗烧伤部位，迅速脱去或剪开伤病员的衣服，摘除饰物，暴露创面。尽量不要弄破水疱，保护表皮，防止创面污染。创面要用清洁的被单或衣服简单包扎，严重烧伤者不需要涂抹任何药物。手足被烧伤时，应将各个指（趾）间加敷料后，再包扎，以防粘连。

6.**伤员转运**　伤员经应急救护后，应尽快送往医院救治。护送前及护送途中要注意防止休克。搬运时动作要轻柔、平稳，尽量减少伤员痛苦。伤员口渴可饮烧伤饮料或淡盐水。

四、注意事项

（1）进入人员密集场所或下榻宾馆、酒店时要注意安全通道、紧急出口位置。

（2）发生火灾时，果断采取正确的逃生路线和方法。不要拥挤、不要乘坐电梯、不要轻易跳楼。

（3）火场尽量避免大声呼喊，防止有毒烟雾及高温气体进入呼吸道。身上着火，不要用手去拍打，以免烧伤双手。

（4）在火场中，失去自救能力时，尽量靠墙或通道躲避，便于消防人员营救。因为消防人员进入室内救援时，大都是沿墙壁摸索行进。

（5）火灾时不要因贪恋财物，而贻误逃生良机。

（6）家中要备有家用灭火器、逃生绳、手电筒、简易防烟面具，做到有备无患。

（7）制定单位和家庭火灾应急预案，熟悉逃生路线。

（8）掌握消防器材的使用方法。

任务实施

观察现场	评估火情	积极沟通	实施避险
1.观察并报告环境情况 2.做好自我防护	根据受困住户的描述和现场观察，准确评估火灾状况	1.表明救护员身份及救助来意 2.积极沟通火情详情，有序引导安全撤离	1.拨打"119"报警 2.保持冷静，确定安全的逃生路线和方法 3.使用简易防护措施，低姿势逃生 4.进行火灾避险与逃生知识的教育

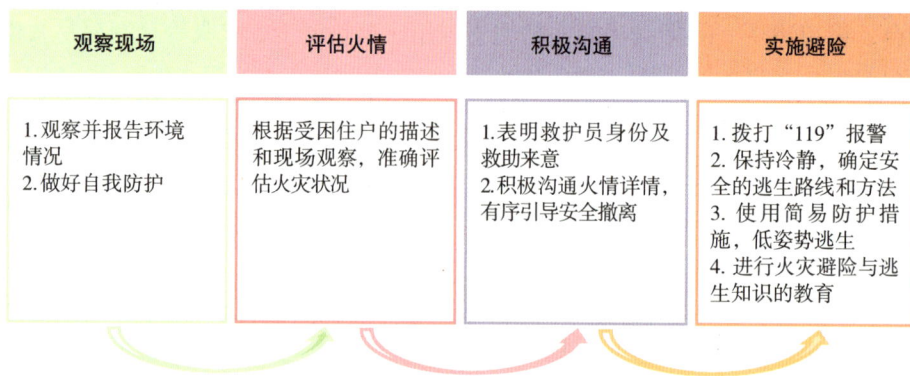

观察现场	某小区7号住宅楼15层一名住户家中发生火灾，没有合理及时扑救，大火蔓延，引燃了多个住户的房屋，该栋住宅楼的住户生命安全受到威胁，需要该栋楼的住户紧急避险逃生至安全地方，并口述做好防护
评估火情	7号住宅楼15层一名住户在家中发生火灾，大火已经蔓延，引燃了多个住户的房屋，判定火灾情况严重
积极沟通	表明自己的身份和来意，缓解该栋住宅楼住户的惊慌情绪，让该栋楼住户保持镇静，用湿毛巾捂住口鼻，弯腰低姿，迅速有序从楼梯，安全出口迅速有序撤离，不要乘坐电梯，不要跳楼
实施救护	拨打"119"报警，说明单位、地址、起火部位、燃烧物质、火势大小、有无人员被困、周围有无易燃易爆物品、进入火场路线以及联系人姓名、电话，并派人到路口接应消防车进入火场 保持镇静，让受困住户从安全通道、楼梯逃生，迅速有序离开，避免踩踏，不要乘坐电梯，不要跳楼 让受困住户保护呼吸道，防止窒息。用湿毛巾捂住口鼻，弯腰低姿撤离 对群众进行火灾避险知识科普，并开展火灾现场避险逃生教育，通过积极引导增强受困群众避险逃生的信心

任务评价

火灾避险逃生实操考核表

学员姓名：　　　　　　　　　　身份证号：　　　　　　　　　　　　　班级：

考核项目	考核内容	分值	考核标准	得分
观察现场	观察环境	0.5	观察并报告环境情况	
	自我防护	0.5	已做好自我防护	
评估火情	评估火灾现场情况	1	该栋住宅楼15层一户住户家发生火灾，火势蔓延，致使多个住户房屋有火情，判定火灾情况严重	
积极沟通	表明身份和来意	1	表明救护员身份和帮助受困群众的来意	
	沟通交流，劝导受困群众撤离	1	积极沟通火灾情况，劝导受困群众撤离	
实施避险	报警	2	拨打"119"报警，说明单位、地址、起火部位、燃烧物质、火势大小、有无人员被困、周围有无易燃易爆物品、进入火场路线以及联系人姓名、电话，并派人到路口接应消防车进入火场	
	扑救	1	火势较大，超过个人的扑救能力，现在开始撤离	
	撤离	2	保持镇静，引导受困群众从住宅楼的逃生楼梯、通道或安全出口，逃离该栋住宅楼，不乘坐电梯，不轻易跳楼，得1分；逃离时用湿毛巾捂住口鼻，弯腰低姿迅速离开该栋住宅楼，到安全地方，得1分	
	开展火灾避险知识科普教育	1	对群众进行火灾避险知识科普，并开展火灾现场避险逃生教育，通过积极引导增强受困群众避险逃生的信心	
合计得分			10	

备注：得分项目6分以上（含6分），本次考核为"合格"，否则为"不合格"。

得分项目：　　　分　　　　　　　　　　　考核结果：

考核老师（签字）：　　　　　　　　　　　考核日期：

::::: 任务训练 :::::

答案解析

1.如果因电器引起火灾，在许可的情况下，必须首先（　　）

    A.寻找适合的灭火器扑救　　　　B.将有开关的电源关掉　　C.大声呼叫

    D.用水浇灭　　　　　　　　　　E.离开现场

2.当身上衣服着火时，可立即（　　）

    A.奔跑离开火场，灭掉身上火苗　　B.用手扑打身上火苗　　C.就地打滚，压灭身上火苗

    D.用湿毛巾扑打身上火苗　　　　　E.用衣服扑打身上火苗

3.以下防止烟气中毒的方法中，不正确的是（　　）

    A.用湿毛巾捂住口鼻　　　　　　B.贴近地面撤离　　　　C.匍匐前进逃离火场

    D.直起身子往外跑　　　　　　　E.用湿布捂住口鼻

4.发生火灾时不可乘坐电梯逃生的原因不包括（　　）

    A.供电系统受损，电梯不能运行　　B.乘电梯不易被救援人员发现

    C.乘电梯受热后变形不能运行　　　D.火灾时电梯易出故障

    E.火灾时电梯可能发生坠落，造成伤害

5.油锅起火时，不可采取的灭火方法是（　　）

    A.盖上锅盖　　　　　　　　　　B.关闭火源　　　　　　C.把水泼到油锅里灭火

    D.把切好的蔬菜倒在锅里　　　　E.用湿衣服将火压灭

::::: 任务拓展 :::::

　　2019年12月20日，某商业大厦内一家餐厅的厨房设备故障，导致火势蔓延至整个楼层商铺和办公室。如果你是此商业大厦的工作人员，你会如何跟大厦内的人员进行避险逃生？

项目二 地　震

1.通过本项目的学习，掌握地震灾害现场的应急救护基本原则；熟悉地震发生时的科学避震方法；了解地震灾害的成因及破坏特点。

2.能够正确实施地震现场的自救互救措施，具备开展地震避险知识科普教育的能力。

3.树立"自救互救、全民参与"的防灾理念；培养"应急避险、技能普及"的宣教素质。

某男，35岁，平素体健。某日凌晨，在睡梦中被惊醒，发现整个房屋都在剧烈摇晃，第一反应是发生了地震。如果是你，在当下会如何进行逃生及自救？

地震，又称地动、地振动，是地球板块与板块之间相互挤压碰撞，造成板块边缘及板块内部产生错动和破裂，快速释放能量，导致地面震动的自然现象，具有受灾面积广、破坏性强、死伤人数多等特点。据统计，地球上每年发生500多万次地震，即每天要发生上万次的地震，强烈地震可在顷刻间使一座城市变成一片废墟，给人类社会造成巨大损失。

我国位于环太平洋地震带和欧亚地震带之间，受太平洋板块、印度洋板块和菲律宾板块的挤压作用，地震活动频度高、强度大、震源浅、分布广，是地震灾害严重的国家之一。1978年发生的唐山大地震强度为里氏7.8级地震，共造成24.2万多人死亡，是20世纪十大自然灾害之一。

在地震灾难现场，伤病员、被压埋人员众多，情况复杂，早期救助对抢救生命、减少伤残和死亡具有十分重要的作用。抢救越及时，死亡率越低。

一、地震灾害的特点

1.**突发性强**　地震前往往没有明显的预兆，突然发生以至于人们无法及时逃避。

2.**破坏性大**　地震发生后可造成大面积房屋倒塌和设施破坏，同时可引起火灾、水灾、有毒气体泄漏，甚至造成海啸、滑坡、瘟疫等次生灾害。若发生在人口稠密的城市，往往可能造成大量的人员伤亡和巨大的经济损失。

3.**持续时间长**　主震发生以后，近期内可能有余震，虽强度较主震弱，但也可造成不同程度的破坏，影响时间长。另外由于地震的破坏性大，震区的恢复和重建的周期比较长。

4.**周期性**　同一地区地震具有一定的周期性，两次地震之间可能相隔几十年或上百年，甚至更长时间。

5.**预测难度大**　地震的预测难度很大，往往无法精准预测。

6.**社会影响深**　地震所造成的社会影响远比其他自然灾害更为广泛、强烈，对于一个地区甚至一个国家的社会生活和经济活动会造成巨大的冲击。面对突如其来的灾难，目睹死亡和毁灭，会给人造成焦虑、紧张、恐惧等急性心理创伤甚至心理疾病。

二、地震的应急救护原则

（1）"先多后少"，即先救压埋人员多的地方。

（2）"先近后远"，先救近处的人，不论是家人、邻居还是陌生人，不要舍近求远。

（3）"先易后难"，先救容易救的人，这样可迅速壮大互救队伍。

（4）先救青壮年和医务人员，可使他们在救灾中充分发挥作用。

（5）先救活人，后处理尸体。

注意：救人时不仅要注意被救人的安全，而且要注意自身的安全，防止余震造成新的伤亡。

三、地震的现场应急救护

1.自救

（1）首先要保持头脑清醒，树立生存信念，相信自己可以获救。

（2）注意观察自身所处的环境，用砖块、木棍和可以挪动的物品等支撑身体上方的重物，避免塌落以扩大和稳定生存空间，一定保护好自己。

（3）若异味或尘土较多时，应用湿手巾、衣服或其他布料捂住口鼻，避免灰尘呛闷发生窒息，保证呼吸畅通，然后逐步清除掉身体上的压埋物。

（4）不要盲目大声呼救，尽量保存体力。听到动静时，用砖头、铁器等物敲击铁管和墙壁或吹响口哨，发出求救信息。

（5）尽力寻找水和食物并节约使用，以延长生存时间，等待救援。

（6）如有外伤出血，用衣服进行包扎，如有骨折，就地取材进行固定。

2.互救

（1）根据现场人员提供的信息，以及被掩埋人员发出的声音信号，利用搜救装备、搜救犬等方法初步判断人员位置。

（2）对埋在废墟下的幸存者，要先建立通风孔道，以防窒息。

（3）挖掘时应用手一点点拨，不可用利器刨挖。首先确定幸存者头部，然后依次按胸、腹、腿的顺序将其救出来，不得强拉硬拖。

（4）对营救出的幸存者应立即清除口鼻异物，可给予少量水但不能多喝。长时间处在黑暗中的幸存者被救后要用深色布料蒙上眼睛，避免阳光刺激。

（5）救出伤病员后，立即判断生命体征。外伤出血给予包扎、止血；骨折予以固定，脊柱骨折要正确搬运，以免加重骨折或损伤脊髓，造成终身瘫痪。

（6）要避免伤员情绪过于激动，给予必要的心理援助。

（7）对暂时无力救出的伤员，要确保周围空间保持通风，递送水和食品，再行营救。

四、地震时的避震方法

根据事故现场所处环境不同，因地制宜采用不同的方法避险。

1.平房 户外有平坦开阔的空地，可以立即跑出房间到开阔地带，如果居住在高楼，应立即切断屋内电源，关掉煤气开关，并打开房门，若房屋已经坍塌，房间坍塌后形成的三角空间是相对安全的空间，包括坚固的家具下、内墙的墙根、墙角等地方。

2.电梯 应立即将电梯的各楼层的按钮全部按下，电梯一旦停下应快速离开电梯，找到安全的地方避震。

3.教室 应迅速用书包护住头部，并躲在课桌下或者墙角，震后听从老师安排，有序转移至操场，到达操场后仍保持蹲下，双手保护头部，注意要远离高大建筑物或者危险物。

4.街道 应立即双手护头，或将身边的包或其他物品顶在头上，避开人流迅速跑至比较开阔的地方，避免被玻璃碎片、外墙砖块、变压器、电线杆、路灯、广告牌等掉落或者倒下砸到。

5.车中 应尽量减速避开十字路口，然后将车子靠边停下，立即下车护头，蹲在车边，或者跑向附近开阔区域，若地震时人在车内，来不及逃出车外，应抓住扶手，降低重心，躲在座位附近。

6.野外 应避开河边、山脚、陡崖、变压器高压线等，如遇到山崩滑坡，要向垂直与滚石前进的方向跑。

任务实施

观察现场	正确呼救	积极自救	协助互救
1.评估环境安全性，确定能否安全逃离 2.若不能，检查环境是否稳定	避免盲目呼救，利用周围物品敲击或吹口哨发出求救信号	1.创建稳定生存空间 2.防止窒息，清理压埋物 3.寻找并节约使用食物和水 4.正确进行止血、包扎和固定	1.合理搜寻被埋人员 2.正确挖掘以救援 3.检查并适当救治获救人员 4.提供心理支持

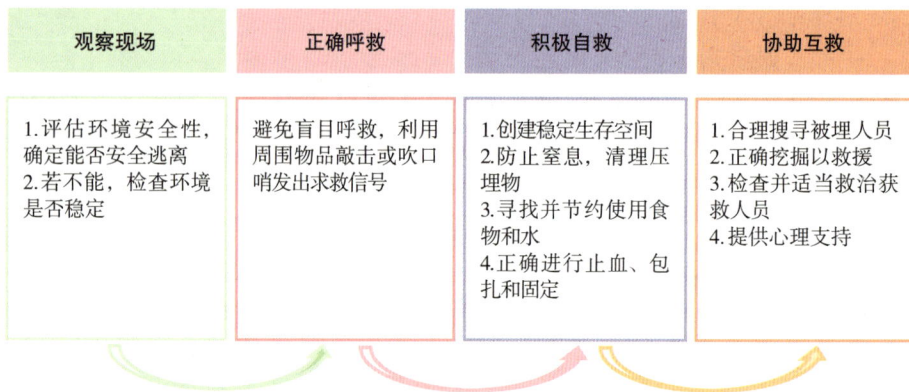

观察现场	观察自身所处环境，是否可逃离现场。若不能逃离，周围环境是否稳定
正确呼救	不盲目大声呼救，用周围物品敲击四周或吹口哨发出求救信息
积极自救	1.用周围物品等支撑身体上方的重物，稳定生存空间 2.应用湿手巾、衣服等捂住口鼻，避免呛闷窒息，逐步清除自身压埋物 3.尽力寻找水和食物以延长生存时间，等待救援 4.根据自身情况实施止血、包扎、固定
协助互救	1.根据声音寻找被埋幸存者 2.徒手挖掘幸存者，按正确顺序营救 3.救出幸存者后立即检查生命体征，合理止血、包扎、搬运，根据情况蒙上眼睛 4.安抚情绪，给予心理援助

任务评价

地震救护实操考核表

学员姓名：　　　　　　　　　　身份证号：　　　　　　　　　　班级：

考核项目	考核内容	分值	考核标准	得分
观察现场	评估现场是否安全	1	是否可逃离现场。若不能逃离，周围环境是否稳定	
正确呼救	采用正确方式呼救	1	不盲目呼救，用周围物品敲击四周或吹口哨发出求救信息	
积极自救	采用正确方法自救	1	用周围物品等支撑身体上方的重物，稳定生存空间	
		1	应用湿手巾、衣服等捂住口鼻，避免呛闷窒息，逐步清除自身压埋物	
		1	尽力寻找水和食物以延长生存时间，等待救援	
		1	根据自身情况实施止血、包扎、固定	

续表

考核项目	考核内容	分值	考核标准	得分
协助互救	积极协助呼救	1	根据声音寻找被埋幸存者	
		1	徒手挖掘幸存者，按正确顺序营救	
		1	救出幸存者后立即检查生命体征，合理止血、包扎、搬运，根据情况蒙上眼睛	
		1	安抚情绪，给予心理援助	
合计得分			10	

备注：得分项目6分以上（含6分），本次考核为"合格"，否则为"不合格"。

得分项目：　　　分　　　　　　　　　　考核结果：

考核老师（签名）：　　　　　　　　　　考核日期：

任务训练

答案解析

1.震后救人的原则是（　　）

 A.先救人少的地方 B.先救亲近人员 C.先救容易救的人

 D.先救远后救近 E.先救年纪大的人

2.对被埋在瓦砾中的幸存者，要先（　　）

 A.树立信心 B.抢救伤者 C.建立通风孔道

 D.给予包扎 E.给予喂食和进水

3.若你被困废墟无法逃离，错误的处理方法是（　　）

 A.尽力大声呼救，让救援人员听到

 B.用金属物敲击四周发出声响

 C.寻找食物和水，节约使用

 D.用湿手巾捂住口鼻，避免灰尘呛闷

 E.用木棍支撑身体上方的重物，避免进一步塌落

4.室内发生地震时，正确的做法是（　　）

 A.躲在楼梯和电梯处 B.跳楼逃生

 C.躲在窗边、阳台避震 D.迅速躲在低矮、坚固的家具下

 E.乘坐电梯逃生

任务拓展

 电影《唐山大地震》描述1976年发生在中国唐山的7.8级大地震中，姐姐方登和弟弟方达被同一块楼板压在两边，无论救哪一个，都要放弃另一个。最终母亲元妮选择了从小体弱多病的弟弟方达，而头脑清醒的姐姐方登听到了母亲作出的抉择。如果你是方登，根据你所掌握的地震相关救护知识，你会如何实现自救？

项目三 踩 踏

微课 5-3-1

1.通过本项目的学习，掌握踩踏事故现场急救处理与自救互救的核心技能；熟悉踩踏事故高发场景特征及科学预防措施；了解踩踏事故应急管理机制与心理干预要点。

2.能够规范执行踩踏现场自救互救技术操作；具备开展公众安全教育与急救培训的专业能力。

3.树立"预防为先、快速反应"的防范理念；培养"风险预判、现场管控"的预警素质。

在某年的12月31日，即新年前夕的晚上11：35，大量游客和市民聚集在某景区庆祝跨年。由于人群密集，在广场东南方向，靠近观景平台的人行通道阶梯底部，发生了一个人失去平衡摔倒的意外。这一事件迅速导致了多人相继摔倒和叠压，最终酿成了严重的拥挤踩踏事故，造成了36人不幸遇难，49人受伤的严重后果。那么，作为现场救护人员，在面对此类踩踏事故时，应该如何进行救护呢？

踩踏一般指在某一事件或某个活动过程中，因聚集在某处的人群过度拥挤，致使一部分甚至多数人因行走或站立不稳而跌倒未能及时爬起，被人踩在脚下或压在身下，短时间内无法及时控制、制止的混乱场面。

一、踩踏事故起因

（1）人群较为集中时，前面有人摔倒，后面人未留意，没有止步。

（2）人群受到惊吓，产生恐慌，如听到爆炸声、枪声，出现惊慌失措的失控局面，在无组织、无目的的逃生中，相互拥挤踩踏。

（3）人群因过于激动（兴奋、愤怒等）而出现骚乱，易发生踩踏。

（4）因好奇心驱使，专门找人多拥挤处去探索究竟，造成不必要的人员集中而踩踏。

二、踩踏的避险原则

（1）不要在人群拥挤的地方停留。

（2）在公共场所发生意外情况时，要听从工作人员的指挥，有序撤离。

（3）发现慌乱人群向自己方向涌来时，要快速躲到一旁，或在附近的墙角蹲下，等人群过后再离开。

（4）万一被卷入拥挤的人群，要保持镇静，顺人流方向走。如果鞋子被踩掉，不要弯腰提鞋、系鞋带或拾物。

（5）发现前面有人突然摔倒，立即停下脚步，同时大声呼救，告知后面的人不要向前靠近。

（6）在拥挤混乱的情况下，要双脚站稳，保持身体平衡，抓住身边的栏杆、柱子或看台的椅子等物。

158

（7）被人群拥挤前行时，要撑开手臂放在胸前，背向前弯，形成一定的空间，以保持呼吸道畅通（图5-3-1）。

（8）万一被人挤倒在地，不要惊慌，设法使身体蜷缩呈球状，双手紧扣、置于颈后，保护好头、颈、胸、腹部重要部位（图5-3-2）。如有可能，要设法靠近墙壁或其他支撑物，并尽一切可能在最短的时间站起来。

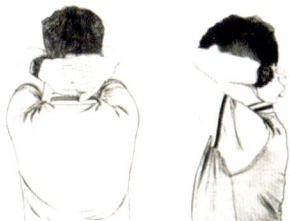

图5-3-1 踩踏现场自我防护　　　　　　图5-3-2 踩踏现场自我防护

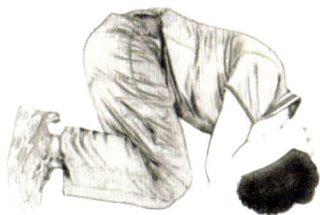

三、踩踏的应急救护原则

（1）踩踏事故发生后，立即报警。要听从统一指挥，有秩序地撤离。

（2）检伤分类，先重伤后轻伤。

（3）给窒息的伤员做人工呼吸。对呼吸心搏骤停的伤员实施心肺复苏。

（4）注意事项：球场、商场、狭窄的街道、楼梯、影剧院、酒吧、夜总会、宗教朝圣的仪式上、超载的车辆、航行中的轮船上都存在发生踩踏事故的潜在危险。当身处这样的环境时，一定要提高安全防范意识。

四、踩踏现场自救原则及方法

（1）一旦在公众场所遇到拥挤的人群时，首先不要惊慌，惊慌只会使情况更糟。心理镇静是个人逃生的前提，服从大局是集体逃生的关键。

（2）应顺着人流走，尽量走在人流的边缘，切不可逆着人流前进，否则很容易被人流推倒。此时脚下要敏感些，稳住重心，不要被磕倒、绊倒！千万别弯腰或蹲着，若鞋子被踩掉，衣服被拉扯，也不要贸然弯腰提鞋或整理仪容。这样也很容易被人流推倒。

（3）在拥挤的人群中，要左手握拳，右手握住左手手腕，双肘撑开平放胸前，形成一定空间保证呼吸（图5-3-3）。

（4）如果有可能的话，可到附近的商店、咖啡馆暂时避一避。待人群过后，迅速而镇静地离开现场。

图5-3-3 踩踏现场自我防护

（5）如果时间来不及的话，应快速躲到一旁！有选择的话远离玻璃窗，以免因玻璃破碎而被扎伤！双脚站稳，牢牢抓住一样坚固牢靠的东西，例如栏杆、灯柱之类，一定要站稳，待人群过去后，迅速而镇静地离开现场，切记！

（6）一旦自己被挤倒，要尽最大努力站立起来！没办站起来的话，要设法靠近墙角，迅速使身体蜷缩成球状，双手紧扣置于颈后，保护好头、颈、胸、腹部，同时尽量露出口鼻，保持呼吸通畅。

（7）当发现前方有人突然摔倒后，旁边的人一定要大声呼喊，尽快让后面的人群知道前方发生了什么事，否则，后面的人群继续向前拥挤，就非常容易发生拥挤踩踏事故。

（8）当带着孩子遭遇拥挤的人群时，要尽快把孩子抱起来，因为儿童身体矮小、力气小，面对拥挤混乱的人群，极易出现危险。

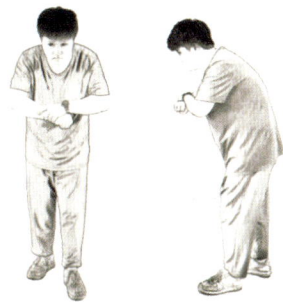

（9）开车时遇到拥挤人群，切忌驾车穿越人群，尤其是群众情绪愤怒、激动或满怀敌意时。因为如果人群发动袭击，打破窗门，翻转汽车，自己可能受重伤。倘若自己的汽车正与人群同一方向前进，不要停车观看，应马上转入小路、倒车或掉头，迅速驶离现场。倘若根本无法冲出重围，应将车停好，锁好车门，然后离开，躲入小巷、商店或民居。如果来不及找停车处，也要立刻停车，锁好车门，静静地留在车内，直至人群拥过。

任务实施

评估环境	检伤分类	现场救护	科普教育
1.评估环境安全，做好自我防护 2.疏散人群，避免二次损伤	评估踩踏事故现场伤员伤情，检伤分类	根据伤情进行现场救护（止血、包扎、固定、搬运等）	1.提醒群众保持冷静 2.科普踩踏事故的预防及现场救护措施

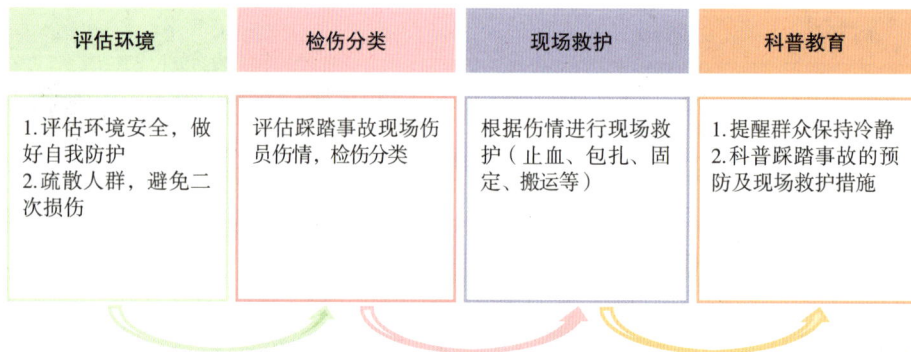

评估环境	1.确保自身安全，观察环境（如人群流向、危险建筑物等），是否存在二次伤害风险 2.判断事故规模，立即报警（"110"或"120"）并请求增援
检伤分类	1.评估伤情：评估踩踏事故现场伤员伤情。检查伤员受伤情况，包括头部、颈部、胸部、腹部等重要部位。若有明显疼痛或不适，不要随意移动 2.检伤分类：多人发生踩踏要分清优先等级 重伤员（第一优先）标记红色：有严重大出血、呼吸心搏骤停等危及生命状况，需立即抢救 中伤员（第二优先）标记黄色：骨折、较大面积软组织损伤等，安排在短时间内接受治疗 轻伤员（第三优先）标记绿色：擦伤、挫伤等，可在现场简单处理后等待进一步检查
现场救护	1.保持冷静 2.寻找支撑：寻找可以依靠的物体 3.避免摔倒：避免弯腰 4.保护脏器：站立时：采用"拳击式"防护；若被推倒，身体蜷缩，保护重要脏器
科普教育	1.减少到人群密集场所 2.踩踏发生后自救方法

任务评价

踩踏救护实操考核表

学员姓名：　　　　　　　　　　身份证号：　　　　　　　　　　班级：

考核项目	考核内容	分值	考核标准	得分
评估环境	观察环境，做好自我防护	1	人群流向、危险建筑物等，是否存在二次伤害风险	
	呼救求援	1	判断事故规模，立即报警（"110"或"120"）并请求增援	
检伤分类	评估伤情	1	检查伤员受伤情况，包括头部、颈部、胸部、腹部等重要部位	
	分类标记	1	重伤员（第一优先）标记红色、中伤员（第二优先）标记黄色、轻伤员（第三优先）标记绿色	
现场救护	保持冷静	0.5	保持冷静的头脑，避免过度恐慌	
	寻找支撑	0.5	观察周围环境，寻找可以依靠的物体	
	避免摔倒	1	随着人群移动方向移动，不要贸然弯腰	

续表

考核项目	考核内容	分值	考核标准	得分
现场救护	保护脏器	1	直立时：采用"拳击式"防护，一手握拳，另一只手紧握握拳手的手腕，手肘撑开，平放于胸前	
		1	摔倒时：身体蜷缩，两手十指交义相扣、护住后脑和颈部；两肘向前，护住双侧太阳穴	
科普教育	踩踏自救	1	减少到人群密集场所，发生拥挤，保持冷静	
		0.5	人群拥挤："拳击式"防护	
		0.5	摔倒后：身体蜷缩保护脏器	
合计得分			10	

备注：得分项目6分以上（含6分），本次考核为"合格"，否则为"不合格"。

得分项目：　　 分　　　　　　　　　　　考核结果：

考核老师（签名）：　　　　　　　　　　考核日期：

答案解析

任务训练

1.踩踏事故最容易发生在（　　）

　A.人员有序进出的电影院　　　　　　　B.正在进行安全演练的学校操场

　C.人群突然恐慌的狭窄通道　　　　　　D.空间开阔且人员分散的广场

　E.有专人指挥交通的十字路口

2.在人群密集的场所，预防踩踏事故发生最重要的措施是（　　）

　A.尽量穿舒适的鞋子，方便快速移动

　B.携带紧急救援设备，如小型氧气瓶

　C.保持冷静和秩序，听从现场指挥

　D.时刻注意观察周围人群的表情变化

　E.提前规划好自己的行走路线

3.当身处可能发生踩踏的人群中时，相对更安全的姿势是（　　）

　A.双手抱头，弯腰低头向前冲

　B.双手交叉在胸前，肘部向外撑开，双脚站稳

　C.双手自然下垂，快速跳跃移动

　D.双手向上伸直，试图抓住高处的物体

　E.双手捂住耳朵，身体紧贴他人

4.一旦发生踩踏事故，被挤倒在地后，应该首先（　　）

　A.大声呼救，引起周围人的注意

　B.试图站起来，尽快离开人群

　C.双手抱住头部，蜷缩身体，保护重要器官

　D.观察周围情况，寻找可以抓住的物体

　E.用脚去踢周围的人，为自己腾出空间

5.踩踏事故发生后，对于受伤人员，首先应该考虑的急救措施是（　　）

　A.进行心肺复苏　　　　　　　　　　　B.检查并处理骨折情况

　C.止血包扎伤口　　　　　　　　　　　D.清理呼吸道，保证呼吸通畅

　E.注射破伤风疫苗

近日，我市一场大型音乐节现场，数万名乐迷齐聚。当备受瞩目的知名乐队登台表演，现场气氛瞬间被推向高潮。因舞台前方空间有限，大量观众疯狂向前拥挤，试图近距离接触偶像。

混乱推搡中，人群秩序失控，前排多名观众被挤倒，更多人因无法保持身体平衡接连摔倒，现场陷入恐慌。虽工作人员迅速发现并制止，但踩踏事故仍造成15人受伤，其中3人伤势严重。救护车接警后迅速赶到，将伤者送往附近医院救治。

假设你是红十字志愿者，抵达现场后，如何对不同伤势伤者进行现场救护，并与后续赶来的"120"医疗团队做好交接，以确保伤者得到及时、有效救治，最大限度地降低伤亡损失？

项目四　洪　涝

学习目标

1.通过本项目的学习，掌握洪涝灾害中的应急救护原则与操作方法；熟悉暴雨、飓风等相关气象灾害的定义；了解洪涝灾害的基本概念、特点及其危害。

2.能够根据灾情实际情况，准确判断灾害的严重程度；能够采取适当的应急救护措施，确保自身及他人的安全。

3.树立安全救援理念；培养涉水急救、风险预判和团队协作素质。

任务导入

2010年10月初，某地区遭遇罕见洪涝灾害，东部沿海7个市县受灾严重，人民群众的生命财产安全受到严重威胁，医院救治受灾群众1.3万人。假设你在救灾现场，面对一名从湍急水流中救起的受灾者，你应该如何施救？

任务分析

洪涝灾害是因连续性的降水或短时强降水导致的江河洪水泛滥或积水淹没低洼土地，造成财产损失和人员伤亡的一种灾害；是最常见的自然灾害之一。洪涝灾害分为"洪"和"涝"两种："洪"，指大雨、暴雨引起水道急流、山洪暴发、河水泛滥、淹没农田、毁坏环境与各种设施等；"涝"，指水过多或过于集中或返浆水过多造成的积水成灾。因此，洪涝灾害具有以下特点。

1.发生范围广且频率高　洪涝灾害比较常见，特别是在东南沿海省份，几乎每年都有发生，且波及范围广，发生频率高。

2.造成灾害严重　洪涝可破坏基础设施、农田作物，甚至人民群众的生命财产安全。

3.造成次生灾害　洪涝成灾后容易发生一系列次生灾害，山洪、滑坡、泥石流等。

4.容易发生衍生灾害　洪涝灾害发生后容易发生肠道传染病、人畜共患病、自然疫源性疾病以及寄生虫病等衍生灾害，需要加强卫生防疫工作。

一、洪涝的成因

1.自然原因

（1）气候　伴有强降水的暴雨和飓风。中国气象规定，24小时降水量为50mm或以上的雨称为"暴雨"，按其降水强度大小又分为三个等级，即24小时降水量为50～99.9mm称为"暴雨"；100～250mm称为"大暴雨"；250mm以上称为"特大暴雨"。暴雨预警信号分四级，分别以蓝色、黄色、橙色、红色表示。蓝色：12小时内降雨量将达50mm以上，或者已达50mm以上且降雨可能持续。黄色：6小时内降雨量将达50mm以上，或者已达50mm以上且降雨可能持续。橙色：3小时内降雨量将达50mm以上，或者已达50mm以上且降雨可能持续。红色：3小时内降雨量将达100mm以上，或者已达100mm以上且降雨可能持续。一般来说，在大西洋上生成的热带气旋，被称作飓风；而把在太平洋上生成的热带气旋称作台风，其热带气旋中心风力达到12级或以上。它们常伴随强降水和风暴潮。

（2）地形　地势低洼，流速变慢，排水不畅。

（3）水系　支流众多，流域面积大，干流流量大。

（4）植被　植被覆盖率低，地表径流快。

2.人为原因

（1）植被破坏，水土流失严重，泥沙淤积，河床抬升，泄洪能力差。

（2）围湖造田，使湖泊对洪水调节能力减弱。

二、洪涝灾害对人体的伤害机制

洪涝可对人体造成各种伤害，甚至危及生命。

1.淹溺　是洪涝造成人员死亡的主要因素。人被洪水淹没造成窒息，可迅速死亡。

2.撞击　往往流速较快，并且携带大量的石头、树木及其他大块物体，很容易造成水中的人员受伤。飓风带来的海浪冲击、大件物体坠落以及海水带来的碎片残骸也可造成人体砸伤。

3.挤压　建筑物倒塌使人受到挤压，可造成肢体受压、骨折甚至毁损。

4.寒冷　在春秋季的洪水或冰山融化所致洪涝中，长时间在水中浸泡可致体温下降，严重者可诱发凝血障碍及心律失常而导致死亡。

5.叮咬伤　洪涝导致水位上涨时，家畜、老鼠、昆虫、爬行动物等均开始迁徙，从而使得叮咬伤增多，并可能感染动物源性传染病。

三、洪涝灾害的避险逃生

1.撤离到安全地带　洪涝灾害发生前，应及时关注天气预报和官方发布的预警信息，了解灾害的情况并做好应对准备。一旦发现灾害来袭，应尽快撤离到安全地带，如地势较高的且坚固的建筑物顶部、山坡。在撤离的过程中，选择就近安全的路线，应注意避开滑坡、泥石流等危险区域，避免落水或被掩埋。如遇山洪或泥石流时应沿山坡横向跑开；同时，要尽量携带必要的生活用品和药品，确保自身安全。在安全地带，应密切关注天气和水位的变化，以便及时调整应对策略。如被山洪困于某地，应及时与外界取得联系，如各种通信设备、制造烟火、挥动颜色鲜艳的衣物以及大声呼喊等。如情况危急，可利用周围物品如船只、木板、门板、木床等漂流物，做好水上转移准备。

2.落水后逃生

（1）保持镇定　落水后不要惊慌，要尽量保持镇定，冷静应对，不要试图游泳向岸边，以免浪费体力和耗尽力量，等待救援或适当的时机游泳脱离；如果有人在附近，应该试着呼救，引起他人的注意。

（2）同时注意保护好呼吸　如果有生命救援设备，如游泳圈、皮划艇，应该第一时间使用；如果没有，落水后第一时间屏气，要在水中保持头部浮在水面上，以免淹没。

（3）寻找漂浮物　如果周围有可利用的漂浮物，可以抓住它来增加浮力，减少体力消耗。

（4）选择正确的漂浮姿势　可以采用仰面漂浮法，深吸一口气屏住呼吸，将身体翻转使背部朝下，面部朝上，尽量放松身体，四肢自然展开，以增加浮力，切记，在水中，不能将手上举或拼命挣扎。

（5）远离漩涡或湍急水流　以免被冲走或被困。如果不慎已经进入漩涡并被拽入水下，则应立即屏气，然后尽量蜷缩身体，双手抱头，尽可能避免要害部位撞在障碍物上。

（6）如遇春秋及寒冷季节，脱离水源后应尽快脱掉湿透的衣物，换干燥衣物，并借助保温毯或暖宝宝等复温设备保暖。

四、洪涝灾害的救援

1.对溺水者的施救　发现有人溺水时，实施救护前应观察周围环境是否安全，保持冷静，及时呼叫周围人共同帮忙。不会游泳的人不应下水救人，儿童不应下水救人。在岸上向溺水者抛绳索、救生圈、救生杆或其他救生工具等有可能使溺水者获救。水性好的人可下水救人，下水前最好脱掉衣裤和鞋。在溺水者下游一段距离下水，最好从溺水者背部抱住溺水者，避免被溺水者缠住。一旦抓住溺水者，尽量让他们面朝上，用手臂或衣物拖带上岸。

溺水者被救上岸后，应立即检查呼吸、意识、心跳及颈动脉、股动脉搏动情况。并及时拨打"120"呼叫救援；大多数情况下，溺水者吸入的水量不多，通常不会导致气道阻塞。有自主呼吸者，可排出气道内的液体，腹部趴在施救者膝盖上，拍击背部，使气道内的水排出；然后使其呈稳定侧卧位，亦称复原卧位。该体位可以防止其因呕吐物造成呼吸道堵塞的发生。

如果溺水者意识丧失合并呼吸心搏骤停，此时应该就地尽快实施口对口吹气人工呼吸两次，在人工呼吸前应清理口鼻衣物，开放气道。然后立即开始心肺复苏；于胸骨中下1/3或两乳头连线中点进行胸外心脏按压，按压频率为10~120次/分，按压30次后口对口给予2次人工呼吸。胸外按压和人工呼吸按30∶2的比例交替进行。持续到溺水者清醒或救护车来临。

对所有的淹溺者在开始心肺复苏前应仔细检查其是否受伤，同时明确其伤害的种类和程度。特别是对有头颈部创伤、胸腹创伤及脊柱损伤的淹溺者要特别小心，开放呼吸道时不能采用常规的仰头提颏法，而要采取改良拉颌法。在搬动淹溺者时，必须保持其头、颈和身体在同一轴面上整体移动，防止头颈部扭曲，以防病情恶化。

2. 失温者的施救　将溺水者从水中移出后，安抚患者情绪，并尽快转移到干燥、温暖的地方；脱去淹溺者的湿衣服，擦干身体表面的水，换上干衣服，以减少体表水分蒸发带走热量。有条件时可用干燥的毯子或衣物包裹溺水者，特别注意保护头部和躯干，因为这些部位散热较快。如果条件允许，可以使用加热垫或暖风机等设备提供额外的热量。还可充分按摩四肢，促进血液循环。轻轻地用双手抱住溺水者，帮助他们减少颤抖，但不要用力摩擦皮肤以防血管破裂；注意，颤抖是身体试图自我保暖的一种自然反应，过度控制可能会抑制这一过程。如果溺水者意识清醒并且能够吞咽，可以给予温热的非酒精性饮料，如热水或热汤，帮助提高体温。避免给予咖啡因或酒类饮料，因为它们可能导致体温进一步下降。尽快联系紧急医疗服务，并告知他们溺水者的情况。在等待救护车到来的过程中，持续观察溺水者的状况，并准备好向医疗人员提供详细信息。

3. 水灾后一般外伤的处理　施救前应评估周围环境，将受灾者转移到安全地方；检查受灾者生命体征，评估受灾者病情，是否有明显的开放性伤口或骨折；对于出血的伤口，首先需要用清洁的布料或绷带直接压迫止血；如果是动脉出血（喷射状出血），需要在伤口近心端找到动脉并施加压力。使用干净的水清洗伤口，去除污垢和异物。可以使用肥皂轻轻清洗周围的皮肤，但不要直接将肥皂涂抹在伤口上。如果有条件，可以用碘酒或酒精消毒伤口周围的皮肤。使用干净的绷带或布条包扎伤口，保持伤口干燥和清洁。包扎时不要过紧，以免影响血液循环。如果怀疑有骨折，应用木棍、树枝等作为临时夹板进行固定。夹板的长度要超过受伤部位的上下两个关节。固定时要在肢体与夹板间放置软垫，以减少压迫伤害。由于洪水通常含有大量污染物，因此需要格外注意伤口的感染风险。受伤后应尽快就医，以便获得适当的抗生素治疗和破伤风疫苗接种。继续观察伤口的变化，如果有红肿、渗液或发热等症状，应及时寻求医疗帮助。

4. 泥石流、滑坡造成的被困人员的组织施救　根据现场情况，救援组织应调派各类专业救援车辆和装备，包括照明、防化、抢险救援等。协调指挥各级救援力量，并启动政府应急预案。调动相关部门如公安、卫生、地质等参与救援。必要时请求军队和武警部队提供支援。消防救援人员需与国土资源局的技术人员合作，评估滑坡、泥石流影响范围并设立警戒区。实施交通管制，禁止无关人员和车辆进入危险区域。通过多种通信手段通知受影响区域内的人员紧急撤离。对事故现场进行地质情况侦察，预测潜在的二次灾害发生的风险。不间断地对可能存在二次滑坡的区域进行监测。交通部门负责快速清理现场，开辟出足够的空间和通道以方便救援行动。确保救援车辆可以顺利进出现场。在确认灾害区域稳定后，启动搜救预案。使用生命探测仪等高科技设备定位被埋人员。采取多种手段进行救援，包括破拆、切割、起吊等，并注意防止二次伤害。在必要时采用人工方式小心挖掘，以确保被困者的安全。

5.灾后防疫 由水位上涨、快速的水流导致工业区、自然水厂、食品厂破坏，粪池、垃圾、化工原料等进入洪水，污染水源。可能出现呼吸道感染，胃肠炎，菌痢，霍乱，伤寒、副伤寒，甲型、戊型肝炎，麻疹，钩端螺旋体病及虫媒疾病等。饮水是重要问题，要确保饮用干净的水。瓶装饮用水、自来水是可靠的。河水、水池水、地面积水都不可靠，不能直接饮用。可将水放至容器中，每100kg水加1g漂白粉消毒，沉淀数小时后取上部清亮部分饮用。煮沸后饮用更好。灾后卫生整顿非常重要，清理垃圾，管束家畜。及时处理各类尸体。不能随意丢弃垃圾，不可随地大小便。必须修建临时厕所和垃圾场。

▌▌▌▌ 任务实施 ▌▌▌▌

观察现场	积极沟通	评估病情	实施救护
观察洪涝灾害现场环境，穿戴救援设备	表明身份和救援意图，安抚受灾者	检查受灾者有无明显外伤、体温下降或呼吸心搏骤停	转移患者至安全地带，保持呼吸道通畅，处理一般外伤

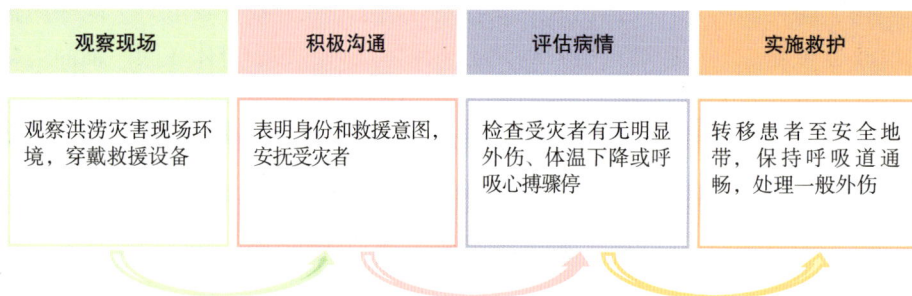

观察现场	观察并报告环境情况，确保自身安全，同时评估是否存在二次灾害、次生灾害等。穿戴救生衣或其他救援设备，确保个人安全
积极沟通	向受灾者表明救护员身份，解释救援意图 积极沟通受灾情况，并安抚受灾者情绪，给予心理支持
评估病情	初步评估受灾者身体状况，观察是否有明显的外伤，体温下降，呼吸、意识丧失等情况；评估受灾者心理状态及精神状态，判断是否需要心理干预
实施救护	迅速将受灾者转移到安全地带 脱去湿透的衣服，换上干燥衣物，使用保温毯或暖宝宝等物品帮助恢复体温；伤口处理：如有开放性外伤，进行简单的消毒、包扎处理 如呼吸心搏骤停，应保持呼吸道畅通，立即进行心肺复苏 帮助受灾者稳定情绪 联系医护人员进行进一步的身体检查和必要的治疗 开展灾后饮水安全、防疫知识教育及心理辅导

▌▌▌▌ 任务评价 ▌▌▌▌

洪涝灾害应急救护实操考核表

学员姓名： 身份证号： 班级：

考核项目	考核内容	分值	考核标准	得分
观察现场	观察环境	0.5	观察并报告环境情况	
	自我防护	0.5	穿戴救生衣等防护设备	
积极沟通	表明身份和来意	0.5	向受灾者表明救护员身份，解释救援意图	
	沟通交流，安慰患者	0.5	积极沟通受灾情况，并安抚受灾者情绪	

续表

考核项目	考核内容	分值	考核标准	得分
评估情况	评估受灾者情况	1	初步评估受灾者身体状况，观察受灾者是否有明显的外伤、体温下降、溺水等情况。评估受灾者心理状态及精神状态，是否需要心理干预	
实施救护	转移受灾者	1	将患者移至安全环境	
	将受灾者置于适当体位	1	根据受灾者情况，采取合适体位，保持呼吸道通畅	
	针对不清情况采取不同的处理方式	3	保暖、保持呼吸道通畅、伤口处理、心肺复苏等	
	联系医疗团队提供救治	1	密切关注受灾者病情变化情况，并积极联系患者家属或将受灾者送至就近医院进一步诊治	
	开展灾后教育	1	开展灾后饮水、防疫等相关知识，创伤心理辅导等培训	
合计得分			10	

备注：得分项目6分以上（含6分），本次考核为"合格"，否则为"不合格"。

得分项目：　　分　　　　　　　　　　　　考核结果：

考核老师（签名）：　　　　　　　　　　　考核日期：

任务训练

答案解析

1.落水后应采取的漂浮姿势为（　　）

A.直立位　　　　　　　　B.俯卧位　　　　　　　C.仰面漂浮

D.剧烈挣扎　　　　　　　E.双手伸出水面求救

2.遇到洪涝灾害时，以下正确的行为是（　　）

A.盲目涉水前行　　　　　B.寻找高地避险　　　　C.留在地下室等待救援

D.驾车穿越积水路段　　　E.快速乘坐电梯撤离

3.洪涝灾害对人体的伤害机制除了淹溺、撞击、挤压、寒冷外，还包括（　　）

A.饥饿　　　　　　　　　B.感染　　　　　　　　C.电击

D.中暑　　　　　　　　　E.叮咬伤

4.在洪涝灾害中，对于落水者进行救援时应优先考虑（　　）

A.观察周围环境是否安全　B.拍照记录　　　　　　C.寻找贵重物品

D.与落水者交谈　　　　　E.等待专业救援队伍

5.关于洪涝灾害应急处理，说法错误的是（　　）

A.优先保证救援人员的安全　B.避免盲目涉水　　　　C.及时更换湿衣服以保暖

D.尽早撤离至安全地带　　　E.携带重要证件和贵重物品

任务拓展

　　一部由中国导演翟俊杰执导的电影《惊涛骇浪》，讲述了1998年中国抗洪的真实事件。这部电影全景式地再现了当年百年一遇的大洪水以及军民共同抗洪的场景；在电影的一个高潮部分，讲述了洪水已经淹没村庄的一部分，许多村民被困在屋顶上等待救援。如果没有救援人员发现，你认为受困者该怎么开展自救逃生？

项目五 爆 炸

1.通过本项目的学习，掌握爆炸现场的应急救护原则与规范操作流程；熟悉爆炸事故的危害特性及破坏特征；了解爆炸事故的基本概念及形成原因。

2.具备准确评估爆炸现场危险等级的能力；能够根据灾情程度实施分级救护措施；能规范开展自救互救，确保救援人员及伤员安全。

3.树立"安全第一、科学救援"理念；培养爆炸风险预判、专业防护、复合伤处置和心理抗压素质。

2015年8月12日23时34分，某公司危险品仓库发生爆炸，现场火光冲天，腾起蘑菇云，事故共造成162人遇难、11人失联、798人住院。假设你是事故现场救援人员，根据你所学知识，组织现场救援人员提供准确的应急救护措施。

爆炸事故是指由于物质在瞬间释放大量能量而导致的压力波或火焰波造成的伤害。常由危险化学品导致；危险化学品分为爆炸品、压缩和液化气、易燃液体、易燃自燃和遇湿易燃物品、氧化剂和有机过氧化物、毒害品、放射性物品、腐蚀品八大类，常见的有数千种，每一种危险化学品可具有多种危险性。

危险化学品由于性质活泼或不稳定，容易受外界条件的影响，若在运输、装卸、贮藏作业中，受到了光、热、撞击、摩擦等条件的作用，就极易发生爆炸；同时常伴燃烧、中毒、腐蚀、放射线辐射的严重事故，易造成人员伤亡、财产损失和环境破坏。

一、爆炸事故的特点

1.突发性 爆炸发生往往是无法预测。

2.群体性 爆炸瞬间可能出现大批化学中毒、爆炸伤、烧伤伤员，需要同时救护，不能按常规医疗办法施救。事故具有发展成为社会公众事件的普遍趋势，激发矛盾，影响社会稳定。

3.快速和致命性 在爆炸现场，化学品对人体可能造成的伤害为：中毒、窒息、化学灼伤、烧伤、冻伤等。在较短的时间内可导致多人同时中毒或受伤，病死率高。危险化学品事故的实际杀伤威力与危险化学品的种类和当时气候条件有很大的关系，可造成众多人员死亡、受伤和中毒。硫化氢、氮气、二氧化碳在较高浓度下均可于数秒钟内使人发生"电击样"死亡。其机制一般认为与急性反应性喉痉挛、反应性延髓中枢麻痹或呼吸中枢麻痹等有关。

4.危害极大 危险化学品在爆炸时的危害程度上远远大于其他事故，事关国家公共安全、民众健康。对人的主要危害是中毒，包括急性中毒和慢性中毒。表现如下。

（1）呼吸系统 引起呼吸道炎症或发生化学性肺炎或肺水肿。

（2）神经系统 引起运动障碍、肌肉萎缩、头痛、头晕、视物模糊等。

（3）血液系统　引起溶血、再生障碍性贫血、白血病等。

（4）消化系统　引起出血性胃肠炎、中毒性肝病等。

（5）循环系统　引起心慌、胸闷、心前区不适等。

（6）泌尿系统　引起肾损伤等。

（7）骨骼、眼睛、皮肤的损害　或引起化学灼伤、放射性损伤和职业性肿瘤。

5.治疗困难和矛盾突出　一种危险化学品在爆炸时的危险性可能是多种多样的。如有易燃性、易爆性、氧化性，还可能兼有毒性、放射性和腐蚀性等。如磷化锌既能遇水放出易燃气体，又有相当强的毒性。硝酸既有强烈的腐蚀性，又有很强的氧化性。同时，化学物质爆炸致复合伤，其损伤复合效应不是各单一致伤效应的总和，而是由于热力、冲击波和毒气各致伤因素的相互协同、互相加重的综合效应，伤情复杂、严重。治疗中最大的难题是难以处理好不同致伤因素带来的治疗矛盾。例如：化学品爆炸很容易导致冲烧毒复合伤，而如何处理好烧伤的液体复苏与治疗肺冲击伤需慎重输液和抗中毒的矛盾是治疗冲烧毒复合伤的关键。

二、爆炸事故的应急救护原则

爆炸突发事件所造成的巨大损失令人瞩目。爆炸突发事件应急救援工作是一个完整的系统工程，需要一整套合理、高效、科学的管理方法和精干熟练的指挥管理人才，负责应急救援及抢救的指挥，迅速组织强有力的抢救队伍进行加强治疗和护理等措施。同时，还必须充分发挥现场一线救治和应急救援专家组的技术指导作用。大致分为消防救援及医学救援。

当爆炸事故发生时，应第一时间拨打"119""120"启动应急救援；应急部门在接到事故报警电话后应第一时间启动爆炸处理应急预案，成立应急指挥部门，组织调动救援的力量，包括消防、军队、民兵等多个部门，以及医疗救援队伍、志愿者等社会力量。进行爆炸现场评估，拟定救援方案。

1.现场评估是应急救援工作的前提和基础　现场评估的主要内容如下。

（1）救援人员接到指令前往事发现场途中，应通过电话了解事故现场情况，包括事件性质、大体伤员数量、大致的事故严重程度、相关部门如消防和公安是否已经到达现场等，并根据了解到的情况尽可能地指导现场人员进行自救互救。

（2）到现场后迅速观察现场环境，明确事件性质，了解大致伤亡人数、伤情种类，并准备好必要的个人防护措施（口罩、手套、防护服、护目镜、防毒面具等）。选择合适的泊车位置，救护车车头尽量远离事故现场方向停放。

（3）迅速明确现场警戒范围，观察现场是否仍有不确定的危险因素，如明火是否已经扑灭、是否有异味、是否有危化品的泄漏等，要确保现场环境的安全，这样才能保证急救人员自身、患者以及旁观者的安全。如果现场环境不安全，要迅速将所有患者转移至安全区。作为一名院前急救团队的人员，在实施救援的同时将团队成员置身险境是极不明智的行为。因此，不论何时、何地、何种情况，只有在确保自身生命安全的前提下，才有可能进行下一步的救援。

2.应熟悉危化品爆炸事故的安全范围和分区救援　由于危化品爆炸会产生各种各样的有毒物质，特别是吸入性有害物质。因此，所有参加现场救援的人员都应当特别小心，并穿戴合理的个人防护设备，从事故现场的上风方向进入现场。如果现场地面涉及液体化学物品泄漏，则救援人员要从上风、上坡的位置进入现场。按照国际通用规则，在危化品爆炸现场应迅速划分控制区（热区、暖区、冷区），防止污染物的扩散，并严格限制无关人员的进出。控制区域内的救援应由专业防化部队进行。院前急救人员应当在控制区外的临时区域开展救援工作。如确实需要进入控制区抢救生命，应在穿上防护服和采用呼吸防护的情况下，尝试性迅速进行，并立即将发现的伤员转运出控制区域。另外，在事故早期，确实很难界定事故的控制区域，随着事故救援工作的进展，控制区会逐渐变化。

3.突发爆炸事故的院前急救 在危化品爆炸事件中，可能会造成大量人员受伤，院前急救救援人员在到达这样的现场以后，首要的任务就是进行现场评估，并向指挥中心报告现场基本情况，请求增援，然后在控制区外选择安全地点作为检伤分类区，进行收集和分拣伤员。而不是急于盲目去救眼前的伤员。对伤员进行检伤分类是任何医疗救灾中都最重要的任务之一；现场检伤分类的目的是合理利用事件现场有限的医疗救援人力和物力，对大量伤病者进行及时有效的检查、处置，挽救尽可能多的生命，最大限度减轻伤残程度，以及为安全迅速将全部患者转运到有条件治疗的医院做好准备。

通常将伤员分为四类：第一优先的患者是那些被确认为受伤严重，需要立即抢救的患者，用红色表示。第二优先的为中度受伤的患者，可以承受短暂的等候而不危及生命的患者，用黄色表示。第三优先为损伤较轻的患者，常常被称作"可行走的伤员"，用绿色表示。在现场死亡的患者或那些受伤极为严重濒临死亡的患者，用黑色表示。按"先重后轻"依次优先的原则开展现场抢救和转运。且院前急救转送伤员时应选择距离事故现场更远一些的大型医院，避免二次转运。

在危化品爆炸事故中，对于接触过黏着性固体或液体的患者，在检伤分类之后，应进行洗消处理，因为这些物质有可能给他们的身体健康造成威胁。对这些人员的洗消处理应当在现场指定的洗消区域内进行。在条件允许的情况下，洗消区域应当选择事故现场的上风上坡位置。如果仅仅接触过水汽或其他气体物质，则不需要进行洗消处理，但为防止二次污染，需要脱去受害人的衣物。危险化学品事故造成的复合伤，在临床上病情发展迅猛，救治极为困难，死亡率极高，所以综合治疗是至关重要的，包括吸氧、超声雾化吸入、抗过敏或碱性中和剂的应用、消除高铁血红蛋白血症、适当的体位、保证组织细胞供氧、纠正水电解质紊乱及酸碱失衡等维护重要脏器功能的对症治疗和支持疗法，积极促进机体的修复和愈合。

4.重视危化品爆炸事故中救援人员个人防护 当应对危化品爆炸事件时，每位参与现场救援的人员都应当穿戴合理的个人防护装。个人防护装备的要求可能小到标准的日常制服到带有自给式呼吸器（SCBA）的全密闭装备，这取决于救援人员的特定任务和所涉及的特定危化品。在事故现场，急救人员应根据爆炸事故划定的急救控制区域，确定相应的防护等级配备防护器具，每个区域需要的防护配置不同，一个区域内的防护装备不能在其他区域使用。热区是直接威胁到健康和生命的区域，最常用A级防护（可提供呼吸道和皮肤最高级别保护）；暖区毒剂浓度有限，伤者常被带到此区域进行去污处理，要根据接触有毒物质的途径来选择适当的防护装备，可选用B或C级防护（可提供最高级别呼吸保护和较低级别皮肤保护）；冷区没有受到污染，不需要特定的个人防护装置，可选用D级防护（呼吸和皮肤保护级别最低，包括标准工作服装、长袍、手套和手术用口罩等）。急救人员应根据现场的救援职责和所在控制区域选择适当的个人防护装备，在确保避免受到伤害的情况下，可采取较低级别的防护，以减少高级别装备带来的热伤害和疲劳损伤；在无法确保避免受到伤害的情况下，应采取较高级别的防护，保证救援人员的自身安全。

5.加强健康宣教及预防 突发危险化学品事故给伤员造成的精神创伤是明显的，要特别注意公众的心理危害程度并立即采取正确的应对策略。同时爆炸事故发生后，应排查危化品生产、储存、运输等每一个环节存在的潜在危险，应让周围居民了解附近危化品储存情况，督促从事危化品的企业组织职工和附近居民开展危化品应急技能培训和实战演练，依托传统媒体和新媒体，开展危化品公共安全知识普及和宣传，树立忧患意识，增强安全防范意识，提高突发事件应对能力。

三、一般应急处置流程

（1）拨打"119""120"启动爆炸事故应急救援。

（2）进行现场评估，检测确定有毒有害化学物质的性质及危害程度，掌握毒物扩散情况；控制危险化学品事故源，避免二次爆炸。

（3）明确警戒区域，制止人员和车辆进入，对周围交通实行管制。

（4）划分控制区（热区、暖区、冷区），作出明显标志。

（5）根据不同分区完善个人防护。

（6）转移人员至安全区，在控制区外选择安全地点作为检伤分类区，进行收集和分拣伤员。

（7）指导居民进行自我防护，抢救受伤人员，按"先重后轻"依次优先的原则开展现场抢救和转运。

（8）根据有毒有害化学物质理化性质和受污染情况对爆炸事故区实施清洗和消毒。

（9）事故后的健康宣教及预防。

任务实施

启动救援	现场评估	划分区域	实施救护
拨打报警电话，启动救援程序	评估事故严重程度，有无二次爆炸可能	明确警戒区，划分控制区	完善个人防护，实施检伤分类，进行抢救和转运

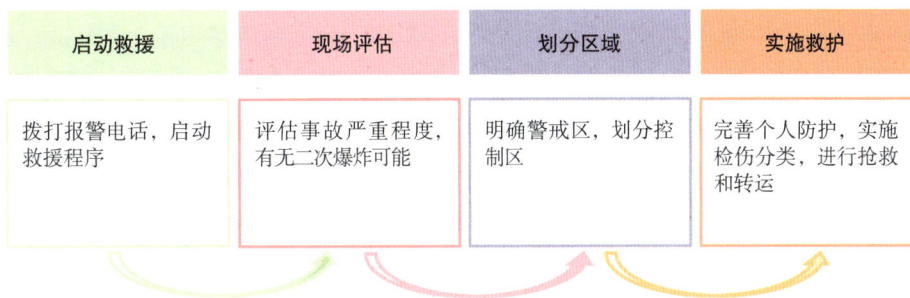

启动救援	拨打"119""120"启动爆炸事故应急救援
现场评估	进行现场评估，检测确定有毒有害化学物质的性质及危害程度，掌握毒物扩散情况；控制危险化学品事故源，避免二次爆炸
划分区域	明确警戒区域，制止人员和车辆进入，对周围交通实行管制；划分控制区（热区、暖区、冷区），作出明显标志
实施救护	根据不同控制分区完善A、B、C、D级防护： 转移人员至安全区，在控制区外选择安全地点作为检伤分类区，进行收集和分拣伤员； 指导居民进行自我防护，抢救受伤人员，按"先重后轻"依次优先的原则开展现场抢救和转运； 对于接触过黏着性固体或液体的患者，在检伤分类之后，应进行洗消处理，因为这些物质有可能给他们的身体健康造成威胁； 对这些人员的洗消处理应当在现场指定的洗消区域内进行。在条件允许的情况下，洗消区域应当选择事故现场的上风上坡位置。如果仅仅接触过水汽或其他气体物质，则不需要进行洗消处理，但为防止二次污染，需要脱去受害人的衣物； 根据有毒有害化学物质理化性质和受污染情况对爆炸事故区实施清洗和消毒； 事故后的健康宣教及预防

任务评价

爆炸事故应急救护实操考核表

学员姓名：　　　　　　　　　身份证号：　　　　　　　　　班级：

考核项目	考核内容	分值	考核标准	得分
启动救援	拨打"119""120"	0.5	拨打报警电话，并初步报告爆炸事故现场受灾情况	
现场评估	评估现场环境	1	进行现场评估，检测确定有毒有害化学物质的性质及危害程度，掌握毒物扩散情况；控制危险化学品事故源，避免二次爆炸	
划分区域	划分警戒区	1	明确警戒区域，制止人员和车辆进入，对周围交通实行管制	
	划分控制区	1	划分控制区（热区、暖区、冷区），作出明显标志	

续表

考核项目	考核内容	分值	考核标准	得分
实施救护	完善个人防护	0.5	根据不同控制分区完善A、B、C、D级防护	
	转移受灾人员	1	转移人员至安全区	
	检伤分类	1	在控制区外选择安全地点作为检伤分类区，进行收集和分拣伤员	
	现场指导与抢救	2	指导居民进行自我防护，抢救受伤人员，按"先重后轻"依次优先的原则开展现场抢救和转运	
	事故现场善后处理	1	根据有毒有害化学物质理化性质和受污染情况对爆炸事故区实施清洗和消毒	
	健康宣教及预防	1	心理创伤辅导；开展危化品公共安全知识普及和宣传	
合计得分			10	

备注：得分项目6分以上（含6分），本次考核为"合格"，否则为"不合格"。

得分项目：___分   考核结果：

考核老师（签名）：   考核日期：

任务训练

1.下列不属于爆炸事故特点的是（　　）

A.突发性　　　　　　　B.可预见性　　　　　　　C.群体性

D.快速和致命性　　　　E.治疗困难和矛盾突出

2.在爆炸事故发生后，救援人员应优先（　　）

A.拍照记录现场　　　　B.搜寻贵重物品　　　　　C.评估事故现场

D.救援受伤人员　　　　E.采访目击者

3.爆炸事故中防护等级分级不包括（　　）

A.A级防护　　B.B级防护　　C.C级防护　　D.D级防护　　E.E级防护

4.按照国际通用规则，在爆炸事故现场控制区分区除了暖区、冷区外，还包括（　　）

A.热区　　　　B.过渡区　　　　C.指挥区　　　　D.安全区　　　　E.警戒区

5.爆炸事故现场，不属于检伤分类标识的是（　　）

A.需要立即抢救的患者—红色　　B.中度受伤的患者—黄色　　C.可行走的伤员—绿色

D.现场死亡的患者—黑色　　　　E.救援人员—蓝色

任务拓展

电影《烈火英雄》中，海港码头发生管道爆炸，观看电影并回答电影中事故的罪魁祸首原油属于哪一类化学品，剧中男主角江立伟带领的敢死队进入爆炸区手动关闭A01号罐阀门采用的是哪一级防护？

模块六 心理危机干预

当人们遭遇伤病、死亡或灾害等突发事件时，往往会产生强烈的身心应激反应。若这些反应未能得到及时有效的疏导和支持，可能导致个体心理状态恶化，甚至发展为心理障碍，对个人和社会造成深远的负面影响。因此，现代应急救护工作必须坚持"身心同治"的原则。救护人员不仅要对身体创伤进行紧急处理，还需为受助者提供及时的心理支持，准确识别潜在的心理危机个案，将需要专业干预的对象及时转介。同时，救护工作本身具有高压力特性。为确保援助质量，救护人员必须保持高度的自我觉察，掌握有效的自我调节方法，在必要时主动寻求专业支持。

本模块将系统介绍心理危机干预的理论框架和实操技能，帮助救护人员在高压环境下保持专业水准，提升整体援助效果。

PPT

项目一 心理创伤

微课6-1-1

学习目标

1.通过本项目的学习，掌握危机事件对不同年龄人群心理的潜在影响；熟悉初步评估心理创伤的严重程度，根据个体的心理发展阶段调整干预策略；了解心理创伤的基本概念。

2.具有运用专业工具开展初步心理创伤评估，精准判断创伤严重程度，并及时采取适配干预措施的能力。

3.树立"以人为本，尊重个体差异"的服务理念，确保心理支持具有针对性；培养"真诚同理、有效沟通"的交流素质，建立信任关系，促进心理疏导。

任务导入

在一次突发的事故中，刘先生和他的家人被迫在废墟中度过了数小时。被营救出来后，虽然身体没有受到严重伤害，但刘先生表现出明显的焦虑并严重失眠，而他的女儿小华则常常出现情绪波动和退缩行为。与此同时，刘先生的妻子也出现了严重的情绪低落和对灾难的过度回忆。面对这样复杂的心理创伤情况，我们在危机事件中如何为不同年龄和不同心理反应的人群进行有效的心理急救和干预？

任务分析

在面对突发的危机事件时，如自然灾害、事故灾难、公共卫生事件和社会安全事件等，除了需要进行生理上的急救外，心理创伤的处理同样重要。了解和掌握处理心理创伤的技巧，对于帮助受害者恢复心理健康、减轻创伤后遗症至关重要。

一、心理创伤的定义

心理创伤（psychological trauma）是指个体在经历、目睹或与他人经历极端创伤事件的直接暴露，产生的情感和心理创伤，这些事件对个体的心理健康产生显著的负面影响，并可能导致长期的心理问题。

二、心理创伤的表现识别

1.情绪症状

（1）焦虑 患者可能会感到持续的紧张、恐惧或惊恐发作。这种焦虑常常与创伤事件相关。

（2）抑郁 包括持续的悲伤、绝望感、无助感和对日常活动失去兴趣。

（3）易激惹 容易被激怒，对小事过度反应，情绪控制困难。

2.认知症状

（1）创伤回忆 频繁出现创伤事件的回忆，可能以症状闪回的形式出现。

（2）负性思维 对自己、他人或世界有负面的看法，如感到自责、羞耻或对未来感到悲观。

（3）记忆问题 创伤事件的细节可能模糊不清，或对事件的回忆带有极大的痛苦。

3.行为症状

（1）回避行为 避免与创伤事件相关的地方、活动或人群。例如，避免谈论创伤事件或看到与创伤相关的媒体。

（2）社会隔离 减少与他人的接触，可能导致孤立感或与朋友和家人关系的疏远。

（3）自我伤害或自杀行为 在严重情况下，可能出现自伤行为或自杀念头。

4.生理症状

（1）睡眠障碍 如失眠、噩梦或夜惊。这些症状可能使患者感到白天极度疲惫。

（2）躯体反应 无明显原因的身体不适或疼痛，例如头痛、肌肉紧张、消化问题。

（3）过度警觉 如容易被惊吓、注意力不集中或过度警惕。

5.社会功能受损

（1）工作或学业表现下降 由于情绪或认知症状影响，可能在工作或学业上表现不佳。

（2）家庭关系紧张 与家庭成员的关系可能因为情绪波动和行为改变而紧张。

（3）社交能力下降 难以维持正常的社会交往，或在社交场合中感到极度不安。

儿童常表现为回避行为、夜惊、情绪波动、退缩、难以入睡。青少年可能出现焦虑、抑郁、冲动行为、学业下降、社交退缩。成人常见的症状包括严重的焦虑、抑郁、创伤回忆、过度警觉、生活功能受损。老年人表现为持续的悲伤、失去兴趣、认知功能下降、孤立感等。

这些表现可能在创伤事件发生后的几周、几个月或更长时间内出现，严重程度因个体而异。如果心理创伤症状持续或严重影响日常生活，寻求专业帮助如心理咨询或治疗是非常重要的。

三、心理创伤的评估

1.临床访谈
全面了解症状频率、持续时间及对日常生活的影响，评估症状对工作、家庭关系和社交活动的干扰程度。

2.标准化量表和问卷

（1）PTSD筛查量表 如创伤后应激障碍量表-5 [PTSD checklist for DSM-5（PCL-5）]，评估创伤后应激症状的严重程度和类型。

（2）抑郁和焦虑量表 如贝克抑郁自评量表（Beck depression inventory，BDI）和汉密尔顿焦虑量表（Hamilton anxiety scale，HAMA），帮助识别共病的情绪问题。

（3）创伤影响问卷　如哈佛创伤问卷（Harvard trauma questionnaire，HTQ），评估创伤对个人的长期心理和情感影响。

（4）症状严重性量表　如DSM-5中的创伤后应激障碍诊断标准，用于评估症状的严重程度和诊断依据。

3.生理和行为评估　监测生理反应，如心率、皮肤电反应，了解创伤对生理状态的影响；记录患者在不同情境中的行为表现和反应模式。

四、心理创伤的心理支持和干预

1.初步干预　建立信任关系，提供情感支持、稳定环境、帮助恢复正常生活作息。鼓励情绪表达和教授放松训练技巧。使用积极倾听和有效沟通技巧来缓解短期心理困扰。

2.长期支持　针对可能的长期障碍，如情绪管理、认知重建、引导寻求专业心理治疗。了解如何协助受害者建立支持系统，并提供必要的资源信息。

3.不同人群的干预　为儿童提供安慰、稳定环境、简单易懂的解释，鼓励表达感受。对于青少年，应关注情绪波动，提供积极倾听，鼓励参与正常活动，必要时提供心理咨询。成人主要提供情感支持，帮助恢复正常生活，引导寻求专业帮助。对于老年人，需要关注情绪支持，提供稳定的生活环境，鼓励社交活动，帮助缓解孤独感。

五、心理创伤应急救护注意事项

1.躯体救治和心理救治相结合　保己救人、先救命再救心、生命体征和意识判断贯穿全程。

2.谨慎分析，多方了解　进行全面的心理和情感状态评估，不要急于作出结论或假设，必须根据实际情况灵活调整干预措施。

3.接受专业培训，以需求为核心　接受专业的心理创伤干预培训，学习如何识别和处理创伤反应、应对危机情况、进行有效的心理支持等技能。干预时要以实际需求为中心，提供个性化的支持和帮助。

4.不要过度帮助，及时转介　虽然提供支持很重要，但过度干预既破坏了组织在危机工作中的主导性，也阻碍了受助者自主性的恢复。在初步干预后，尽快转介，专业心理健康服务提供者或心理医生能够提供更深入的评估和提供长期的治疗方案，有助于恢复。

▋任务实施▋

评估诊断	计划制订	干预实施	监测调整
1.安全性评估 2.心理状态评估 3.紧急干预	1.目标设定 2.时间表制订 3.资源配置	1.安全性保障 2.技术应用 3.家庭系统干预	1.定期评估 2.调整方案 3.反馈与沟通

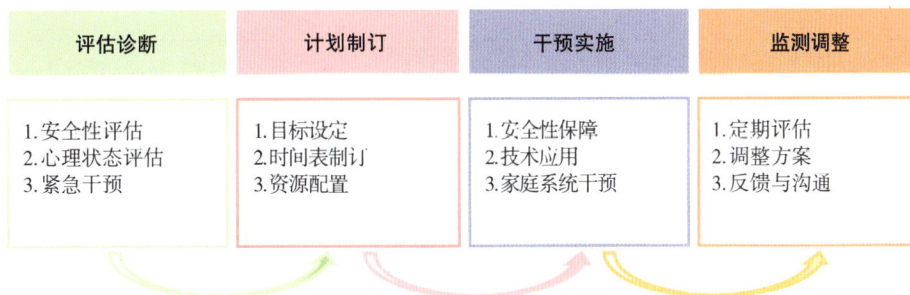

评估诊断	1.安全性评估：确保刘先生一家所在环境的安全，并提供基本的生理需求保障，如饮食、水和休息 2.心理状态评估：对刘先生及其家人进行初步的心理评估，确定每个人的心理状态和反应，识别急性应激反应和潜在的创伤症状 3.紧急干预：确定哪位家庭成员的心理需求最为紧急，以及他们所需的干预优先级。如果发现严重的心理危机（如自杀倾向或严重的行为失控），立即采取紧急干预措施

续表

计划制订	1.目标设定：根据评估结果，制订个性化的干预计划，包括每位家庭成员的心理支持目标和干预内容 2.时间表制订：制订干预实施的时间表，明确每个干预环节的开始时间、持续时间和预期结束时间 3.资源配置：确定所需的资源，如心理咨询师、治疗工具（如放松训练资料）、支持网络等
干预实施	1.安全性保障：在干预过程中，确保环境的安全性和支持性，使个体能够在无压力的状态下接受干预 2.技术应用：按照计划应用相应的心理急救技术，如为刘先生提供放松训练，为小华设计情感表达的游戏活动，为刘先生妻子实施认知行为疗法，针对不同的心理反应和个体需求进行规划 3.家庭系统干预：在干预过程中，鼓励家庭成员相互支持，并参与到彼此的恢复过程中，形成积极的家庭支持网络
监测调整	1.定期评估：通过定期评估，监测每位家庭成员的进展，了解干预措施的效果以及症状的变化 2.调整方案：根据评估结果，灵活调整干预方案。例如，如果症状改善不显著，可能需要引入其他干预手段或考虑药物治疗 3.反馈与沟通：在干预过程中，与家庭成员保持沟通，收集他们的反馈，确保干预措施与实际需求一致

在干预结束时，对干预效果进行总结，评估目标是否达成，家庭成员的心理状况是否恢复正常。

任务评价

心理创伤危机干预考核表

学员姓名：　　　　　　　　身份证号：　　　　　　　　班级：

考核项目	考核内容	分值	考核标准	得分
评估诊断	安全性评估	0.5	观察并报告环境情况，确保环境的安全	
	心理状态评估	1	进行初步的心理评估，访谈或量表等	
	紧急干预	0.5	判断是否需要采取紧急干预措施	
计划制订	目标设定	1	根据评估结果，制订个性化的干预计划	
	时间表制订	1	明确每个干预环节的开始时间、持续时间和预期结束时间	
	资源配置	1	确定所需的资源	
干预实施	安全性保障	1	使个体能够在无压力的状态下接受干预	
	技术应用	1	按照计划应用相应的心理急救技术	
	家庭系统干预	1	形成积极的家庭支持网络	
监测调整	定期评估	0.5	监测每位家庭成员的进展，了解干预措施的效果以及症状的变化	
	调整方案	1	根据评估结果，灵活调整干预方案	
	反馈与沟通	0.5	确保干预措施与实际需求一致	
合计得分			10	

备注：得分项目6分以上（含6分），本次考核为"合格"，否则为"不合格"。

得分项目：　　分　　　　　　　　　　考核结果：

考核老师（签名）：　　　　　　　　　考核日期：

答案解析

任务训练

1.心理创伤后，受害者可能出现的行为改变是（　　）

　　A.增强的社交互动　　　　　B.对日常活动的兴趣增强　　　C.社交退缩和回避行为

　　D.学习新技能的热情增加　　E.身体健康状况显著改善

2.受害者在心理创伤后的康复过程中，以下属于重要支持措施的是（　　）

　　A.避免讨论创伤事件　　　　B.强调受害者的过错　　　　　C.积极倾听

　　D.控制受害者的情感表达　　E.让受害者自己处理所有问题

3.心理创伤后，受害者常出现的情绪反应是（　　）

A.持续的愉快和兴奋　　　　B.持续的焦虑和恐惧　　　　C.失眠和物质滥用

D.情感淡漠　　　　　　　　E.不断的满足感

4.心理创伤可能导致受害者的认知变化，最常见的认知变化是（　　）

A.对过去事件的完美回忆　　B.对未来的积极预期　　　　C.对自我能力的负面评价

D.对日常活动的无关紧要　　E.对他人的高度信任

5.以下因素不太可能导致社会功能受损的是（　　）

A.长期的心理创伤　　　　　B.适应性良好的环境　　　　C.重大的生活事件

D.持续的情绪压力　　　　　E.严重的心理疾病

任务拓展

《无声的证言》是一部以法医工作为中心的悬疑剧，剧中角色常常处理暴力犯罪和极端事件。年轻法医（角色名为艾米丽）在案件中处理了一名被严重虐待的受害者的尸体。这宗案件的暴力性质极为残酷，艾米丽在详细检查受害者的伤情时，感受到强烈的心理冲击。案件的细节和暴力场景对她造成了极大的精神负担。角色在经历心理创伤后表现出了哪些情绪和行为上的变化？这些表现是否符合你所学的心理创伤知识？如果有偏差，是什么原因造成的？

项目二　心理援助

学习目标

　　1.通过本项目的学习，掌握心理援助的核心原则和其在急救情境中的重要性；熟悉常用的心理援助技术和工具；了解危机干预中心理援助的基本流程。

　　2.具有精准判断受助者心理状态，运用沟通技巧建立信任并缓解其情绪压力，在紧急情况下快速制订与实施心理援助计划，以及评估援助效果并动态调整策略的能力。

　　3.树立尊重个体差异、维护受助者自主权的专业服务理念；培养敏锐感知受助者情感需求、具备高度同理心与人文关怀的职业素质。

任务导入

　　在一次大型火灾事故中，消防员成功营救出了一名被困在高楼中的母亲白女士及其年幼的儿子小明。当救援人员到达时，白女士紧紧抱着小明，情绪极度紧张，无法冷静下来。被救出后，白女士不停地哭泣，表现出强烈的内疚感，反复自责没有及时带儿子逃离火灾现场。而小明虽然表面上看起来比较平静，但拒绝与任何人交流，眼神呆滞，紧紧依偎在母亲身旁。如果您是现场的救援队伍中的一员，如何为他们提供心理援助，以帮助他们度过这一心理创伤的初始阶段？

任务分析

　　心理援助不仅是生理急救的重要补充，也是维护患者整体健康不可或缺的部分。心理创伤如果得不到及时的干预和处理，可能会引发长期的心理健康问题，影响个体的生活质量和社会功能。有效的心理援助不仅能够缓解受助者的情绪压力，还能促进其身心康复，提高救援工作的整体效果。

一、心理援助的定义

　　心理援助（psychological first aid，PFA）是一种通过提供即时的情感支持和心理干预，帮助在危机事件中受到心理创伤的个体应对情绪和心理压力的援助方式。其主要目的是减轻灾难或危机后个体的心理困扰，预防进一步的心理损害，并增强个体的恢复能力。

　　心理援助提供人性化、支持性、非侵入性的帮助，并不涉及深入的心理治疗或精神疾病的诊断，而是旨在通过提供安全感、情感支持和实用信息，帮助个体在经历危机后更好地应对和恢复。

二、心理援助的原则

　　1.安全性原则　为受助者提供一个安全且不受威胁的环境是心理援助的首要任务。心理援助应确保受助者的身体和心理安全，避免任何可能导致进一步伤害的因素。这包括保护受助者免受外界的侵扰、为其提供隐私保护，以及在交流中采取温和、非威胁性的态度。

　　2.个体性原则　必须尊重每个个体的独特性，包括他们的文化背景、价值观、信仰系统和生活经历。确保援助者不会对受助者进行任何形式的歧视或偏见，并考虑个体差异和需求，确保援助措施符合受助者的具体情况，可以提高心理援助的有效性和适用性。

　　3.正常性原则　在心理援助过程中，应帮助受助者认识其在危机事件中的情绪反应是正常的，有助于他们更容易接受当前的状况，从而减轻心理压力。通过解释和安抚，让受助者明白焦虑、恐惧、悲伤等情绪是危机事件后的正常反应，有助于减少他们对自身心理状态的自我怀疑或病态感受，增强心理恢复的信心。

4.协同性原则　有效的心理援助必须与其他医疗、社会救援工作密切配合，通过多方协作，形成综合性、连贯性的援助体系，以确保受助者得到全面的支持。通过与其他救援工作协调配合，心理援助可以更有效地整合各种资源，避免重复或遗漏，确保受助者得到最合适的帮助。同时，协同合作也能确保心理援助的干预措施与其他救助行动一致，避免冲突或干扰。

5.完整性原则　心理援助应关注受助者的多维需求，兼顾情感、认知、社会支持等各个方面提供情感支持、信息指导和社会资源连接，以帮助其全面应对危机。通过综合性和连贯性的支持，心理援助不仅能够缓解当前的心理压力，还能帮助受助者建立长期的应对机制，促进整体的心理康复。

三、心理援助的常用技术及内容

（一）支持技术

1.积极倾听　通过专注地倾听受助者的言谈和情感，让其感受到被关注和重视，从而增强其安全感和信任感，从而建立信任关系并提供有效的支持。

积极倾听的关键在于全神贯注，以确保受助者感受到被关注和理解；适当的非语言反馈可以增强口头交流的效果，帮助受助者感受到情感上的支持；开放式提问是确保受助者能够自由表达的关键；重构和代叙有助于确保沟通的准确性，并让受助者感受到被理解。

2.情感支持　急救人员通过言语和行为传递关怀，鼓励受助者表达情绪，通过表达理解和同情，减轻其孤独感和无助感，使其感受到被接纳和支持。

表达同情和理解是建立有效情感支持的基础，帮助受助者感受到被关怀；鼓励受助者表达情感是有效心理援助的关键，可以帮助他们更好地处理情绪；正向反馈能够增强受助者的自我效能感和应对能力。

3.信息提供　为受助者提供清晰、准确的信息，帮助他们了解当前情况和可用资源，以减轻不确定性带来的焦虑感。

准确的信息提供有助于受助者作出知情决策，并增强对援助的信任；简洁明确的信息表达有助于受助者快速理解情况并减少焦虑；根据其情况提供实际的行动建议，帮助明确下一步的步骤，以便能够有效地应对当前问题；告知有关可用资源和支持服务的信息，包括医疗援助、心理咨询、法律帮助等，以帮助获得所需的进一步支持。

（二）稳定技术

1.情绪安抚　帮助受助者稳定情绪，避免情绪失控。通过安抚技巧，急救人员可以引导受助者平复紧张和焦虑，恢复心理平衡。

进行深呼吸练习，或者通过渐进性肌肉放松、蝴蝶抱自我安抚和正念练习等方法有助于减轻焦虑和促进放松。

2.危机干预　在紧急情况下对遭遇重大应激事件或心理创伤的个体进行的短期、集中的心理支持和干预措施，旨在迅速减轻情绪困扰，恢复受助者的心理稳定性，并防止危机引发的进一步心理健康问题。其核心目标是通过及时的心理援助，帮助受助者有效应对当前的危机，避免其情绪失控或心理状态恶化。

快速评估有助于确定受助者当前的心理危机程度，从而制定有效的干预策略。确保受助者处于安全的环境中，与受助者共同制定具体的应对策略，并动员他们的社会支持资源。危机过后，安排后续跟进，评估干预效果。

3.**环境调节**　通过调整受助者所处的物理或心理环境，来帮助他们恢复稳定和安全感。

移除威胁、创造安全空间；减少干扰、增加支持性元素。

（三）应对技术

1.**认知重建**　帮助受助者识别和挑战负面的思维模式，转变为更积极和现实的思考方式。通过调整认知，降低对危机的消极影响。

2.**社会支持网络建立**　协助受助者重新建立或加强其社会支持网络，包括家庭、朋友、同事等的支持。这有助于增强受助者的心理适应能力和社会联系感。

3.**自我照顾技巧**　指导受助者采取自我照顾措施，如保持健康的生活习惯、进行放松活动等，帮助他们逐步恢复心理和身体的平衡。为受助者提供持续的心理支持和跟进，确保他们在危机过后得到必要的长期支持。

四、心理援助时注意事项

1.**知情同意**　干预者应确保受助者充分了解干预的性质、过程、潜在的风险和好处，并在自愿的情况下给予同意。这是尊重受助者自主权的重要体现。

2.**安全性**　心理救援过程中，干预者应始终优先考虑受助者的安全，包括身体和心理的安全。如果受助者表现出极端情绪反应或自杀倾向，干预者应迅速采取措施，确保其得到必要的保护。

3.**文化敏感性**　干预者应具备文化敏感性，尊重受助者的文化背景、信仰和价值观。理解文化差异有助于避免误解，并确保心理救援的有效性和适用性。

4.**专业能力与界限**　干预者必须在自己的专业能力范围内提供服务，避免处理自己不具备足够经验或知识的问题。如果需要，干预者应及时转介受助者给更适合的专业人士。

5.**避免伤害**　心理救援中，确保在提供帮助的过程中不会对受助者造成任何形式的心理或情感伤害。干预者应仔细考虑每个干预措施的潜在影响，避免给受助者带来负面后果。

任务实施

支持技术	稳定技术	应对技术	精准干预
1.建立信任和安全感 2.情感支持与共情	1.情绪稳定技术 2.环境控制	1.引导情感表达 2.叙事疗法 3.认知重建 4.行为激活	1.个性化的干预 2.危机阶段的心理干预

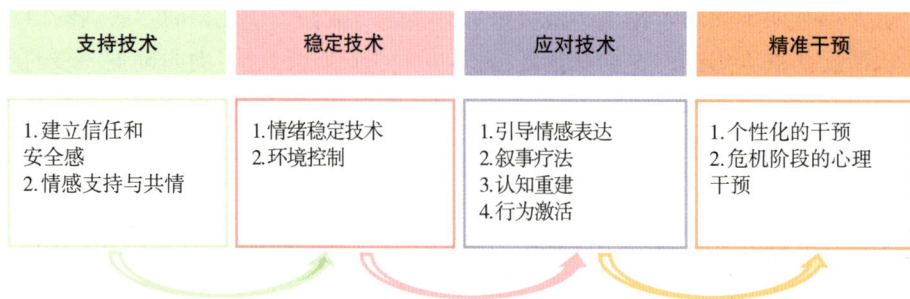

支持技术	1.建立信任和安全感：救援人员通过柔和的语调和安抚的动作，向白女士传递她和儿子现在已经安全的事实。通过持续的关注和陪伴，让他们感受到来自外界的关心和保护 2.情感支持与共情：对于白女士的自责和内疚，救援人员倾听她的自责与焦虑，避免批评或指责，给予理解和鼓励。对小明则保持耐心，给予温和的关注，避免过多的语言刺激，确保他感受到安全和被关注
稳定技术	1.情绪稳定技术：通过简单的呼吸调节技术帮助白女士平复情绪，引导她进行深呼吸，逐步缓解她的焦虑。对于小明，可以轻声引导他进行深呼吸，并用舒缓的语言鼓励他逐步放松 2.环境控制：现场可能存在很多干扰和刺激（如烟雾、噪声等），确保白女士和小明在一个相对安静和安全的环境中，减少外界刺激对他们情绪的影响

续表

应对技术	1.引导表达情感：针对小明的沉默和退缩行为，救援人员可以使用简单的问句，如"你现在感觉怎么样？想不想告诉我你刚才发生了什么？"如果小明仍然不愿意表达，救援人员可以提供一些玩具或纸笔，鼓励他通过绘画或其他方式表达内心感受 2.叙事疗法：当白女士的情绪稍微平稳后，救援人员可以温和地引导她讲述刚才的经历。通过帮助她回顾自己在火灾中的勇敢行为，逐步减轻她的内疚感，让她认识到自己在关键时刻为保护孩子所做的努力 3.认知重建：白女士可能会因为未能及时逃离火灾现场而陷入过度自责的思维模式。救援人员可以帮助她重新审视事件，例如指出火灾的突发性和不可预见性，强调她在困境中已经作出了最佳决定 4.行为激活：对于小明的沉默和退缩行为，救援人员可以鼓励他参与一些简单的活动，如与其他小朋友一起玩耍或参与团队游戏。这有助于他逐步恢复正常的社交行为，减轻对火灾事件的回避
精准干预	1.个体化的干预：在这个案例中，白女士和小明的心理反应不同，因此需要采用个体化和针对性的心理援助技术。白女士表现出强烈的情感波动，需要更多的情感支持和认知重建，而小明则表现出沉默和退缩，可能需要更多的表达性和行为激活技术。对成人和儿童的干预方法需要根据他们的心理特点进行调整 2.危机阶段的心理干预：作为救援现场的紧急心理援助，重点在于迅速稳定情绪、减轻心理压力，并为后续的长期心理治疗打下基础。因此，救援人员必须迅速评估情况，通过支持性技术建立初步的信任和安全感，再逐步引导他们进行情感表达和认知重建

▌▌▌▌ **任务评价** ▌▌▌▌

心理援助常用技术实操考核表

学员姓名：　　　　　　　身份证号：　　　　　　　班级：

考核项目	考核内容	分值	考核标准	得分
支持技术	建立信任和安全感	1	专注地倾听受助者的言谈和情感，建立信任关系并提供有效的支持	
	情感支持	1	提供清晰、准确的信息，以减轻不确定性带来的焦虑感	
稳定技术	情绪稳定技术	1	深呼吸练习、渐进性肌肉放松、蝴蝶抱自我安抚、正念练习等	
	环境控制	1	通过调整受助者所处的物理或心理环境，帮助受助者恢复稳定和安全感	
应对技术	引导表达情感	1	通过言语和行为传递关怀，鼓励受助者表达情绪	
	叙事疗法	1	增强受助者的心理适应能力和社会联系感	
	行为激活	1	帮助受助者逐步恢复心理和身体的平衡	
	认知重建	1	识别和挑战负面的思维模式，转变为更积极和现实的思考方式	
精准干预	个体化的干预	1	采用个体化和针对性的心理援助技术	
	危机阶段的心理干预	1	迅速稳定情绪、减轻心理压力	
合计得分			10	

备注：得分项目6分以上（含6分），本次考核为"合格"，否则为"不合格"。

得分项目：　　分　　　　　　　　考核结果：
考核老师（签名）：　　　　　　　考核日期：

答案解析

▌▌▌▌ **任务训练** ▌▌▌▌

1.心理援助的基本原则中，关注受助者的多维需求，兼顾情感、认知、社会支持等各个方面提供情感支持、信息指导和社会资源连接的是（　　）

　A.安全性　　　　　　　B.个体性　　　　　　　C.正常性

　D.协同性　　　　　　　E.完整性

2.在心理援助中，支持性技术的主要目标是（　　）

　A.帮助受助者识别并纠正认知扭曲

　B.建立与受助者的信任关系

C.促进受助者对事件的深度回顾

D.提供具体的应急处理方法

E.帮助受助者设定长远的治疗目标

3.在心理援助的过程中,用于帮助稳定情绪并减少焦虑和恐惧的技术是( )

    A.认知行为技术   B.解决问题技术   C.冥想技术

    D.稳定技术   E.支持技术

4.在心理援助中,主要用于帮助受援者识别并调整负面思维模式的技术是( )

    A.情绪调节技术   B.支持技术   C.认知重构技术

    D.行为激活技术   E.冥想技术

5.在进行心理创伤干预时,不推荐的做法是( )

    A.提供情感支持和安慰   B.强迫受害者讲述详细的创伤经历

    C.给予实际帮助和资源   D.允许受害者适当表达情绪

    E.创建安全和舒适的环境

::::: 任务拓展 :::::

电影《万里走单骑》中主人公程子凡因儿子失踪而踏上艰难的寻子之旅。在这段漫长的旅程中,他经历了极度的心理压力和情感困扰,包括焦虑、悲伤和无助感。长时间的压力和挫折使他出现了认知障碍和行为改变,并且他的生理健康也受到影响。假设你是一名心理援助专家,在程子凡的寻子旅程中,你被派遣为他提供心理援助,根据心理援助的原则和常用技术来设计心理援助方案。

项目三 自我调节

1.通过本项目的学习，掌握在高压环境中有效的情绪管理策略；熟悉理解各种自我调节方法；了解并能够识别在心理救援过程中可能遇到的内部和外部心理压力源,帮助心理救护员在长期救援工作中保持心理稳定。

2.具有在心理救援工作中敏锐识别自身压力和情绪问题，并及时采取有效自我调节措施，以保障救援工作持续、高效开展的能力。

3.树立尊重受助者尊严隐私、关注其情感心理状态的关怀理念；培养具备高度同理心与责任感、坚韧抗压能力、良好职业道德及自我关怀意识的综合职业素质。

任务导入

在一次大规模传染病暴发期间，医护人员张医生和心理救护员小王被派遣到疫区参与救援工作。到达现场后，他们面对的是大量情绪波动的群体，其中一些人表现出严重的恐惧、焦虑和抑郁情绪。张医生因长时间的高强度工作、目睹大量感染和痛苦的患者，出现了明显的心理和情绪问题。他感到极度的疲惫、无助和焦虑，甚至有放弃工作的念头。作为心理救护员，小王不仅需要帮助张医生应对工作带来的心理压力，还要为现场的隔离群众提供心理援助。如果您是小王，如何在高强度的工作环境中，帮助他人减轻心理负担，并保持自己的心理健康和稳定？

任务分析

心理救护员在危机和紧急情况下提供心理支持，需要具备一系列专业素质。这些素质不仅有助于他们有效帮助受助者，也能确保他们自身的心理健康和职业持续性。

一、心理救护员的定义

心理救护员（psychological first aider）是指经过专业训练，具备心理援助技能和知识，能够在突发事件、灾难、危机或应激情况下，向受灾者或心理困境中的个体提供初步心理支持和干预。

主要职责包括评估受助者的心理状态，提供情感支持，帮助他们稳定情绪，并引导他们获得进一步的专业帮助。心理救护员不仅需要具备心理学、危机干预和沟通技巧，还应具备应对高压环境的能力和职业伦理，以确保干预的有效性和受助者的安全。

二、心理救护员需具备的素质

1.**政治素质** 具有高度的责任感和使命感，将国家和社会的整体利益置于首位，使心理救护员能够在复杂的社会和政治环境中，始终保持正确的方向和稳定的工作状态，确保心理援助工作与国家大局相一致。

2.**身体素质** 良好的体力和耐力可以帮助心理救护员应对长时间的工作压力和紧急情况下的体力需求，确保他们在救援过程中始终保持高效和稳定的状态，同时应对突发情况。

3.心理素质

（1）抗压能力　在高压或紧急情况下保持冷静、理智，并能够有效处理工作中的压力和挑战，作出合理决策。需要使用自我调节技术，如深呼吸、正念练习等，及时调整自己的情绪和心理状态。

（2）自我关怀意识　长时间从事心理救援工作可能导致心理疲劳和职业倦怠，认识到自我关怀的重要性，并采取措施维护自身的心理健康和职业持续性。心理救护员应定期进行自我评估，适时休息，参与心理健康活动，寻求专业帮助以防止倦怠。

4.专业素质

（1）同理心　能够理解和感受受助者的情感状态，从而提供有效的情感支持和理解，是有效沟通和建立信任关系的关键。需要积极倾听受助者的叙述，不批评或否定其情感体验，展现出对其感受的理解和尊重。

（2）沟通技巧　包括倾听、反馈和非语言沟通。运用积极倾听、反馈、开放性问题等技巧，确保受助者能够自由表达其情感和需求。

（3）情绪管理能力　能够识别、调节和管理自身的情绪，确保情绪状态不会干扰工作效果，对保持专业态度和工作效率至关重要。进行自我情绪检查，使用放松技巧、情感表达等方法来保持情绪稳定。

（4）职业道德　遵守职业伦理和道德规范，包括保密性、公正性和尊重受助者的权利，确保行为符合伦理规范，避免对受助者造成伤害。并在提供心理支持时尊重并理解受助者的文化背景、价值观和信仰，避免文化冲突。

（5）心理评估和干预　要有扎实的心理危机基本理论，能识别和评估救援对象心理创伤的表现，及时给予适当的心理援助。

三、心理救护员的自我调节

（一）救援前的自我调节

为即将进行的心理救援工作做好充分准备，确保自身心理和身体状态处于最佳状态。

1.预备心理状态

（1）自我评估　评估个人的心理状态和压力水平，确定是否需要进行额外的准备或自我关怀。

（2）培训与学习　学习最新的心理救援技术和危机干预策略，提升专业技能。

（3）建立支持系统　与同事和专业人员建立良好的支持网络，以便在需要时能够获得支持和反馈。

2.设定界限

（1）明确工作职责　了解自己的角色和职责范围，避免过度承诺或角色混淆。

（2）个人准备　做好身体和心理准备，如保证充足的睡眠和健康饮食，以增强应对能力。

（二）救援中的自我调节

在救援过程中有效应对压力，保持情绪稳定，并提供高质量的心理支持。

1.心理调节

（1）情绪识别　心理救护员需要有自我觉察能力，时刻关注自己的情绪变化，允许消极情绪的表达，并通过有效的方法进行情绪调节，避免情绪积累导致工作效率下降或心理危机。

（2）压力管理　安排短暂的休息时间来恢复体力和情绪，应用深呼吸和放松技术来降低即时压力和焦虑感。

（3）沟通和支持　在遇到挑战时主动寻求同事或专业人员的支持和建议；保持与受助者和团队成

员的有效沟通，确保信息的清晰传递和情感支持。

2.合理工作安排

（1）设置工作时间期限、轮班制、鼓励工作中的休息　避免心理救护员因长时间工作而产生过度疲劳和心理压力，确保他们在工作中的精力和状态。

（2）作业任务的循环　从高暴露作业（如直接面对灾难现场）向低暴露作业（如后台支持工作）进行轮换，减轻心理救护员的压力负担。

3.有效的心理救援督导机制

（1）定期督导　安排心理救护员定期与督导人员（如资深心理专家）进行交流，讨论工作中的挑战、情感困扰，以及应对策略。

（2）心理健康评估　定期进行心理健康评估，监测心理救护员的心理状态，及时发现和应对潜在的问题。

（3）情感支持小组　组建情感支持小组，让心理救护员能够在工作之外与同事或心理专家分享工作中的感受和压力，获得情感上的支持和理解。

（4）反馈与调整　鼓励心理救护员在督导会议上提供工作反馈，并根据他们的反馈调整工作安排，确保工作的可持续性和有效性。

（三）救援后的自我调节

在救援工作结束后进行全面的自我评估和恢复，预防职业倦怠并促进心理健康。

1.自我关怀

（1）情绪释放　通过情绪记录和与同事分享救援经历，将内心的压力和情感释放出来，以防止情绪积压。

（2）恢复活动　参与放松活动和个人兴趣爱好，帮助身心恢复。

2.职业倦怠预防

（1）设置界限　确保工作和个人生活之间的界限，避免长期超负荷工作。

（2）职业支持　参与专业发展活动，持续提高技能，防止职业倦怠。

3.反思和成长

（1）自我反思　对工作经历进行反思，总结学习经验，并制订、改进计划。

（2）评估和反馈　对救援过程进行评估，识别自身的成功经验和改进点，获取反馈以提升未来表现。

任务实施

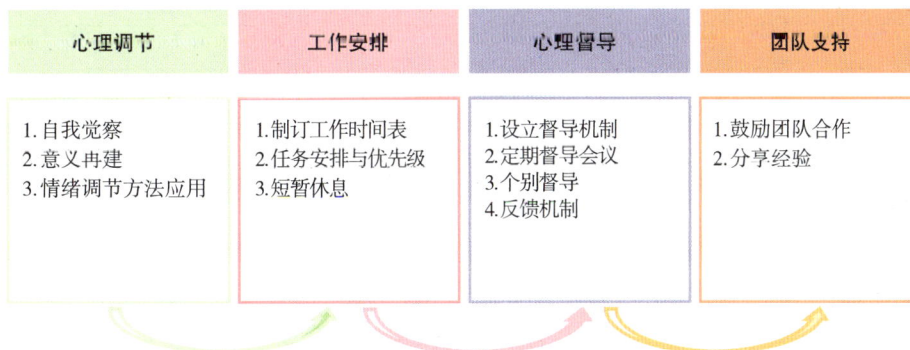

心理调节	1.自我觉察：定期自我评估情绪状况，识别疲劳、焦虑或其他负面情绪的早期迹象。使用情绪日志记录每日情绪变化 2.意义再建：重新解读工作中的困难，将其视为个人成长和对社会有价值的机会，提升工作的内在意义和满足感 3.情绪调节方法应用：采取适当的情绪调节方法来缓解压力和焦虑
工作安排	1.制订工作时间表：合理安排工作时间和休息时间，避免过度疲劳 2.任务安排与优先级：根据任务的性质和紧急程度合理分配工作，避免高暴露作业长时间集中 3.短暂休息：每工作2小时，小王休息15分钟，进行站立、走动或简单拉伸，以保持身体的舒适和工作效率
心理督导	1.设立督导机制：小王所在的团队有专门的督导员提供心理支持，确保团队成员能够获得专业指导 2.定期督导会议：每周召开一次会议，讨论工作中的进展和挑战，提供情感支持和实用建议 3.个别督导：小王在感到特别疲惫或有压力时，主动寻求个别督导，获得针对性的支持和建议 4.反馈机制：小王通过反馈渠道提出问题和建议，帮助团队调整工作安排和支持策略
团队支持	1.鼓励团队合作：促进团队成员之间的合作和互助，营造良好的团队氛围 2.分享经验：救援团队人员一同分享经验和支持，增强团队凝聚力，共同面对挑战

任务评价

心理救护员救援中的自我调节考核表

学员姓名： 身份证号： 班级：

考核项目	考核内容	分值	考核标准	得分
心理调节	自我觉察	1	需要有自我觉察能力	
	意义再建	1	提升工作的内在意义和满足感	
	情绪调节方法应用	1	采取适当的情绪调节方法来缓解压力和焦虑	
工作安排	制定工作时间表	1	设置工作时间期限、轮班制、从高暴露作业向低暴露作业进行轮换	
	任务安排与优先级	1	根据任务的性质和紧急程度合理分配工作	
	短暂休息	0.5	鼓励工作中的休息，避免心理救护员因长时间工作而产生过度疲劳和心理压力，确保他们在工作中的精力和状态	
心理督导	设立督导机制	1	安排心理救护员定期与督导人员（如资深心理专家）进行交流	
	定期督导会议	1	定期进行心理健康评估，监测心理救护员的心理状态	
	个别督导	1	组建情感支持小组，让心理救护员能够在工作之外与同事或心理专家分享工作中的感受和压力，获得情感上的支持和理解	
	反馈机制	0.5	鼓励心理救护员在督导会议上提供工作反馈，并根据他们的反馈调整工作安排	
团队支持	鼓励团队合作	0.5	促进团队成员之间的合作和互助	
	经验分享	0.5	一同分享经验和支持，增强团队凝聚力，共同面对挑战	
合计得分			10	

备注：得分项目6分以上（含6分），本次考核为"合格"，否则为"不合格"。

得分项目： 分 考核结果：

考核老师（签名）： 考核日期：

答案解析

任务训练

1.在危机事件后，心理救护员保持自己心理健康的方法是（ ）

A.通过规律的休息和放松技术 B.忽视身体和心理的疲劳感

C.完全脱离工作和救援环境 D.只关注工作结果，不去考虑个人感受

E.完成更多任务避免胡思乱想

2.在面临重大灾害时，心理救护员自我调节的有效策略包括（　　）

A.不要流露出负性情绪　　　　　　　　B.避免与同事讨论压力

C.强迫自己专注于工作　　　　　　　　D.实施有效的心理救援督导机制

E.忽略工作的优先级

3.在自我调节过程中，心理救护员合理设置工作和休息时间的方法是（　　）

A.设定严格的工作时间，工作期间不允许任何休息

B.不设定明确的休息时间，自由安排

C.设置工作时间和轮班制，确保定期休息

D.完全依赖休息日来应对疲劳

E.只在身体极度疲劳时才休息

4.心理救护员在进行心理急救时，确保个人和受援者安全的方法是（　　）

A.只关注受援者的需求，忽略个人安全

B.避免采取任何自我保护措施

C.设定安全界限，确保个人和受援者的安全

D.仅在受援者表现出严重问题时采取行动

E.依赖他人保障安全，不主动干预

5.为了保持心理健康，心理救护员在工作后应进行自我调节的措施有（　　）

A.立即投入下一项工作　　　　　　　　B.通过运动或兴趣爱好进行放松

C.持续回忆当天的工作情景　　　　　　D.与家人和朋友保持距离，避免影响他们

E.避免情感发泄，保持情绪稳定

任务拓展

在国产电视剧《心理罪》中，角色方木是一位才华横溢的心理学家，但他因长时间处理案件，目睹大量犯罪现场和受害者的痛苦，逐渐产生了严重的心理创伤。方木开始表现出情绪波动、失眠、焦虑以及对工作的倦怠感，这些症状严重影响了他的判断力和工作效率。在某个案件中，他甚至出现了情绪失控的情况，险些导致任务失败。通过分析方木的心理状态，思考如何在心理援助过程中确保救护员在提供帮助的同时也能保持自身的心理健康。

参考文献

［1］沈洪，刘中民 . 急诊与灾难医学 .［M］.3 版 . 北京：人民卫生出版社，2018.

［2］葛均波，徐永健等 . 内科学 .［M］.9 版 . 北京：人民卫生出版社，2018.

［3］陈孝平，汪建平等 . 外科学 .［M］.9 版 . 北京：人民卫生出版社，2018.

［4］秦啸龙，申文龙 . 急症医学［M］. 北京：人民卫生出版社，2019.

［5］张进祥，崇巍 . 急诊与灾难医学［M］.4 版 . 北京：人民卫生出版社，2024.

［6］中国红十字会总会 . 救护员［M］. 北京：人民卫生出版社，2015.

［7］中国红十字会总会，中国红十字会总会训练中心 . 创伤救护实操技术手册［M］. 北京：人民卫生出版社，2019.

［8］中国红十字会总会 . 心肺复苏与创伤救护［M］. 北京：人民卫生出版社，2015.

［9］中国红十字会总会，中国红十字会总会训练中心 . 心搏骤停救生技术［M］. 北京：科学技术文献出版社，2020.

［10］陈志 . 第一目击者心肺复苏标准教程［M］. 北京：人民卫生出版社，2021.

［11］中国医学救援协会心理救援分会 . 突发事件应急心理救援工作指南［M］. 北京：人民卫生出版社，2022.

［12］胡爱招 . 应急救护［M］. 杭州：浙江大学出版社，2020.

［13］戴晓阳，王孟成，刘拓 . 常用心理评估量表手册［M］. 北京：北京科学技术出版社，2023.

［14］中国红十字会总会 . 常见急症与避险逃生［M］. 北京：人民卫生出版社，2015.

［15］桂莉，金静芬 . 急危重症护理［M］.5 版 . 北京：人民卫生出版社，2022.

［16］胡爱招 . 应急救护［M］. 杭州：浙江大学出版社，2020.

［17］勾燚，黄存，刘宿，等 . 成人创伤院前疼痛管理专家共识［J］. 创伤外科杂志，2025，27（01）:1-8.

［18］冒山林 . 院前创伤急救止血专家共识（2025 年版）［J］. 中国急救医学，2025，45（04）:287-295.

［19］McIntosh SE, Freer L, Grissom CK, et al. Wilderness Medical Society Clinical Practice Guidelines for the Prevention and Treatment of Frostbite: 2024 Update［J］. Wilderness Environ Med, 2024 Jun, 35（2）:183-197.

［20］Breyre AM, George N, Nelson AR, et al. Prehospital Trauma Compendium: Prehospital Management of Adults with Traumatic Out-of-Hospital Circulatory Arrest - A Joint Position Statement and Resource Document of NAEMSP, ACS-COT, and ACEP［J］. Prehosp Emerg Care, 2025 Mar, 11:1-15.